Yes!

GUIDE FOR SAVING TOOTH

# 자연치아살리기

비수술적 치주치료와 어려운 엔도 성공하기!!

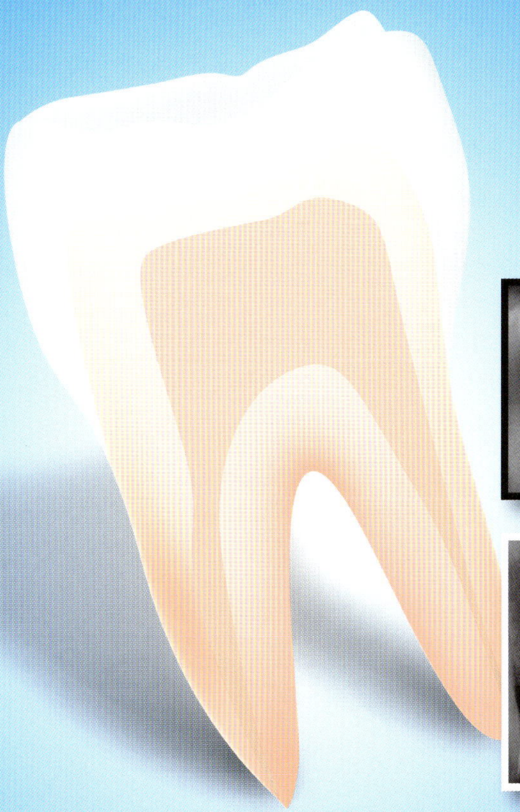

조종만 · 박선희 공저
박준봉 · 최기운 감수

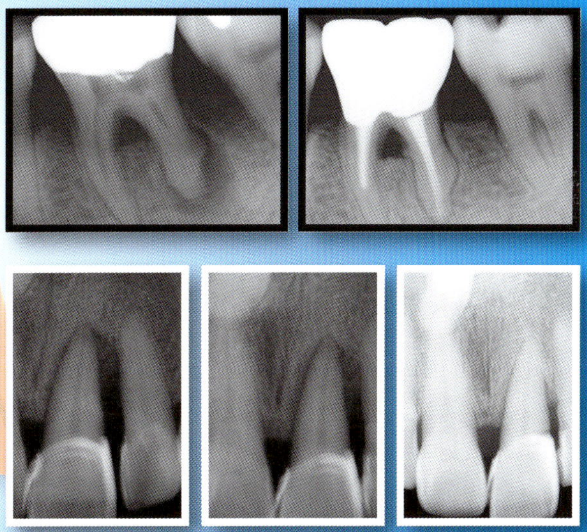

M 명문출판사

# 머리말

'자연치아 살리기가 대세다' 라는 문구를 치과관련 신문에서 강조하는 것을 보면서 여러 생각이 들게 되었습니다. 치과의사의 사명이 자연치아를 아끼고 보존하는 일임을 말할 필요가 없는데, 새삼 요즘 강조되는 세태 속에 개인적으로 치과의사로서의 본연의 의무를 다하고 있는지 반성하게 되는 기회가 되었습니다.

언젠가 서울에 위치하는 어느 종합병원에 가족 병문안 차 들렀을 때, 벽에 붙어 있던 글귀가 내 눈길을 멈추게 하였습니다. "우리는 어떠한 생명도 절대 포기하지 않습니다." 의사들은 환자의 생명을 최고로 존엄하게 여기며 최선을 다해 봉사해야한다는 취지로 써놓은 그 문구는 계속 내 마음을 흔들었습니다. 치아도 생명을 가지고 있는 것인데, 나는 치과의사로서 치아를 살리는데 최선을 다하고 있는가라는 질문을 던지게 되었고, 나도 치과 대기실 한 가운데에 다음과 같은 글귀를 써놓고 진료를 하겠노라고 결심을 하게 되었습니다. "우리는 어떠한 치아도 절대 포기하지 않습니다." 그때부터 치과의 진료 방향을 자연치아살리기의 중심으로 이동하고 진료에 임하게 되었습니다.

자연치아를 아끼는 마음은 모든 치과의사에게 있을 것입니다. 그러나 마음처럼 자연치아를 살리는 것이 그리 쉽지만은 않습니다. 그러므로 모든 치과의사들은 서로 축적된 경험과 정보들을 공유함으로써 서로에게 도움이 되면 좋겠다고 생각합니다. 이 책을 쓰게 된 동기는 바로 여기에 있습니다. 이 책은 '임상의들을 위하여 임상의가 쓴 것' 으로서 저희가 직접 치료하고 경험한 증례를 중심으로 서술하였습니다. 자연치아를 살리는데 관심이 있거나 지금 그 일에 매진하고 있는 분들에게 조금이나마 도움이 되고 용기를 가질 수 있도록 조금은 부끄러운 마음으로 저희 치과에서 행해지는 술식을 정리하게 되었습니다.

이 책에 수록된 사진은 Canon DSLR 카메라와 Tuscam 구강카메라 (DentAll, Korea)를 이용하여 촬영한 것입니다. '백문이 불여일견(百聞不如一見)' 이라는 말이 있듯이 이 책은 독자들이 이해하는데 조금이라도 도움이 되도록 많은 증례들을 통하여 내용을 전달하려고 노력하였습니다. 중간 중간에 메모를 달아 중요한 임상 팁과 진료후기 등을 전달하고자 했습니다. 매일의 임상에서 누구나 한번쯤 만날 수 있는 골치 아픈 증례를 해결하고자 할 때 쉽게 꺼내서 아이디어를 얻을 수 있는 '손에 쉽게 잡히는 증례집' 으로 보아주시면 바랄게 없습니다.

끝으로, 대학이나 임상가에 많은 전문가들이 있고 또 임상의들이 읽고 배울 수 있는 좋은 책들이 많이 있지만 이렇게 저희 치과에서 행해졌던 증례들을 정리해 봄으로써 누구보다도 저희 스스로가 가장 많이 배우게 될 거라는 확신 속에서 용기를 내었습니다. 여러 면에서 부족한 부분이 많이 있는 점을 널리 이해해 주시길 부탁드립니다.

2014년 2월

대표 저자 조 종 만

# 감사의 글

먼저 환자분들께 감사를 드립니다. 만약 저희 치과에 이 분들이 내원하지 않았다면 아무 일도 없었을 것입니다. 저희 치과를 믿고 내원한 이 분들을 통해 배우고 이 분들을 통해 확인하면서 저희 치과의 진료 수준이 여기까지 오게 되었다고 말할 수가 있습니다. 어떤 의미에서 환자분들이 선생님이요, 저희의 가족이라고 생각합니다.

경희대학교 치의학 전문대학원 보존과 교수님들, 특히 고인이 되신 민 병순 교수님, 그리고 최 호영 교수님, 박 상진 교수님, 최 기운 교수님 및 최 경규 교수님께 감사를 드립니다.

서울대학교 치의학 전문대학원 생리학교실 이 종흔 교수님, 김 중수 교수님, 그리고 경희대학교 의학 전문대학원 생화학교실의 조 용호 교수님께 진심으로 감사를 드립니다.

1992년도, 미국 뉴욕주립대(SUNY at Buffalo)의 'Department of Oral Biology' 에 1년간 경희대학교 대학원 박사과정 장학생으로 갔을 때 학문적으로 도움을 주신 조문일 교수님께 감사를 드립니다.

2001년도에 1년간 미국 UCLA 치대에서 Preceptorship 프로그램 과정 중에 치주와 임플란트에 대해 가르침을 주신 Thomas J. Han 교수님과 임플란트 임상에 도움을 주신 Dr. Peter K. Moy께도 감사를 드립니다.

언제나 저를 위해 기도와 후원을 아끼지 않으시는 부모님과 장모님께 감사를 드리면서, 모든 일에 동반자가 되어주고 이 책의 공동저자인 아내 박 선희 원장과 두 아들 은한이와 세한이의 이름을 사랑의 목소리로 불러봅니다.

매일 환자들을 위해 성실히 최선을 다하는 치과 직원 식구들과 기공사 선생님들께 감사를 드립니다.

그리고 흩어져 있던 정보들을 책의 모습으로 출판이 되도록 도와주신 명문출판사 안 영택 사장님과 직원들께 진심으로 감사를 드립니다.

마지막으로 환자들과 그들의 치아를 사랑할 수 있는 마음을 주시고 환자를 치료할 수 있는 건강을 주시는 하나님께 감사와 영광을 올려드립니다.

2014년 2월

대표 저자 조 종 만

# 추천사

최근 치과는 매우 빠르게 변화하고 있습니다. 교과서에서는 찾아볼 수 없는 새로운 재료와 기구 그리고 술식이 해마다 소개되는 것이 현실입니다.

현대는 'high touch - high tech' 의 시대라 합니다. 임플란트와 보철영역에서도 CAD/CAM이 도입되어 첨단기술의 활용이 증가하고 있습니다. 그러나 심미성, 안전성 그리고 편리성에 대한 환자의 요구를 만족시키기 위해서는 술자의 하이터치 부분이 결정적인 역할을 하기 때문에 ' 하이터치와 하이테크 '의 적절한 융합이 필요하다고 강조하고 싶습니다.

'자연치아살리기' 를 위한 과정에서도 이러한 'high touch - high tech' 의 적절한 적용으로 좋은 결과를 얻을 수 있다고 생각합니다.

치과치료의 최대의 덕목은 자연치아를 오래 사용할 수 있도록 치료하는 것이며 주로 보존과 치주분야가 근간이라 할 수 있습니다. 근관 및 치주치료에 있어서 다년간의 임상경험을 바탕으로 자연치아를 살리고 보호하는데 끊임없는 연구와 노력을 경주해 온 두 부부원장은 임상가로서 '하이터치와 하이테크' 를 통해 환자들을 돌보는데 최선을 다하고 있는 점을 높이 평가하고 싶습니다. 그리고 이번에 그 노력의 결실로 펴낸 '자연치아살리기' 는 자연치아를 살리는 일에 관심 있는 모든 치과의사들에게 도전과 사명감을 불러일으키기에 부족함이 없다고 생각합니다.

이 책의 특징은 매일 진료실에서 만나는 다양한 증례들을 사진을 통해 진료과정을 상세히 설명하므로 유사한 증례를 접할 때 한층 더 편안한 마음으로 임상 가이드의 역할을 해 줄 수 있을 것이라는 점입니다. 또 괄목할 만한 장점은 치료에 있어서 교과서적인 원리를 따르면서 부단히 새로운 테크닉을 접목하여 자연치아살리기를 위하여 새로운 접근법을 소개하고 있고, 5년 정도의 임상 결과도 제시하고 있는 점입니다.

장기간의 임상경험을 바탕으로 여러 증례를 정리하여 임상의들에게 좋은 정보를 접할 수 있도록 힘써 주신 조종만, 박선희 두 원장님의 노력을 진심으로 축하하며, 상실된 치아의 대체물을 구상하기에 앞서 자연치아살리기에 관심이 있는 모든 임상의들에게 이 책을 감히 추천하는 바입니다.

2014년 2월

경희대학교 치의학전문대학원장 박 준 봉

# 추천사

최근의 치과임상에서 임플란트와 심미보철에 대한 관심 못지않게 '자연치아살리기' 에 대한 관심이 고조되는 것을 보면서 여간 반가운 일이 아닐 수 없습니다. 이러한 분위기 가운데 근관치료 중심의 자연치아살리기에 대한 저서가 발간되어 더욱 기쁩니다. 그동안 근관치료의 기본개념과 술식에 대한 이론적인 저서가 대부분인 반면 이 책은 임상에서 매일 경험하는 증례들을 통해 임상의들이 겪는 어려운 점들을 풀어가는 형식으로 서술되어 임상의들에게 공감을 많이 줄 수 있을 것이라는 생각이 듭니다.

자연치아의 보존에 있어서 근관치료의 중요성은 아무리 강조해도 지나치지 않을 것입니다. 요즘의 환자들은 여러 매스컴에서 정보를 얻은 결과인지 몰라도 자연치아에 대한 애착이 큰 것이 사실입니다. 환자들은 발치에 대한 많은 거부감을 가지고 있고 어떻게 해서라도 살려보려는 노력을 기울이고 있는 것이 사실입니다. 이러한 관점에서라도 근관치료의 중요성은 시간이 갈수록 더욱 커질 것입니다.

근관치료의 재치료는 여러 가지 면에서 힘들고 어려운 과정입니다. 처음부터 원칙에 따라 치료하면 재발의 확률은 최소화할 수 있지만 시간이 흐르고 기능을 하다보면 재발이 일어나는 경우가 생기게 됩니다. 이때 재치료를 통한 성공적인 결과를 얻으려면 재발의 원인을 정확히 파악하고 처치에 대한 노하우가 있어야 해결될 수 있기 때문에 많은 경험을 필요로 합니다.

저자는 필요한 적절한 기구와 약제 등을 사용함으로써 특히 재치료에서 좋은 결과를 얻을 수 있었다고 생각합니다. 근관치료의 기본 원칙을 잘 따르면서 근관 내에 남아 있는 유기물과 세균들을 제거하기 위하여 여러 노력을 한 것을 볼 수 있습니다. 특히 레이저를 활용하여 근관 내를 소독하는 방법을 제시한 점은 높이 살 만하다고 생각합니다. Isthmus, C-shape이나 부근관이 있는 복잡한 근관시스템에서의 활용, 석회화 근관이나 포스트 제거 시에 좀 더 쉽게 접근하는 방법, 파절된 파일의 제거나 치근 천공시의 활용 등 임상적으로 해결하기 어려운 경우에 레이저를 사용하여 해결하려는 시도는 새로운 접근이 아닐 수 없습니다. 물론 좀 더 과학적인 연구가 필요한 영역이기는 하지만 주시해 볼 영역이 아닌가 사료됩니다.

끝으로 자연치아살리기를 위해 최선을 다하고 있는 조종만, 박선희 원장에게 격려의 박수를 보내면서, 자연치아살리기에 관심이 많은 여러 임상의들이 이 책을 통해 아이디어와 정보를 얻었으면 하는 바램을 전합니다.

2014년 2월

경희대학교 치의학전문대학원 보존학교실 최 기 운

# CONTENTS

# Part 01
## 근관치료를 통한 자연치아살리기

# Part 01 근관치료를 통한 자연치아살리기

21세기의 치과임상은 매우 빠르게 발전하고 있으며, 특히 심미치과와 임플란트의 영역이 강조되면서 아름다움과 편리함을 추구하는 방향으로 나아가고 있다. 보철영역에서는 접착 수복과 CAD/CAM 의 발전으로 올세라믹과 지르코니아를 이용한 보철치료가 일반화되고 있다.

또한, 의학의 발달과 건강관리의 관심으로 고령화시대에 살게 되면서 자연치아의 보존과 자연치아살리기의 중요성이 강조되고 있다. 우리는 지금 '100세 시대' 에 살고 있다. 고령화 시대에 치과치료 패러다임도 자연치아를 최대한으로 유지하는 치료 술식으로 전환하여야 한다. 고령화가 되면서 재치료를 해야 하는 경우가 증가하게 된다. 과거에 보철치료를 했거나 근관치료를 한 치아는 시간이 흐르고 기능을 하다보면 재치료를 해야 하는 경우가 종종 발생한다. 이럴 경우 처음 근관치료를 하는 것보다 훨씬 어려운 상황에 봉착한다. 보철 제거시 치아가 파절되어 잔존 치질이 많이 손상되는 경우나 치아우식으로 인하여 잔존 치질이 부족한 경우, 코어나 포스트가 되어 있어 제거가 곤란한 경우, 근관 협착이나 석회화로 인하여 치근단으로 접근이 곤란한 경우, isthmus, C-shape, MB2, 부근관 등이 병소와 연관되어 있는 경우, 파절된 파일을 제거해야 하거나 치근 천공이 발생하는 경우, 병소가 치주-근관 복합병소로 되어 있거나 병소의 원인이 endo origin인지 perio origin인지 감별진단이 어려운 경우 등 많은 장벽을 만날 수 있다. 이러한 경우 적절한 약제와 기구 등을 사용하여 해결하게 되는데 많은 경험과 노하우가 요구된다. 이와 같이 재치료에 의한 자연치아살리기가 아무리 어렵다 하더라도 자연치아를 유지하는 것보다 더 나은 치료 술식은 존재하지 않을 것이다. 아무리 의술이 발달한다고 해도 이 사실은 변하지 않을 것이다. 앞으로 재치료를 위한 연구와 임상적 시도가 더욱 발전될 것으로 생각된다.

특히 요즘의 환자들은 치료하기가 쉽지 않다. 정서적으로나 기술적으로 그렇다. 여러 매스컴에서 얻은 정보를 가지고 스스로 자가 진단을 하고 온 경우에는 의사의 진단을 쉽게 받아들이지 않거나 여러 치과를 돌아다니면서 얻은 정보는 치료계획에 혼선을 초래하는 경우도 많다. 같은 치과질환을 보는 관점이 치과의사마다 다르다 보니 어느 치과에서는 발치를 권하고 어느 치과에서는 비발치를 통한 접근법을 설명하다 보니 환자는 혼란과 치과에 대한 불신까지 야기하는 경우가 종종 발생하게 된다. 요즘 환자들의 특징은 발치에 대한 강한 거부감과 어떻게라도 살려 보려고 하는 자연치아에 대한 강한 애착을 보인다는 점이다. 자연치아를 유지하고 싶은 마음은 틀린 것은 아니지만 잘못된 정보와 잘못된 집착은 질병을 심각하게 만드는 경우가 많다. 정기적인 검사와 조기 진단으로 자연치아를 유지하는 방향으로 인도를 해야 하는 것도 치과의사의 몫이다.

사실 임플란트 치료도 넓은 의미에서 다른 치아들을 삭제하지 않고 남아 있는 자연치아를 보존하기 위해 행해지는 치료방법이라 할 수 있다. 그러나 임플란트가 자연치아를 대체할 수 있는 방법이라고 생각하고 발치를 너무 손쉽게 생각한다면 이는 너무나 안타까운 일이 아닐 수 없다. 자연치아는 임플란트와 달리 치주인대를 가지고 있는 독특한 조직이다. 치과의사라면 '치주인대가 있는 자연치아'가 '치주인대가 없는 임플란트'보다 모든 면에서 탁월하다는 것을 인정할 것이다. 아무리 자연치아를 살리기 어렵다하더라도 모든 수단과 방법을 동원하서라도 최선을 다해 노력하고 또 그 결과를 평가해 본 다음에 마지막 단계에서 발치를 해도 늦지 않을 것이다. 최근 치의학의 눈부신 발전으로 말미암아 특히 근관치료 및 치주치료 영역에서 'new technology'를 최대한 잘 활용한다면 자연치아를 보존하고 살리는데 많은 도움을 받을 수 있다.

자연치아의 보존에 있어서 근관치료의 중요성은 아무리 강조해도 지나치지 않을 것이다. 근관치료학의 놀라운 발전은 자연치아살리기의 가능성을 높여주고 있다. 근관치료 영역에서는 근관장 측정기, Ni-Ti 전동파일, 열연화수직가압 충전기, 미세현미경, 레이저 및 MTA(mineral trioxide aggregate)의 사용 등이 일반화 되면서 근관치료의 성공률을 높이고 있다. 대학병원은 물론 일반 개업가에서도 미세현미경을 도입하면서 근관치료의 수준을 높이고 있다. 숨어 있는 근관 입구를 찾거나 근관내벽의 복잡한 irregularity를 확인하는데 도움이 되며, separation된 파일의 위치 확인 및 제거, 그리고 crack line 등을 직접 관찰하고 환자들에게 보여줌으로써 진료의 질을 높일 뿐 아니라 환자와의 소통을 원활하게 할 수 있다. 최근 사용이 증가하고 있는 MTA는 우수한 밀폐성(sealability)과 항균성(antibacterial effect), 그리고 생활성(bioactivity)으로 일반 근관치료 뿐만 아니라 치근천공, 치근단 수술 및 치아재식술 등 해결하기 어려운 상황에서 좋은 결과를 보이고 있어 앞으로 임상에서 사용 빈도가 증가될 것으로 전망된다. 그러나 MTA 충전시 재근관치료가 거의 불가능하므로 기존의 방법으로 좋은 결과를 얻기 어려울 것으로 예상되는 경우에만 선택적으로 사용하는 것을 추천한다.

제1부에서는 발치 가능성이 있는 치아나 치료가 어려웠던 증례들 가운데 근관치료를 중심으로 해결했던 내용을 담고 있다.

**1. Access opening, 시작이 반이다** Access opening의 중요성에 대하여 설명하였다. 특히 치수강의 협착이 심하거나 신경관의 만곡이 큰 경우 파일의 파절을 예방하기 위해 주의를 해야 한다. 방사선사진을 통하여 확인된 신경관의 위치와 만곡도를 관찰하면서 적절한 access opening을 하는 것이 매우 중요하다. ENDO-Z bur와 끝이 뾰족하고 taper가 큰 fine diamond point 및 low speed round bur를 적절히 사용함으로써 파일 파절을 최소화 할 수 있다. 좁고 긴 만곡 근관에서는 핸드 파일로 최소한 #15 굵기까지 넓혀 준 다음 전동 파일을 사용하는 것이 안전하다.

**2. 전치부 근관치료 만만하지 않다** 전치부에서의 근관치료 시 고려사항에 대해 설명하였다. 전치부는 심미적인 면이 중요한 부위로서 근관치료 후 레진치료로 마무리 할 것인지, 보철수복을 할 것인지를 결정하고 시작하는 것도 중요하다. 특히 하악 전치에서 실패율이 높은데 그 이유는 시야가 안 좋고 access opening이 덜 되어 lingual canal을 놓치기 쉽기 때문이다. 해부학적인 형태를 고려했을 때, 절단면에서 접근하면 straight access가 가능하지만 과도한 양의 치질이 삭제되어 잔존 치질의 약화를 초래할 수 있으므로 cingulum에서 접근하여 순측의 절단면을 포함해야할 경우가 많다. 또 pulp horn에 치수조직이 남지 않도록 완전히 제거해야 치아의 변색을 막을 수 있다.

**3. 골치 아픈 근관 – 치주 복합병소 해결하기** 치료하기 어려운 근관-치주 복합병소에 대한 증례이다. 먼저 병소의 근원이 어디인지를 찾아 봐야 한다. Probing을 통한 bone sounding, 그리고 GP cone을 이용하여 병소와 연관된 치근이 어디인지 방사선사진으로 확인하는 작업을 통해 치료방법과 예후를 어느 정도 예측할 수 있다. 대부분의 경우 치근단 병소와 치조골의 파괴가 동시에 일어나는 양상을 보이게 되는데, 먼저 근관치료가 성공적으로 이루어지면서 치주치료를 병행할 때 좋은 결과를 얻게 된다. 특히 치료 후 치주관리가 소홀하면 재발의 가능성이 높으므로 지속적인 치주 관리가 요구된다. 근관-치주 복합병소에는 부근관이 연관되어 있는 경우가 많으므로 부근관의 철저한 근관소독과 근관충전이 요구된다.

**4. 예후를 알 수 없는 crack이 있는 치아의 치료와 관리** Crack이 있는 치아의 치료에 대한 접근법과 주의사항을 설명하였다. Crack의 정도에 따라 예후가 천차만별이기 때문에 신중하게 접근해야 한다. 치료 후에 있어날 수 있는 상황들을 미리 설명하지 않으면 나중에 환자가 치료에 대한 불신을 호소할 수 있기 때문에 사진촬영을 통한 상세한 설명이 요구된다. Crack이 경미할 경우 근관치료 없이 보철치료만으로 끝날 수 있지만 이 경우도 crack이 계속 진행되어 나중에 근관치료의 가능성이 있음을 반드시 주지 시켜야 한다. Crack이 심할 경우에는 반드시 근관치료 후 보철치료를 하게 되는데 이때도 나중에 치근 파절이 생길 수 있음을 미리 알려줌으로써 환자와의 불필요한 마찰을 줄일 수 있다. Crack 치아의 경우 과도한 교합력이 가해지지 않도록 신중한 교합조절이 요구된다.

**5. 생물학적 폭경(biologic width)을 침범한 치아의 재치료** 보철치료 시 지켜야 할 원칙이 무엇인가를 생각해보고자 하였다. 치아가 파절 되었거나 치아 우식 등으로 보철물을 제거하고 재치료를 할 때 적절한 치관 길이를 위한 치질이 부족하게 되는 경우가 많은데, 이때 서둘러서 무리하게 보철물을 수복하게 되면 생물학적 폭경을 침범하게 되어 결국 심각한 치주질환을 야기하게 된다.

보철물 수복 시 retention이 부족하거나 치아가 짧은 경우 크라운의 변연부를 gingival sulcus 속으로 깊이 집어넣는 경우가 있다. 이와 같이 무리하게 보철 수복을 하는 것보다 치관연장술이나 치아 정출술을 통해 치관부 치질을 확보하여 환상구효과(Ferrule effect)가 있도록 보철 수복을 해 주는 것이 좋다. 이렇게 함으로써 코어의 변연 누출이나 치아 우식증의 발생으로 보철물이 쉽게 탈락하는 것을 방지할 수 있다.

**6. 무너진 Axial wall을 먼저 재건하기** 근관치료 시 무너진 axial wall을 먼저 재건함으로써 근관치료를 어떻게 용이하게 하는가를 보여준다. 측벽을 먼저 세워주는 이유는 근관치료 시 소독액이 흘러나가는 것을 막아주고, 근관의 오염을 방지하기 위함이다. 특히 NaOCl이 넘어간 경우 잇몸에 심한 자극을 줄 수 있으므로 주의해야 한다. 또 근관장 측정시 기준점을 일관성 있게 유지할 수 있는 장점이 있다.

**7. 치근 천공부 막기** 치아 우식을 제거하거나 filing시 생길 수 있는 치근 천공에 대해 설명하였다. 치근 이개부나 치질이 얇은 'danger zone'의 근관 확대 및 성형 시 천공의 위험성이 높으므로 각별히 주의해야한다. 특히 C-shape 치아의 치근이개부나 상하악 대구치의 근심치근의 원심면 등이 해당되는데, 이런 부위는 방사선사진 상에서 치근의 두께를 자세히 살펴 보고 근관확대 시에는 바깥쪽으로 밀듯이 기구를 사용해야 천공을 피할 수 있다.

**8. 재발의 원인, 부근관** 발생학적으로 root sheath가 형성되는 시기에 부분적으로 이 root sheath의 연속성이 끊어지게 되면 '상아질형성(dentinogenesis)'이 일어나지 않아 결과적으로 부근관(accessory canal)이 된다. 부근관은 치수와 치주조직이 서로 연결되어 있는 구조로 되어 있기 때문에 치주질환이 진행되어 치주낭이 부근관 부위까지 도달하게 되면 세균이나 대사산물이 치수에 들어가게 된다. 또, 그 반대로 치수의 염증이 치주조직에 영향을 미치게 된다. 그러므로 근관치료 시 부근관의 철저한 소독과 충전이 요구된다.

**9. 복잡한 canal system 정복하기** 치근관의 구조는 모든 치아에서 다르기 때문에 다양한 근관 시스템의 이해가 필요하다. 특히 isthmus, C-shape, MB2 등의 치료를 위해서 어떻게 접근하는가를 살펴보고자 한다.

상하악 대구치의 근심 근관에서는 isthmus의 빈도가 대단히 높다. 이러한 isthmus 부위에는 기구가 도달할 수 없으므로 이 부위의 세척 및 소독이 충분하지 않을 경우 재발의 요인이 된다. 상악 대구치에서는 MB2의 빈도가 높으므로 항상 MB2의 가능성을 열어두고 찾으려는 노력을 기울여야 한다. 하악 제2대구치에서 C-shape 근관의 빈도가 높게 나타나는데, 치근단이 모여 있는 cone 모양의 치근형태를 보일 때는 C-shape 근관일 가능성이 높다. C-shape 근관은 근관 성형, 세척 및 근관충전이 모두 어려워서 근관치료의 실패 및 재발 가능성이 높다.

# I Access opening, 시작이 반이다

Case 1

## 치수강이 긴 대구치의 근관치료(61세, 남)

주소: 오래 전에 발치한 아래 어금니를 해 넣고 싶어요.

임상소견: 장기간의 대합치 상실로 인해 교합평면이 불규칙해진 상태로서 정출된 치아의 intrusion 또는 교합면 삭제 후 보철치료 필요함

Key words: Taurodontism, 치수강 협착

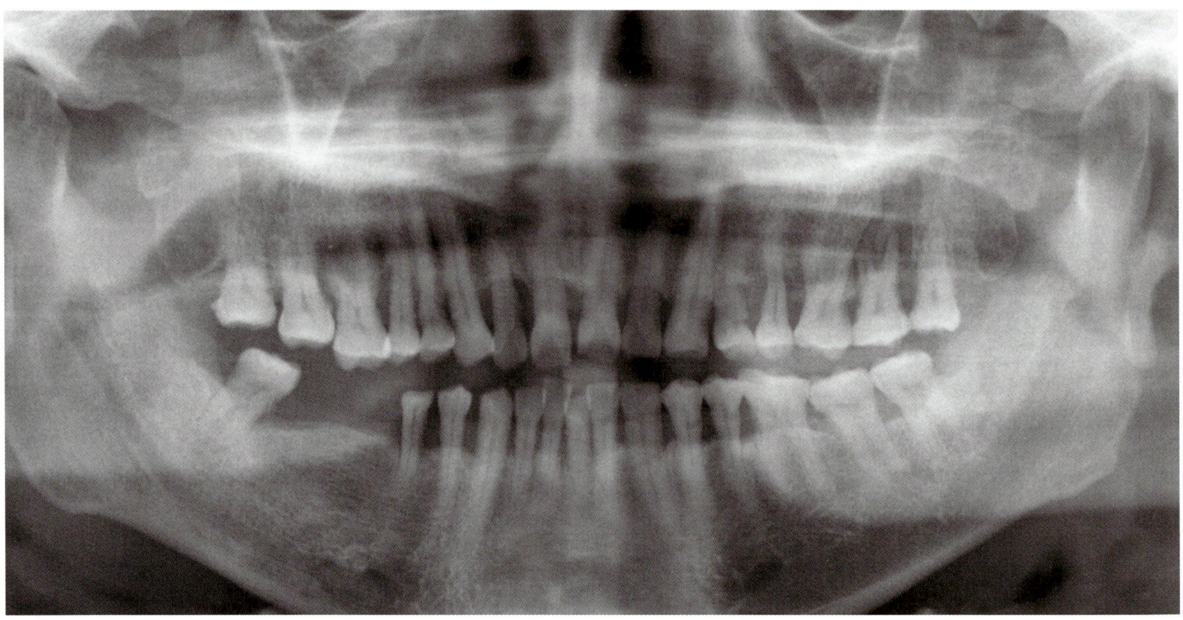

그림 1-1 초진 파노라마 사진 상에서 전체적으로 만성 치주염과 불규칙한 교합평면 그리고 하악 구치부 치아결손에 의한 상악 구치부의 정출이 관찰된다. 상악 좌측 제2대구치는 치수-치주 복합병소의 소견을 보이고 있다. 환자는 전반적으로 저작 기능이 어렵게 되어 내원하였으며 발치를 하지 않고 치료하기를 간절히 원하였다. 먼저 #16 치아와 #27 치아는 근관치료 후 보철치료를 하기로 하였다.

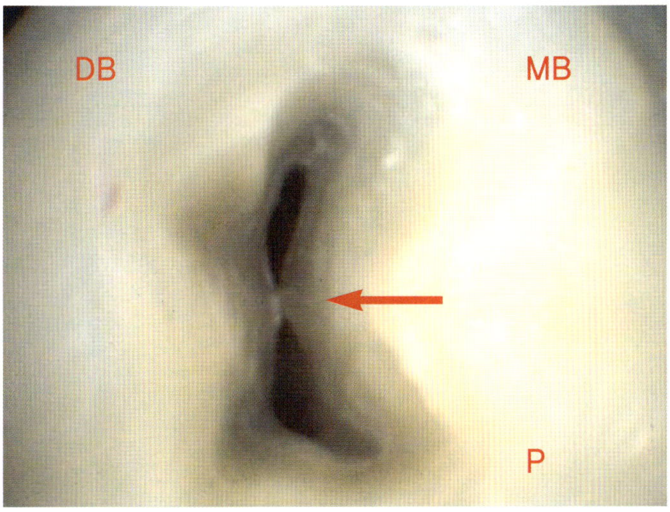


그림 1-2 #16 치아로서 간혹 치수강을 열고 들어갔을 때 이와 같이 보이는 경우가 있어 치수강저로 착각하게 되는 경우가 있다. 이것은 근심 와동벽과 원심 와동벽에 있는 dentin shelf가 서로 붙어 형성된 것으로 이곳이 floor가 아니므로 조심스럽게 이 dentin shelf를 제거해야 근관 입구에 도달 할 수가 있다. Pulpal floor에는 근관 입구들 사이를 연결하는 가는 선이 있으므로 이를 참고로 하여 floor인지 여부를 확인할 수 있다.

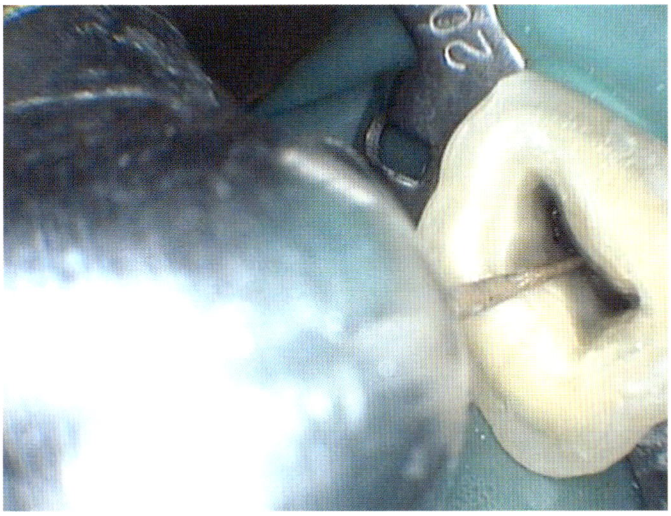

* Pulp horn을 꼭지점으로 하는 도형을 그리듯이
* Floor를 향하여 taper하게
* 측벽을 울퉁불퉁하지 않고 smooth하게 하여 근관까지 미끄러지듯 들어갈 수 있게

그림 1-3 공간이 매우 좁으므로 ENDO-Z bur 보다는 위와 같이 끝이 뾰족하고 taper가 큰 fine diamond point를 이용하여 조심스럽게 협착된 부위를 살짝 지나가듯이 가볍게 제거한다. 이때는 삭제력이 좋은 새 diamond point보다는 약간 무뎌진 point가 더 안전하다.

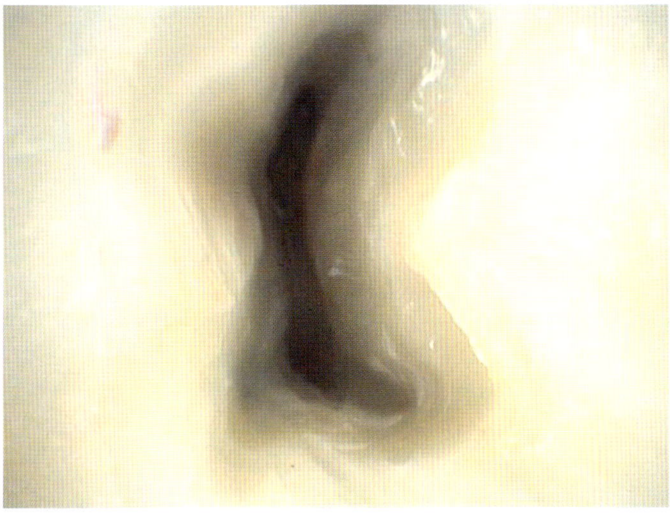

그림 1-4 이제 진짜 치수강저가 보인다. 어느 정도 넓어 졌으면 ENDO-Z bur를 이용하여 안전하게 와동의 측벽을 삭제하며 좀 더 넓혀준다.

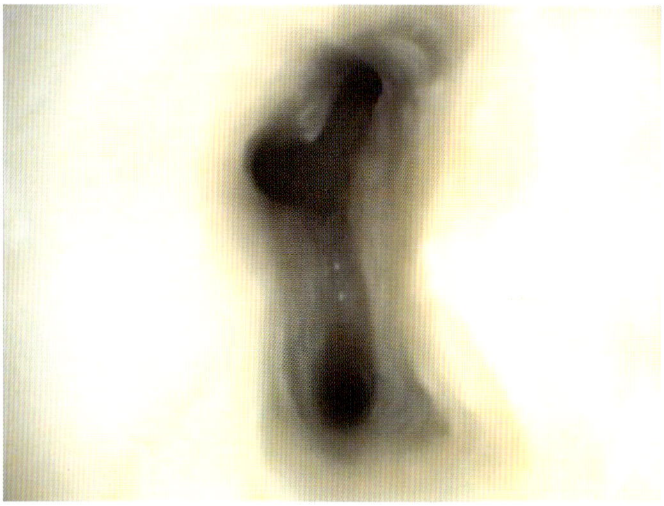

그림 1-5 근관 와동 형성을 완성한 사진에서 근관 입구들 사이의 가는 선이 치수강저에 보인다.

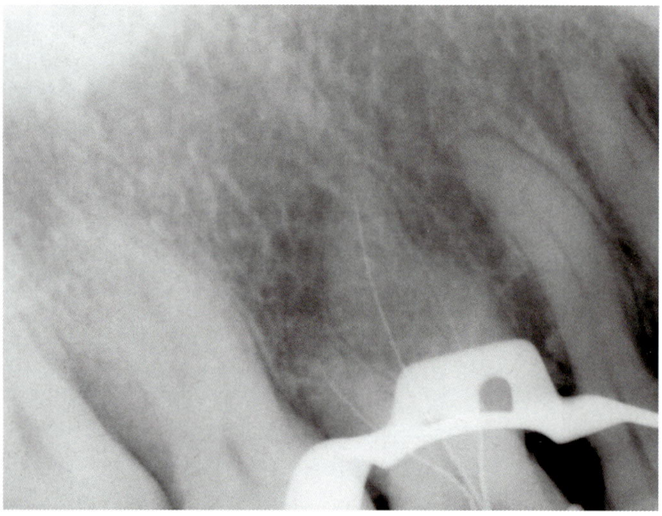

그림 1-6 방사선사진 상에서 협측 근관들의 입구가 매우 근접되어 있고, 근첨부는 서로 멀리 떨어져 있어 심하게 경사져 있는 것을 확인 할 수 있다. 술자가 보기에는 세 개의 치근이 마치 꽃잎이 활짝 벌어져 있는 것처럼 보인다. 이런 형태를 보이는 치아의 경우, 치근관의 만곡은 심해 보이지 않지만 오히려 파일 파절의 위험성이 크다. 전동 파일을 사용할 때 완전히 근관 와동의 반대쪽에서 기울여 접근해야하고 전동 파일을 경사진 상태에 자연스럽게 순응하면서 근관확대를 해야 한다. 무리해서 straight하게 세우려 하면 근관 입구 부분에서 심한 저항을 받게 되므로 coronal 1/3 부위에서 쉽게 파절이 일어난다.

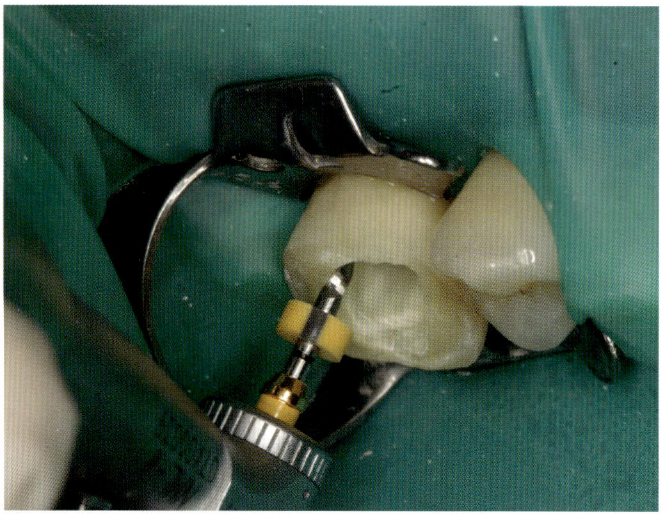

그림 1-7 근심협측근관에 넣은 파일이 원심 와동벽에 닿아 있는 것을 볼 수 있다. 근심 치근관에 접근할 때는 완전히 원심쪽으로 눕혀서, 원심 치근관에 들어갈 때는 완전히 근심쪽으로 눕혀서 접근해야 한다. 이처럼 치근이 많이 벌어져 있는 치아는 전동 파일의 접근이 쉽지 않기 때문에 파일이 파절되지 않도록 새 파일을 쓰는 등 세심한 주의를 기울여야 한다.

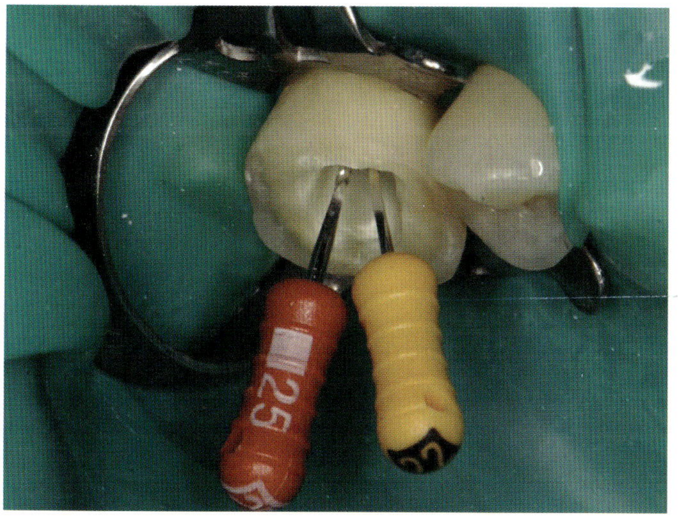


그림 1-8 근심협측근관(#25 file)과 원심협측근관(#22 file)에 넣은 파일이 서로 교차 되어 있는 것을 확인 할 수 있다. 이 때, 파일이 반대쪽 와동벽에 걸리지 않고 free하게 위치할 수 있도록 access opening을 해 주는 것이 좋은데 이는 roof 부분의 undercut을 완전히 제거해 주면 자연스럽게 이루어진다. NiTi 전동 파일의 shank 부위는 핸드 파일보다 훨씬 굵기 때문에 위 사진에서 보이는 정도로 여유있게 와동을 넓혀줘야 전동 파일 사용 시 반대쪽 와동벽에 걸려서 방해받는 일이 생기지 않게 된다.

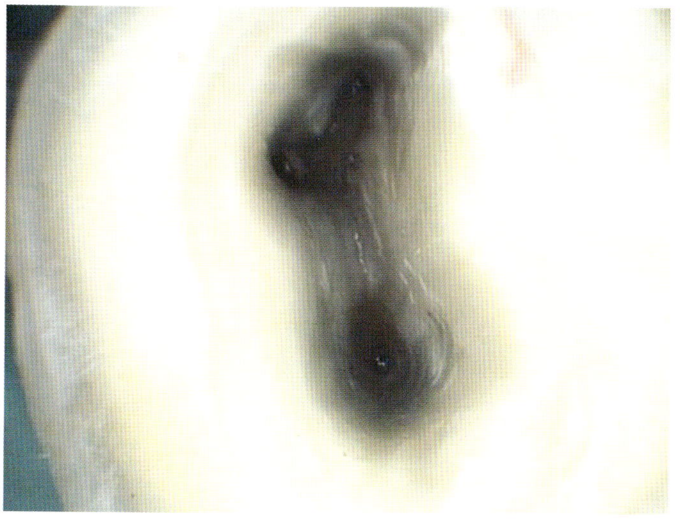

그림 1-9 근관 와동 형성을 마친 구강 사진.

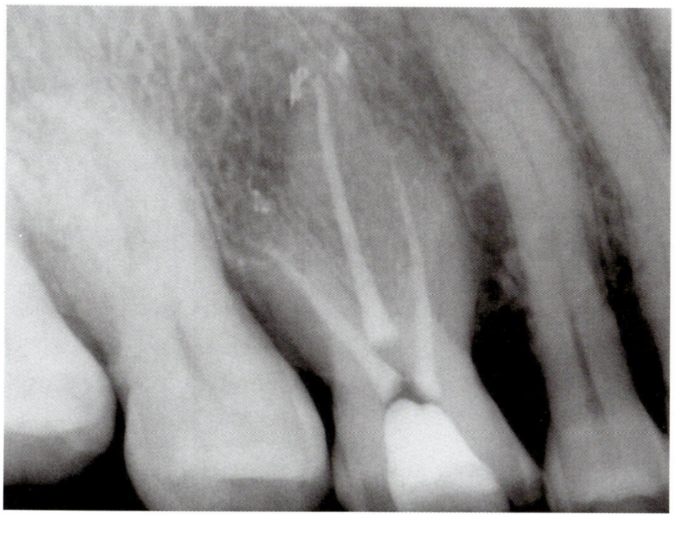

그림 1-10 열연화수직가압법으로 근관충전을 마친 방사선사진.

Case 2

## 협착이 심한 치수강이 있는 치아(61세, 남)

주소: 왼쪽 위 어금니가 3주전부터 아파요.
임상소견: 심한 골파괴와 심한 치아 동요를 보이는 근관-치주 복합병소
Key words: 협착이 심한 치수강, access opening

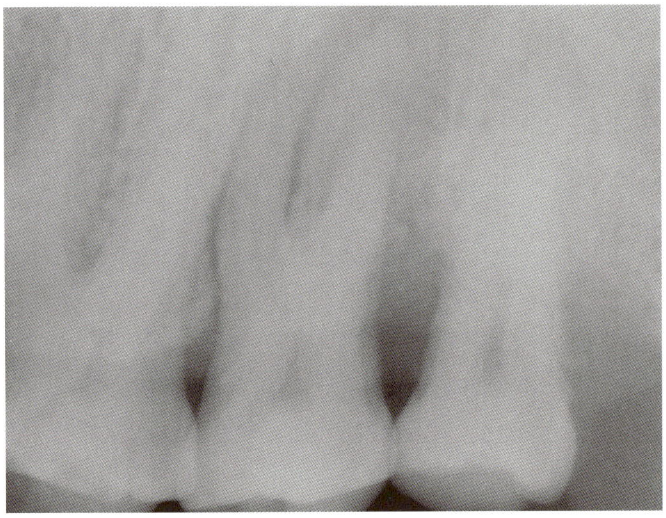

그림 1-11 초진 방사선사진에서 #27 치아의 구개측 치근 주위에 광범위한 골 파괴를 확인할 수 있으며 근심 치근의 치주인대강이 두꺼워져 있고, 원심 치간 치조골이 심하게 파괴된 것을 볼 수 있다. 치수강은 심한 협착을 보이며 이로 인해 근관의 만곡도 심해진 것을 확인할 수 있다. 또한 치근의 분지부가 매우 위쪽에 위치하고 있어 치아의 몸통 부분이 길므로 치수강저가 깊이 위치하게 되어 시야 확보 및 기구 조작이 어려울 것으로 예상된다.

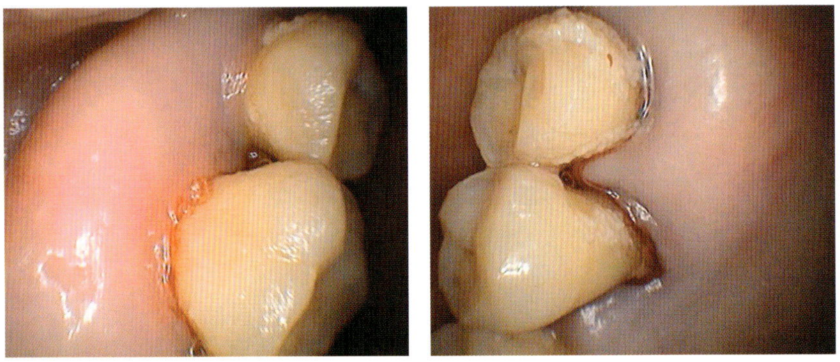

그림 1-12 초진 시 임상 사진으로서 구강 청결 상태가 매우 불량하며 #27 치아의 구개측 잇몸이 심하게 퇴축되어 있고 부종이 심하며 색상도 자줏빛을 띠고 있는 것을 볼 수 있다. 치주낭 깊이를 측정한 결과 구개측에 13mm로 치조골이 거의 없었고, 잇몸을 눌러 보았을 때 고름도 많이 나오는 것을 확인할 수 있었다. 치아 동요도 검사 결과 협설측으로는 물론이고 치아 장축 방향으로도 심하게 움직여서 발치를 고려해야 하는 상황이었다.

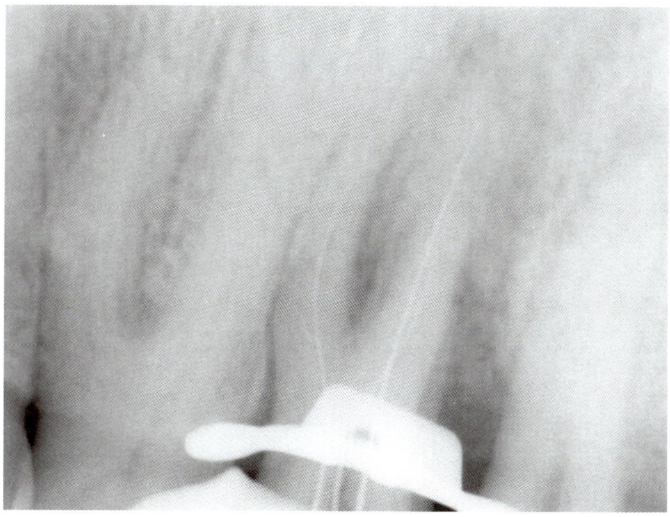

그림 1-13 전자 근관장 측정 후 근관 내에 파일을 넣고 방사선사진을 촬영해 본 결과 협측의 두 근관 입구가 매우 근접되어 있고 치근의 만곡도 크며 근심협측 근관의 coronal 1/3부위의 근관이 한쪽으로 치우쳐 있는 것을 보아 MB2 근관의 존재가 예상된다.

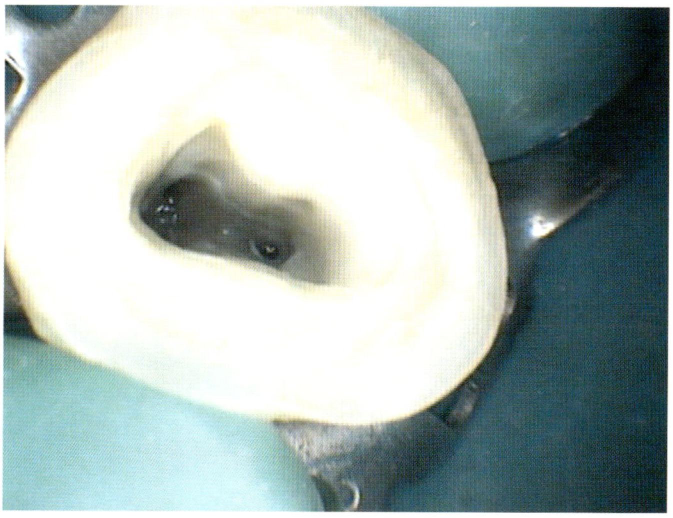

그림 1-14 #330 bur를 이용하여 roof에 구멍을 뚫고 나서 ENDO-Z bur로 pulp horn들을 이어주는 선을 그리듯 근관 와동을 형성한다. 교합면에서 보았을 때 근관 와동의 형태는 치아의 외형의 형태와 유사하다. 위에서 보는 바와 같이 치수강의 지붕이 제거되고 나면 탐침으로 undercut이 있나 확인하고, 있을 경우 ENDO-Z bur나 low speed round bur로 제거해 주어야 근관 확대 시 파일이 덜 걸리게 된다.

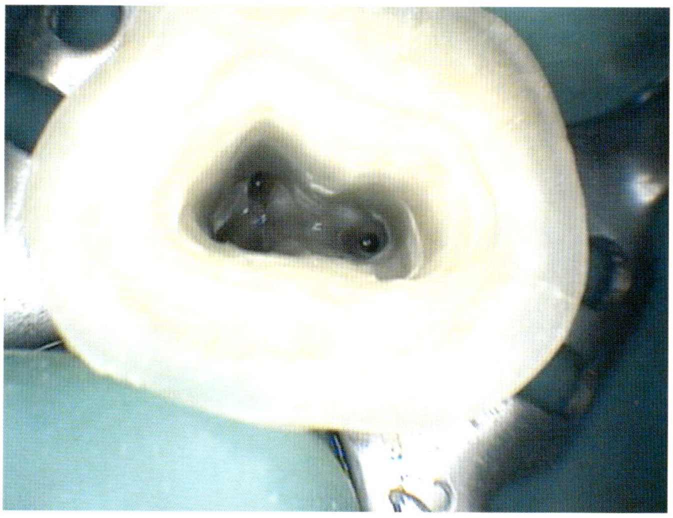

그림 1-15 치수강의 roof부위의 undercut을 모두 제거한 사진으로서, 매우 가까이 위치하고 있었던 근심협측근관(MBC)과 원심협측근관(DBC)의 입구가 서로 멀어진 것을 확인할 수 있다. ENDO-Z bur를 이용하여 외측으로 근관 와동벽을 넓혀 줌으로써 파일이 어느 정도 straight하게 들어 갈 수 있게 해 주어야 파일의 파절을 막을 수 있다. 이 치아의 작업 근관장 길이는 19mm 로서, 이와 같이 좁고 긴 만곡 근관에서 처음부터 전동 파일로 치근단까지 들어가려 하면 파일 파절의 위험성이 높으므로 coronal 1/3 부위를 외측으로 충분히 넓혀주고 핸드 파일로 최소한 #15 굵기까지 넓혀 준 다음 전동 파일을 사용하는 것이 안전하다.

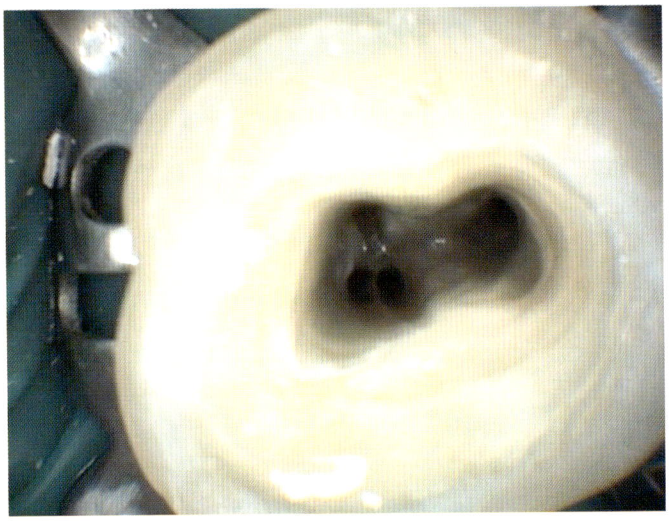

그림 1-16 근관 확대를 마친 사진에서 근심 협측 치근에 두 개의 근관 입구를 확인 할 수 있다(MB2).

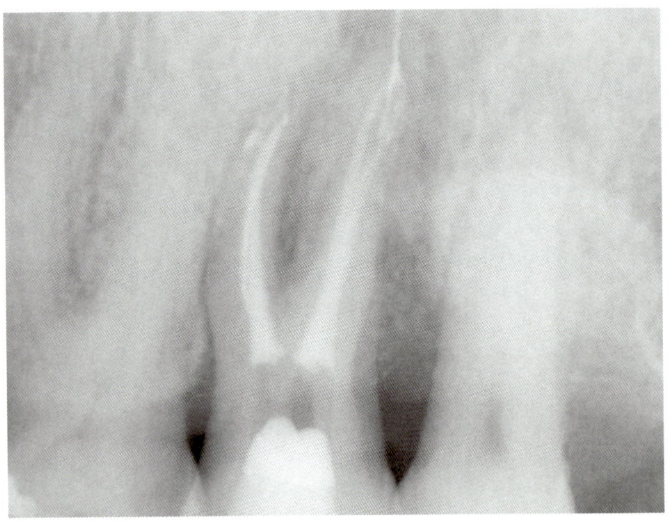

그림 1-17 System B와 Obtura를 이용하여 열연화 수직가압법으로 근관충전을 마친 방사선사진에서 협측 근관들의 만곡이 많이 straight해진 것을 확인 할 수 있다. 구개측 근단공 밖으로 넘어간 실러가 마치 GP cone이 넘어간 것처럼 보인다. 그러나 이는 실러가 넘어간 것으로 간혹 수직가압충전시 가해지는 압력이 좁은 치근단공 밖으로 실러를 강한 힘으로 밀어내게 되어 이와 같이 직선 형태로 나타나게 되는데 이로 인한 환자의 불편감은 없었다.

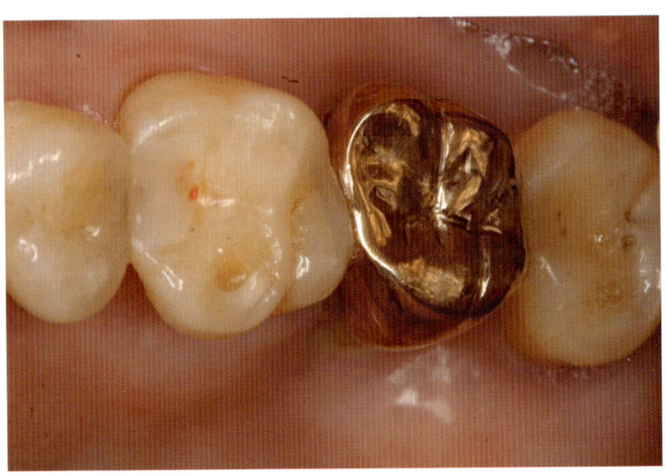

그림 1-18 최종 보철물을 장착한 사진에서 구개측에 있었던 심한 치조골의 파괴로 인하여 치은퇴축이 보이지만 표면 조직은 탄력 있어 보이고 연분홍색으로 건강해 보인다. 환자가 그동안 잇솔질 교육을 통하여 구강 위생에도 눈을 뜨게 되어 구강 청결 상태도 많이 좋아진 상태이다. 비록 발치를 고려할 정도로 상태가 많이 나빴지만 환자는 깍두기도 씹을 정도로 임상적으로 많이 회복되어 만족감을 나타내었다. 앞으로도 지속적으로 follow-up이 필요한 환자이다.

# II 전치부 근관치료 만만하지 않다

Case 1

## 복합레진 수복 후 치수괴사(32세, 여)

주소: 상악 우측 중절치 잇몸에 고름주머니가 생겼어요.
Key words: Gumboil, 수산화칼슘재제, 복합레진수복

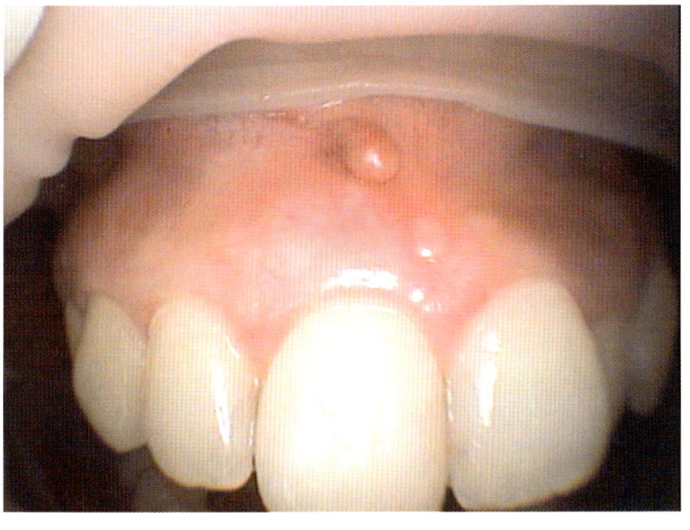

그림 2-1 #11 치아의 vestibule 부위에 팥알만한 gumboil이 형성되어 있다. 통증은 없고 #11, #12 치관의 변색이 관찰되었다.

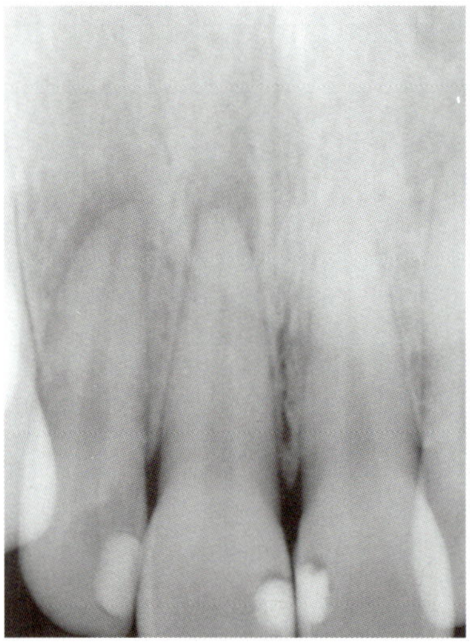

**그림 2-2** 초진 방사선사진에서 #12, #11, #21 치아의 인접면 복합레진 수복물 주위에 이차우식병소가 있고 #12, #11 치아의 치근단 주위에 병소가 있는 것을 확인할 수 있다.

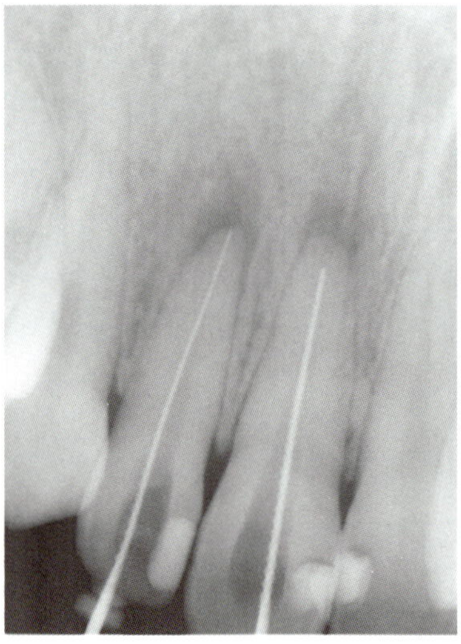

**그림 2-3** Root ZX로 근관장 측정하고 x-ray 촬영하여 확인하였다. 두 치아 모두 근관장 측정기에서 apex를 가리키는 지점의 길이만큼 file을 삽입하였으나 #11 치아는 짧게 들어간 것처럼 보인다. 그러나 치근단공이 반드시 치근단 끝부분에 위치하는 것은 아니므로 이런 경우 근관장측정기를 신뢰하되 페이퍼포인트 등을 이용하여 bleeding 여부를 확인함으로써 근관장을 최종적으로 판단하는 것이 좋다.

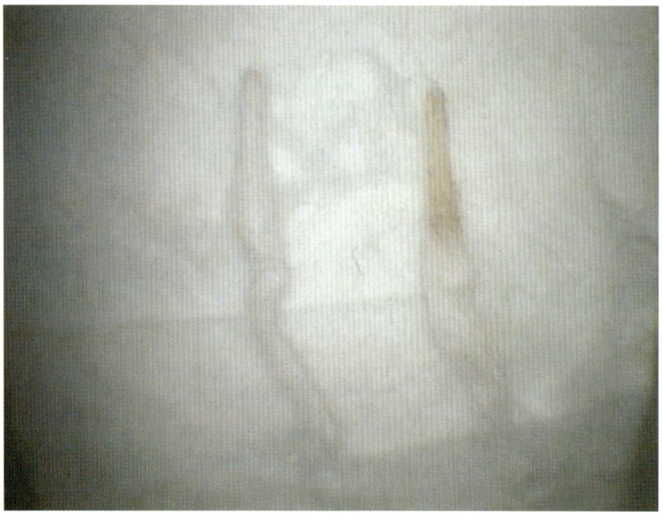

**그림 2-4** 근관치료 시작 후 2주 경과 된 시점에 근관 내에서 제거한 cotton으로서, #11 치아가 깨끗지 않은 것을 확인할 수 있다. 이와 같이 근관 내에 페이퍼포인트나 소독된 cotton을 넣고 환자를 보낸 후, 다음 내원 시에 근관 내 삼출액의 여부를 확인하여 필요한 경우 근관 성형 및 소독을 좀 더 시행한다. 상기 환자는 편측 중절치만 보철을 할 경우 비심미적이므로 보철 대신 복합레진으로 마무리 할 계획이어서 치질 삭제를 최소화하며 근관 내의 청결 상태를 면밀히 살피면서 치관부의 치질을 최대한 보존하려고 노력하였다. 그러나 치근단 부위가 구개측으로 휘어져 있어서 절단부의 치질을 보존하려 하니 파일이 닿지 않는 부위가 많으므로 소독에 어려움이 많았다.

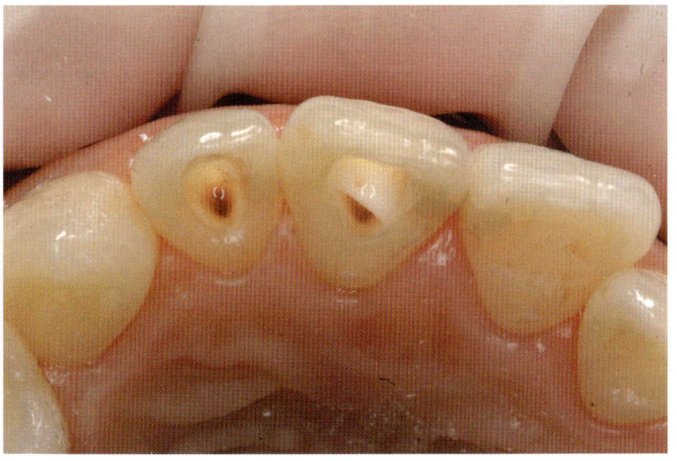

**그림 2-5** 근관 내에 NaOCl 을 넣었을 때 소독이 덜 된 부위는 위의 사진과 같이 거품이 생긴다. 거품이 생기지 않을 때까지 소독을 해야 한다. 상대적으로 #12 치아는 거품이 없이 맑은 상태를 확인할 수 있다.

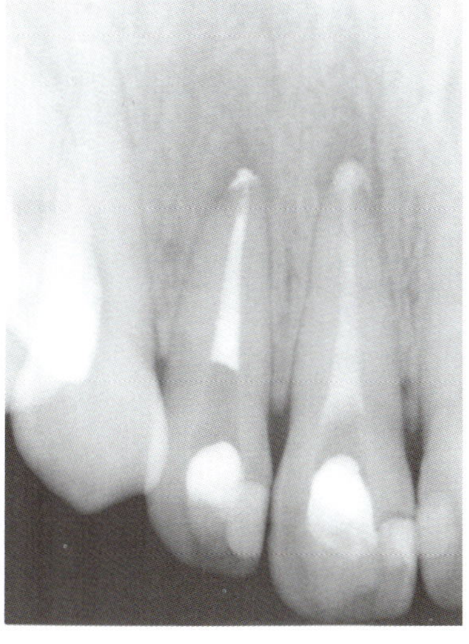

**그림 2-6** 근관 내부가 깨끗한 #12 치아를 먼저 수직열가압충전법으로 근관충전하고, #11치아에는 근관내 삼출액을 없애고 항균효과를 얻기 위하여 수산화칼슘재제를 2주간 충전하였다.

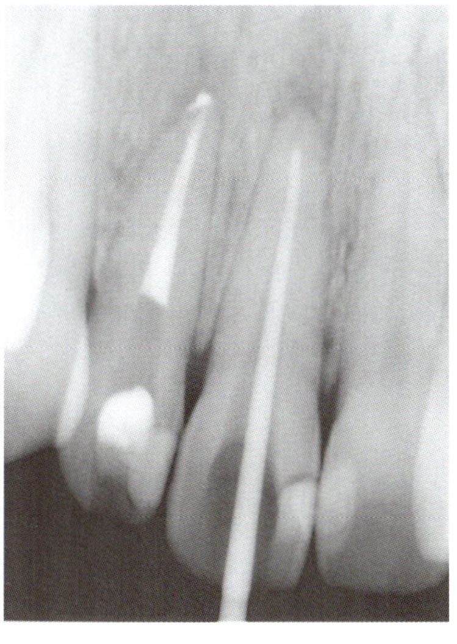

**그림 2-7** 2주 후 수산화칼슘재제를 제거하고 근관을 세척한 다음 소독된 cotton을 넣고 다시 1주 후에 체크 하였을 때, 근관 내에서 삼출액이 나오지 않고 깨끗함을 확인한 후 수직열가압충전법으로 근관충전을 시행하였다. #11 치근단 주위에 넘어가 있던 수산화칼슘재제는 다 흡수되고 치근단 주위 병소의 크기도 줄어들어 있음을 확인할 수 있다.

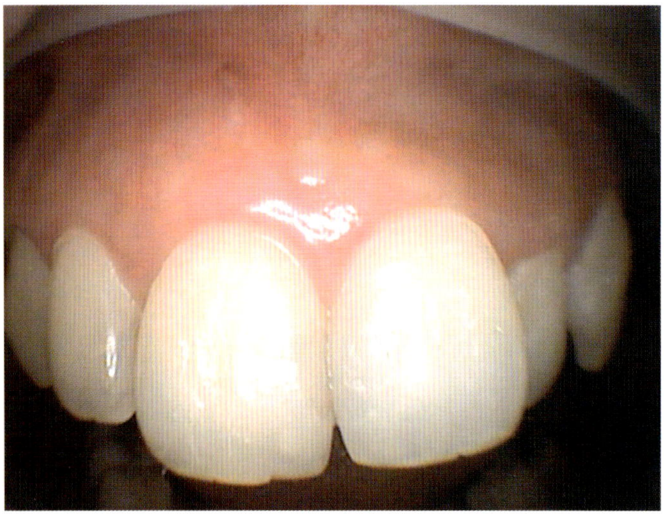

그림 2-8 치료시작 후 1개월 경과 상태로 gumboil이 소실되고 누공도 막혔다.

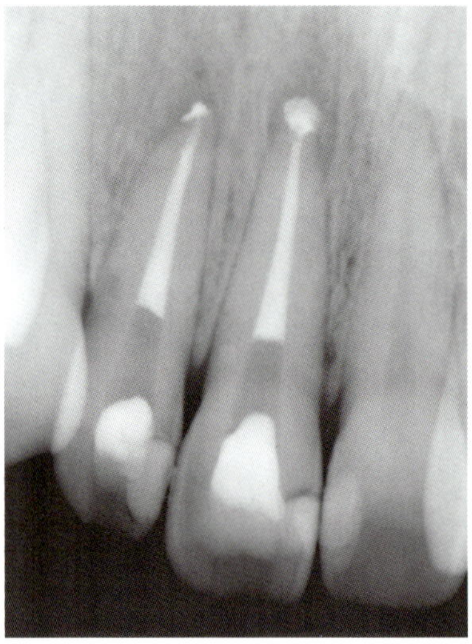

그림 2-9 #11 치아의 근관충전 직후 방사선사진에서 실러가 근단공을 넘어간 것이 관찰되지만 넘어간 실러는 시간이 지나면 점점 흡수되므로 염려하지 않아도 된다. 환자도 이로 인한 불편감을 호소하지 않았다. 그러나 발수나 근관충전한 날에는 통증이 있을 수 있음을 환자에게 미리 주지시켜 주는 것이 좋다.

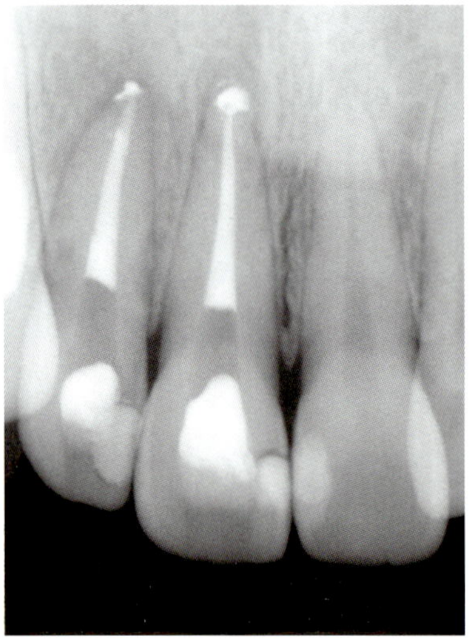

그림 2-10 #11 치아의 근관충전 1개월 후 방사선사진으로서 치근단 병소가 거의 나아가고 있음을 확인할 수 있다. 주변의 실러도 흡수되는 양상을 보인다.

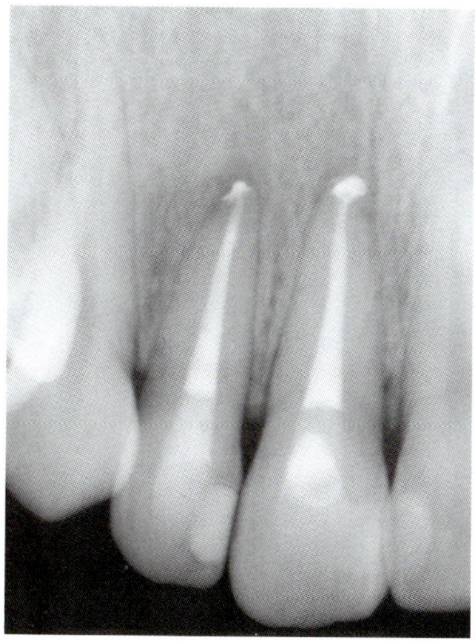

그림 2-11 #11 치아의 근관충전 2개월 후 방사선사진으로서, 보철은 하지 않고 레진 코아와 복합레진으로 치료를 마무리 하였다.

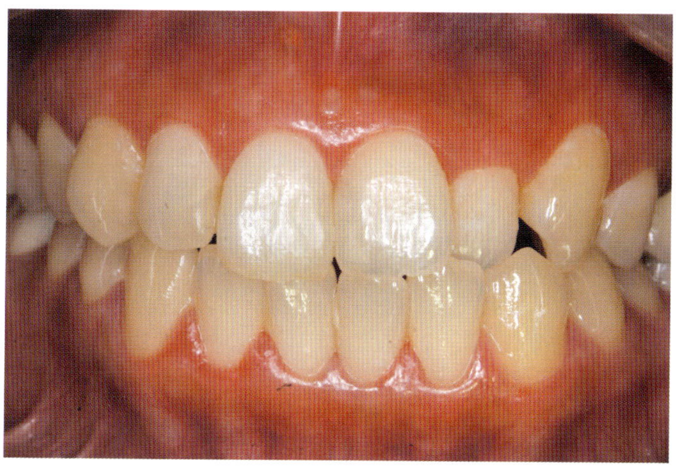

그림 2-12 보철치료는 하지 않고 복합레진으로 치료를 마무리 하였는데, 그 이유는 #11, 12 치아만 보철치료를 하여 심미적으로 좌우 대칭을 맞추기가 쉽지 않기 때문이다. 계속 관찰을 통하여 차후에 심미적으로 문제가 발생하면 그 때 보철치료를 해도 늦지 않다. 환자는 매우 만족하였다.

*** Incisal edge를 보존할 것인가 희생할 것인가?**

근관이 협설측으로 긴 타원형이므로 incisal edge를 최대한 보존하려할 경우 파일이 닿지 않는 부분이 많아지므로 소독에 유의하고 보철여부에 따라 적절한 삭제량을 결정해야 한다.

또, pulp horn에 치수조직이 남지 않게 undercut을 제거해야 하는데, 나중에 치아변색의 원인이 되기 때문이다.

Case 2

## 치아우식이 없는 급성치수염의 치료 (69세, 남)

주소: #31치아의 심한 통증

Key words: 석회화, TFO, cingulum

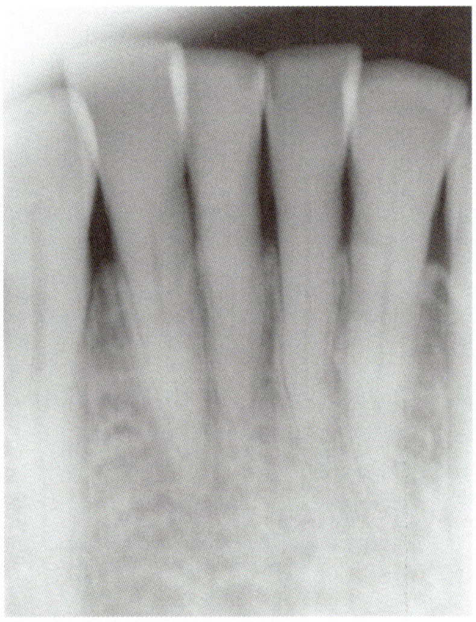

그림 2-13 #31 치아의 심한 통증을 호소하여 방사선 촬영 결과 치근단은 비교적 양호 해 보이며 충치도 관찰되지 않는다. 치수강은 거의 석회화되어 access opening 시 어려움이 예상 된다.

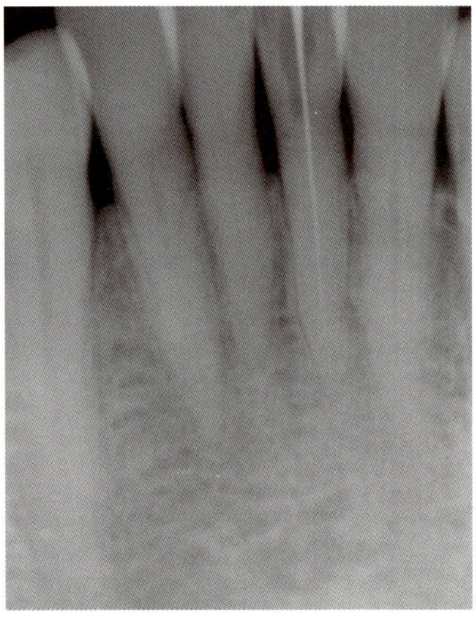

그림 2-14 역시 access opening 시 석회화 된 치수강으로 인하여 근관 입구 찾기가 매우 어려웠다. 치경부 레벨의 횡단면의 중심위치를 머릿속에 그려가며 조금씩 삭제하고, x-ray로 방향을 확인해가며 치근을 천공시키지 않도록 조심해야 한다.

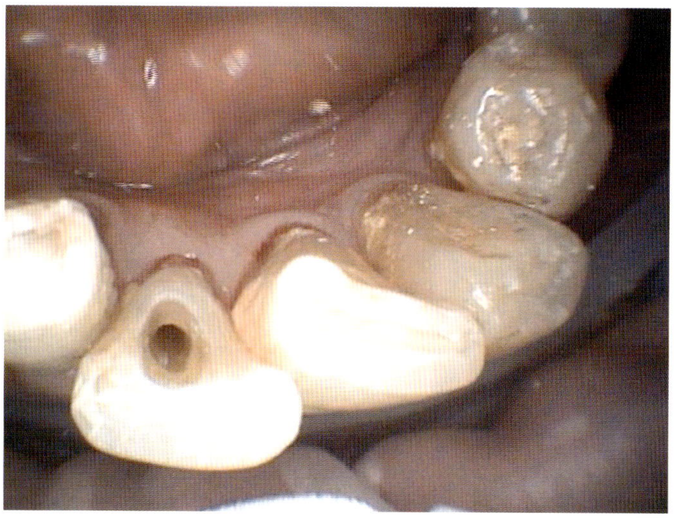

그림 2-15 하악 전치는 의외로 시야가 안 좋아 access opening이 어렵다.

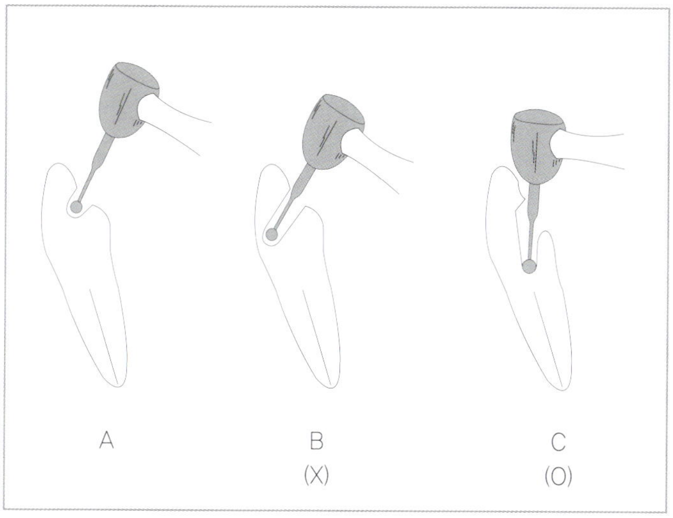


그림 2-16 대부분의 경우 cingulum 부위에서 치아 표면에 수직으로 접근했다가 치수강 부위에 도달하면 치아의 장축과 평행되게 bur를 세워 접근해야 치관의 천공을 예방할 수 있다. 구강 내에서 보면 상당히 설측에 위치 해 있는 것처럼 보인다.

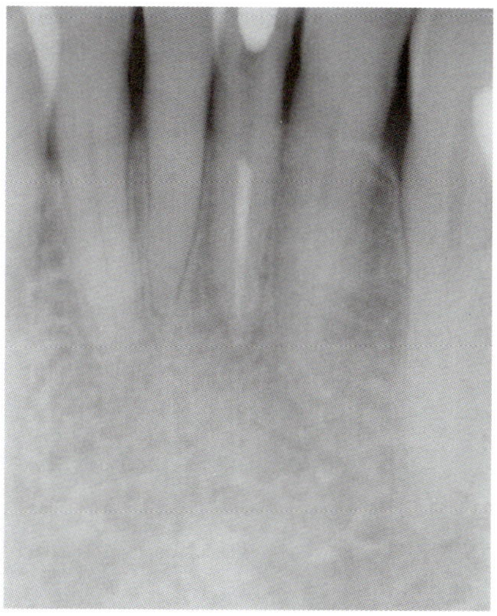

그림 2-17 근관충전 후 방사선사진.

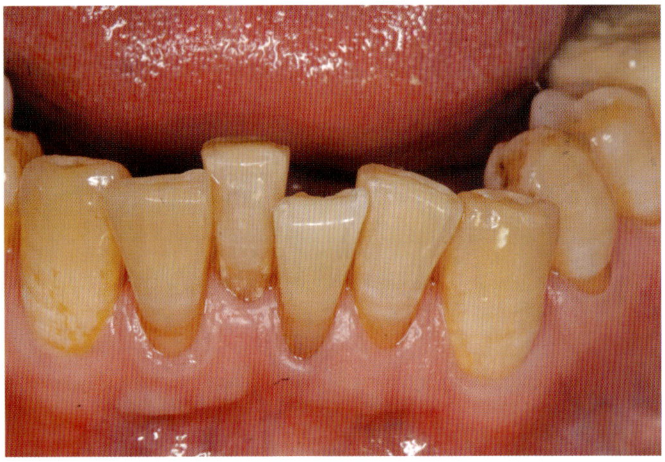

그림 2-18 치질의 손실이 크지 않으므로 보철을 하지 않고 복합레진으로 치료를 마무리 하였다. 보철치료를 하는 것보다 복합레진으로 마무리 하는 것이 훨씬 심미적인 경우가 많다.

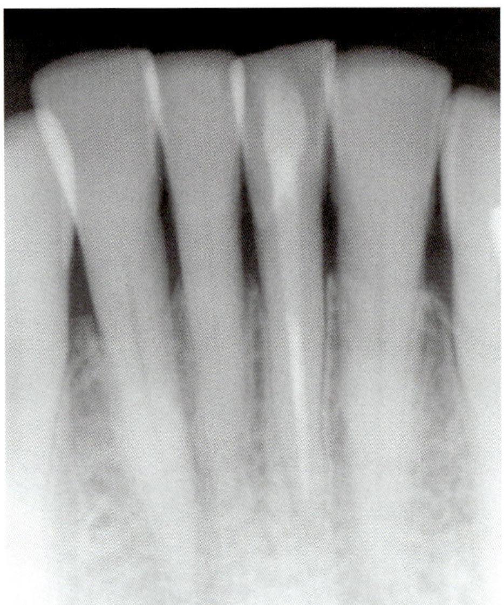

그림 2-19 근관치료 후 4개월 경과된 방사선사진으로 정상적인 상태를 보이고 있다.

*** 협착이 심한 전치부 근관 찾기**

육안이나 거울을 통하여 incisal 부위에서 치아의 장축 방향으로 보았을 때, 치경부 레벨에서의 가상 횡단면에서 B-L, M-D의 중심점을 찾는다. 실제 입구보다 buccal에서 헤메고 있는 경우가 많다.

Case 3

## 심한 치경부 마모가 있는 하악 전치부의 근관치료(66세, 남)

주소: #32 치아부위의 통증

Key words: 치경부 마모, access opening

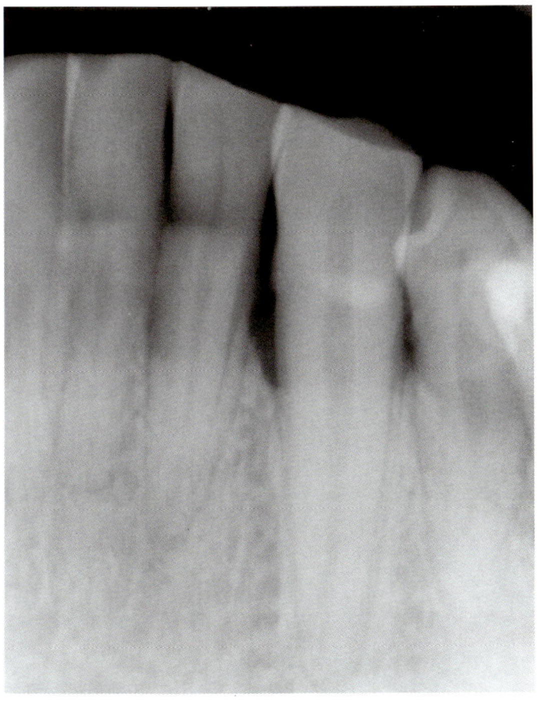

그림 2-20 심한 치경부 마모로 인하여 치근단 부위에 병소가 보인다.

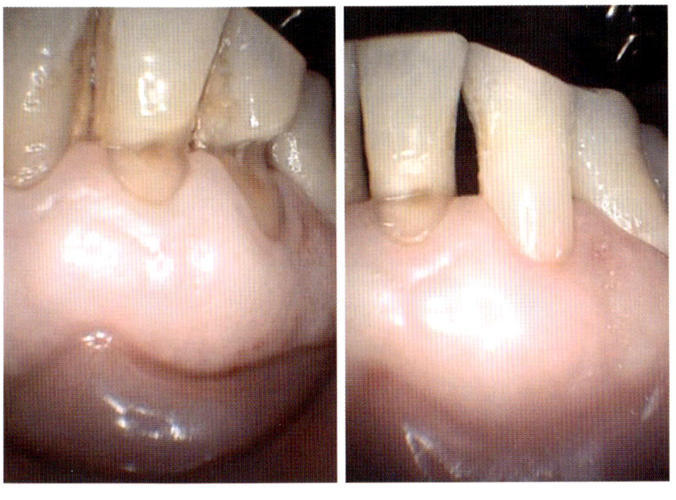

그림 2-21 치수가 비쳐 보일 정도의 심한 치경부 마모와 절단면의 심한 교모도 함께 관찰된다. 근관치료 전에 치경부 마모부위를 복합레진으로 수복하는 것이 필요하다.

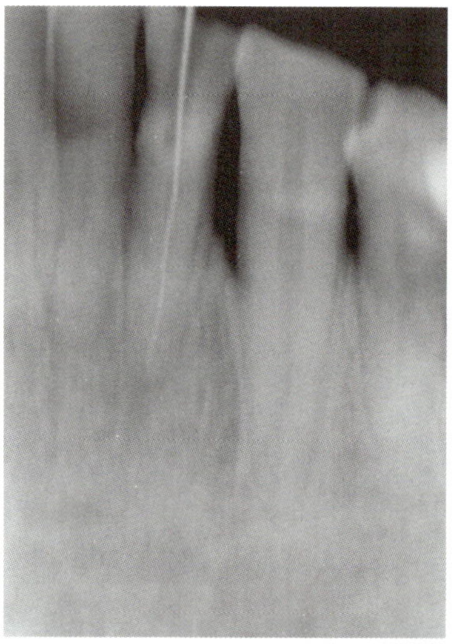

그림 2-22 방사선사진에서 치경부 천공없이 파일이 치근단 부위까지 잘 도달한 것을 볼 수가 있고, 치경부에 복합레진이 수복된 것을 관찰할 수 있다.

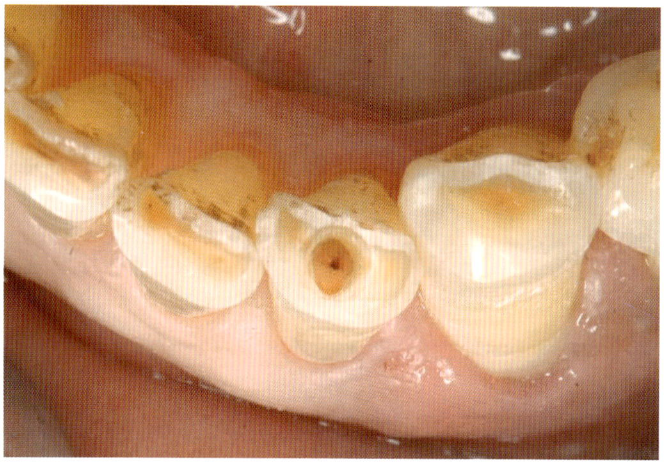

그림 2-23 절단면에 교모가 심하여 상아질이 많이 노출되어 있는 상태이다. 일반적으로 cingulum에서 접근하지만 교모가 심한 경우, 절단면에서 치아 장축과 일치하게 access opening을 하면 쉽게 근관에 접근할 수 있다.

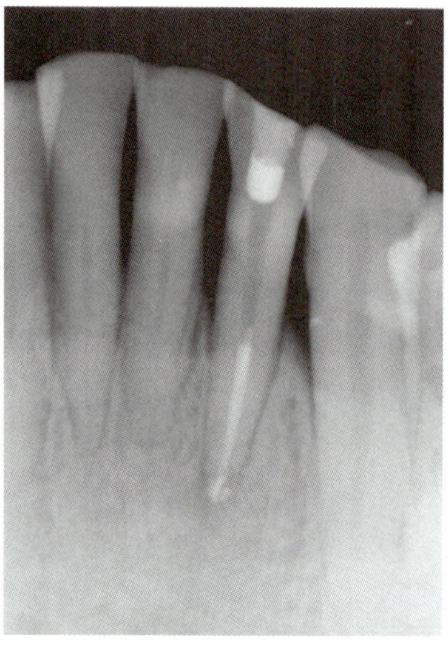

그림 2-24 근관충전이 완료되었고, 실러는 AH26을 사용하였다. 이때 심미포스트와 복합레진으로 치료를 마무리할 예정이므로, GP를 미리 적절한 깊이까지 System B를 이용하여 사전에 제거하였다.

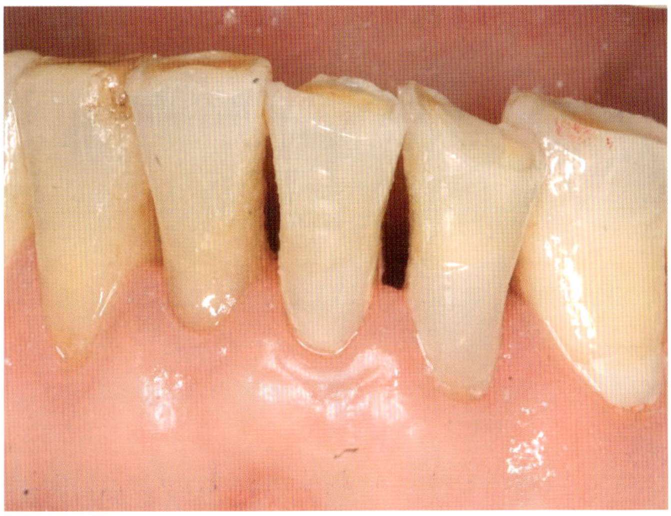

**그림 2-25** 인접치의 치경부 마모부위를 복합레진을 이용하여 모두 수복하였다. 심미포스트와 복합레진을 이용하여 치료를 마무리 하였다.

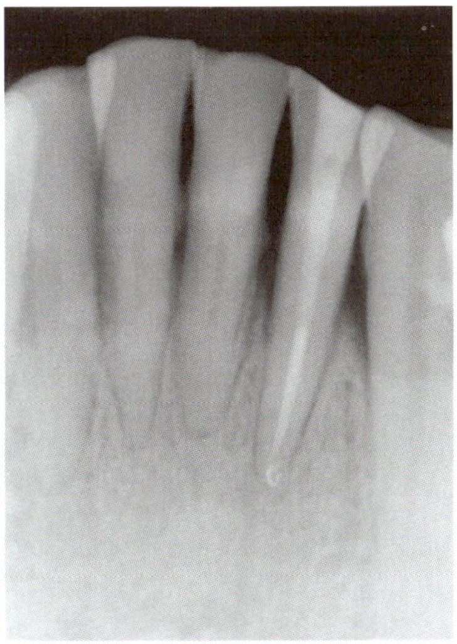

**그림 2-26** 근관치료 후 4개월 경과된 방사선사진.

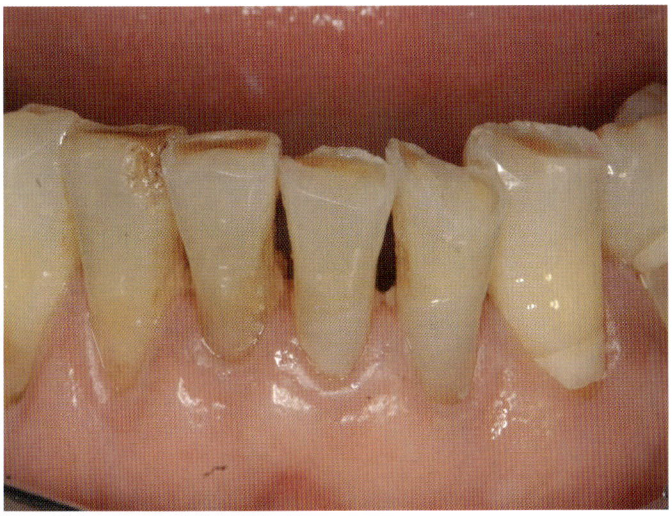

**그림 2-27** 근관치료 후 4개월 경과된 구강내 사진으로 기능적으로 안정적이지만 치석제거와 잇몸 관리가 필요한 상태이다.

Case 4

# 2근관 하악 측절치의 치료(62세, 여)

주소: 이가 시리고 불편해요

Key words: 2근관, isthmus, 레이저

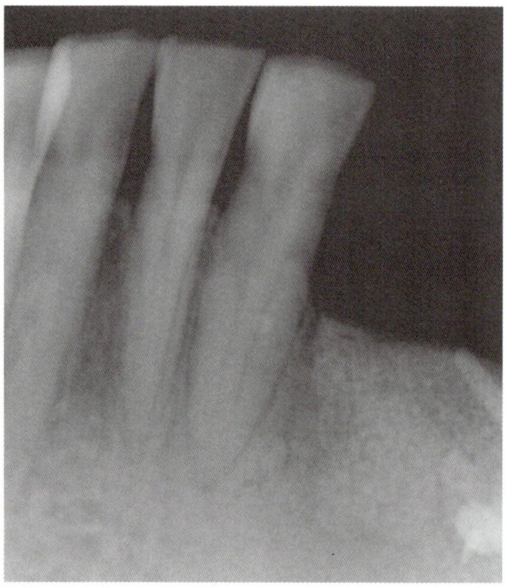

그림 2-28 방사선사진상에서 두 개의 근관이 예상된다. 치경부에서 근관이 분리되는 것을 관찰할 수 있다.

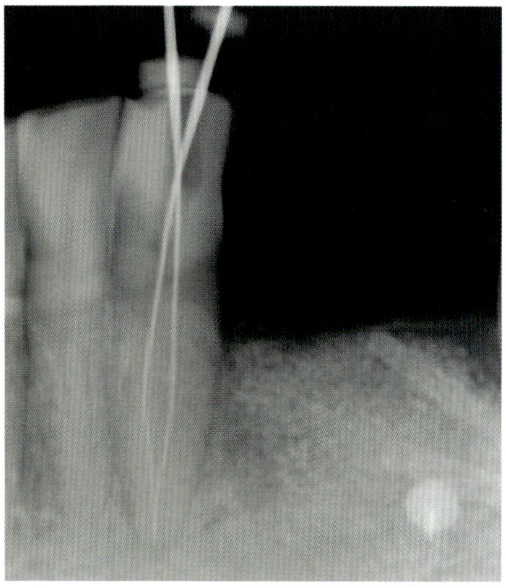

그림 2-29 두 개의 근관이 치근단에서 합쳐졌다.

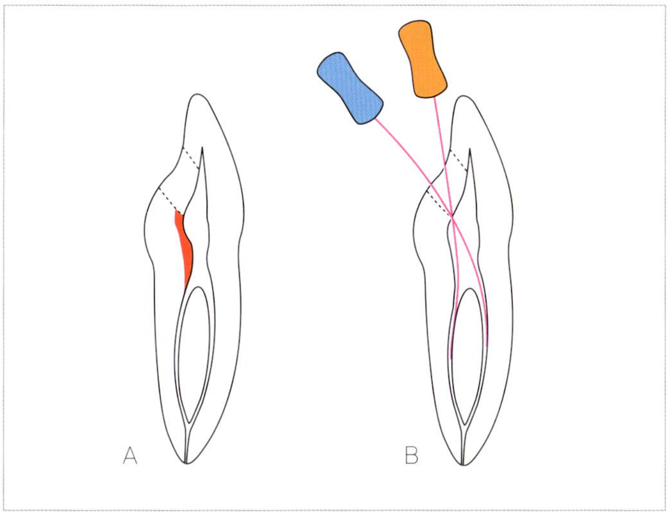


그림 2-30 방사선의 수평각도를 틀어 촬영한 사진에서 근관이 중앙에 위치하지 않고 한 쪽으로 치우쳐 있다면 근관이 하나 더 있을 가능성이 크므로 파일 끝을 살짝 구부려서 근관벽을 꾹꾹 눌러가며 근관입구를 찾는다. 이때 설측의 lingual shoulder(적색 부분)을 제거하면 근관입구를 찾는데 도움이 된다.

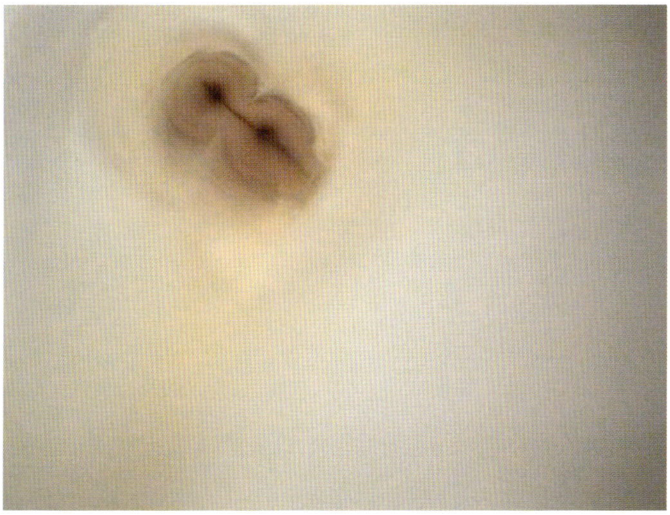

그림 2-31 두 개의 근관과 근관사이의 isthmus을 관찰할 수 있다. 이 좁은 isthmus 부위의 근관소독과 충전이 어렵기 때문에 레이저와 같은 기구를 이용하는 것도 좋은 방법이다. 여기서는 Nd-YAP 레이저(Lokki YAP, 프랑스)를 사용하였다.

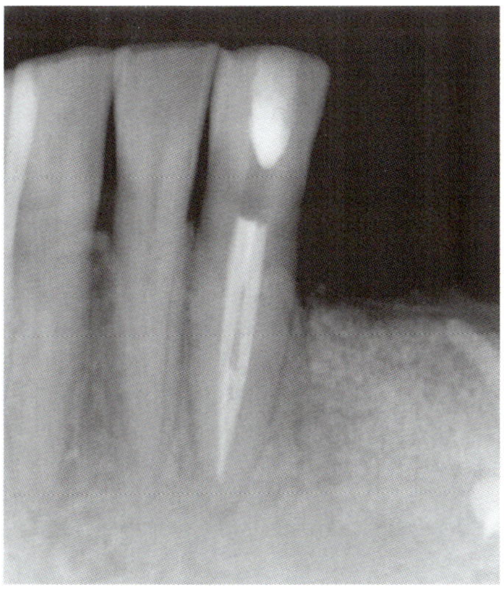

그림 2-32 두 개의 근관사이를 연결하는 복잡한 근관 시스템을 확인할 수 있다. 이런 부위에 철저한 근관소독과 근관충전이 이루어지지 않으면 근관치료의 실패 가능성이 높다.

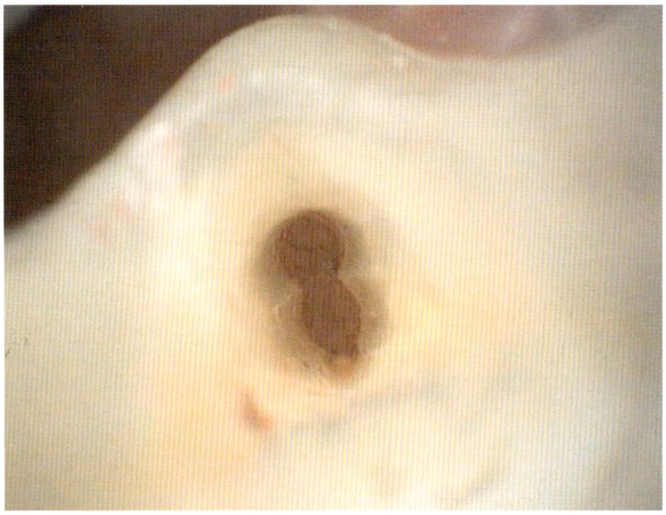

그림 2-33 GP와 AH26으로 근관충전를 한 상태이다.

*** Isthmus란?**

근관과 근관 사이의 좁은 연결부위로서, 대부분은 치수조직이 들어 있다. 이 부위의 철저한 소독이 이루어 지지 않을 경우 재발 가능성이 높아진다. 조직의 제거와 소독효과를 높이기 위하여 NaOCl을 충분히 soaking하거나 레이저를 이용하면 도움이 된다. 환자에게는 이로 인한 재발 가능성을 미리 주지시키는 것이 좋다.

# III 골치 아픈 근관 – 치주 복합병소 해결하기

Case 1

## 심한 근관–치주 복합 병소 해결하기(38세, 남)

주소: 잇몸이 많이 붓고 씹기가 어려워요.

Key words: severe buccal bone loss, fistula와 gumboil, MTA

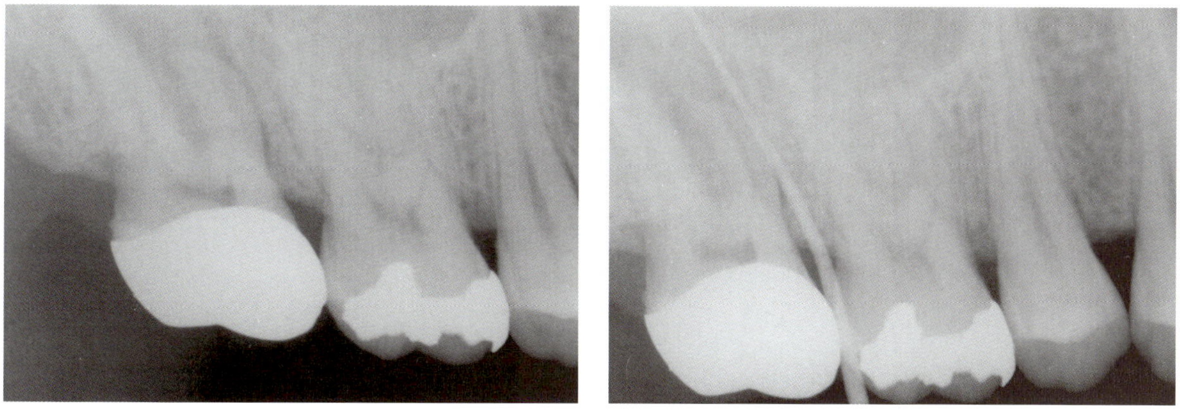

그림 3-1 초진 방사선사진에서 #17 치근 주위에 광범위하게 골 조직이 파괴된 것을 확인할 수 있다. Fistula에 GP cone을 넣어 그 origin을 확인 하였더니 구개측 근첨부까지 들어갔다.

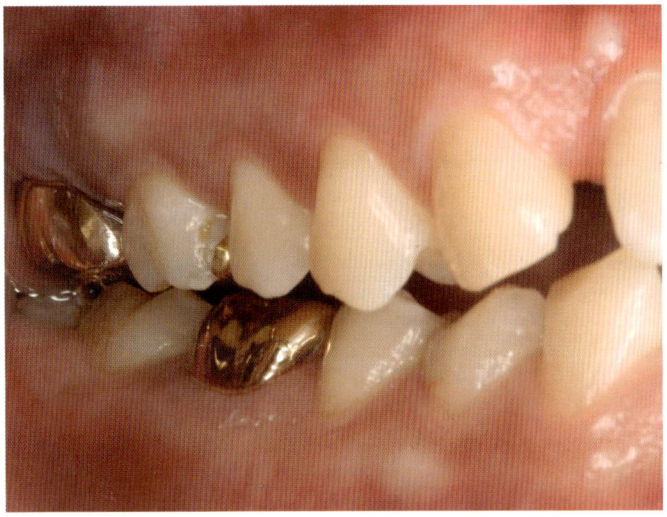

그림 3-2 초진 임상 사진으로서 #17 협측 잇몸이 심하게 부어 있는 것을 확인할 수 있다.

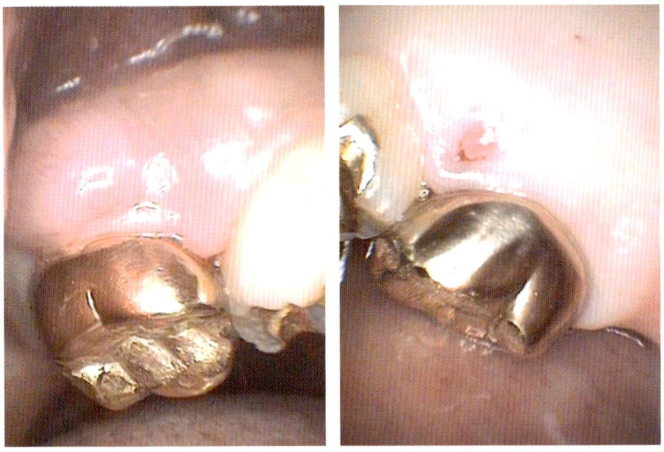

그림 3-3 #17의 협측 잇몸이 큰 콩알만큼 부어있고 구개측 치간 유두 부위에는 gumboil과 fistula가 형성 되어 있으며, 마치 치아를 스폰지에 심어 놓은 것처럼 치아가 수직 방향을 비롯한 전후 방향으로 심하게 흔들렸다. Probing 시 협측과 근심부위에 골 파괴가 심하여 첫 소견은 발치해야 할 것 같았다.

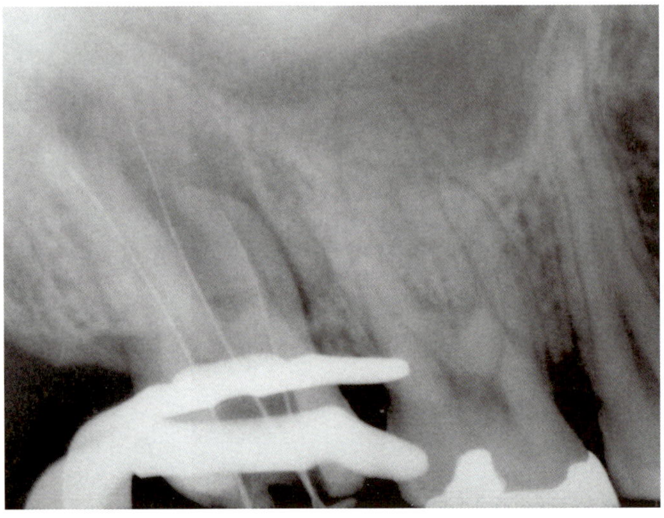

그림 3-4 근관 와동 형성 후 근관치료를 시행하였다. 치수는 심하게 괴사되어 흐물흐물 하였다.

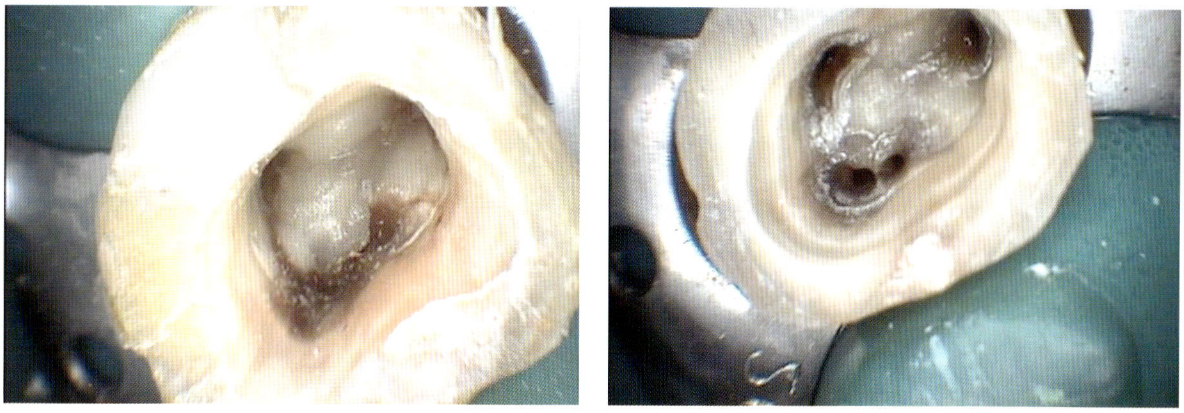

**그림 3-5** 좌측 임상 사진은 access opening 하여 치수강의 roof를 제거한 직후의 사진으로서 협측 근관들의 입구를 덮고 있는 pulp stone과 괴사된 치수조직을 확인할 수 있다. 이 상태에서는 근심협측근관을 쉽게 도달할 수 없으므로 저속 구동용 round bur로 pulp stone을 조금씩 제거해 가며 explore같이 날카로운 기구로 떼어내면 천공의 염려 없이 비교적 안전하게 pulp stone을 제거할 수 있다. 우측 사진은 근관 확대 및 성형을 마친 상태로 4개의 근관 입구를 한 눈에 확인할 수 있다.

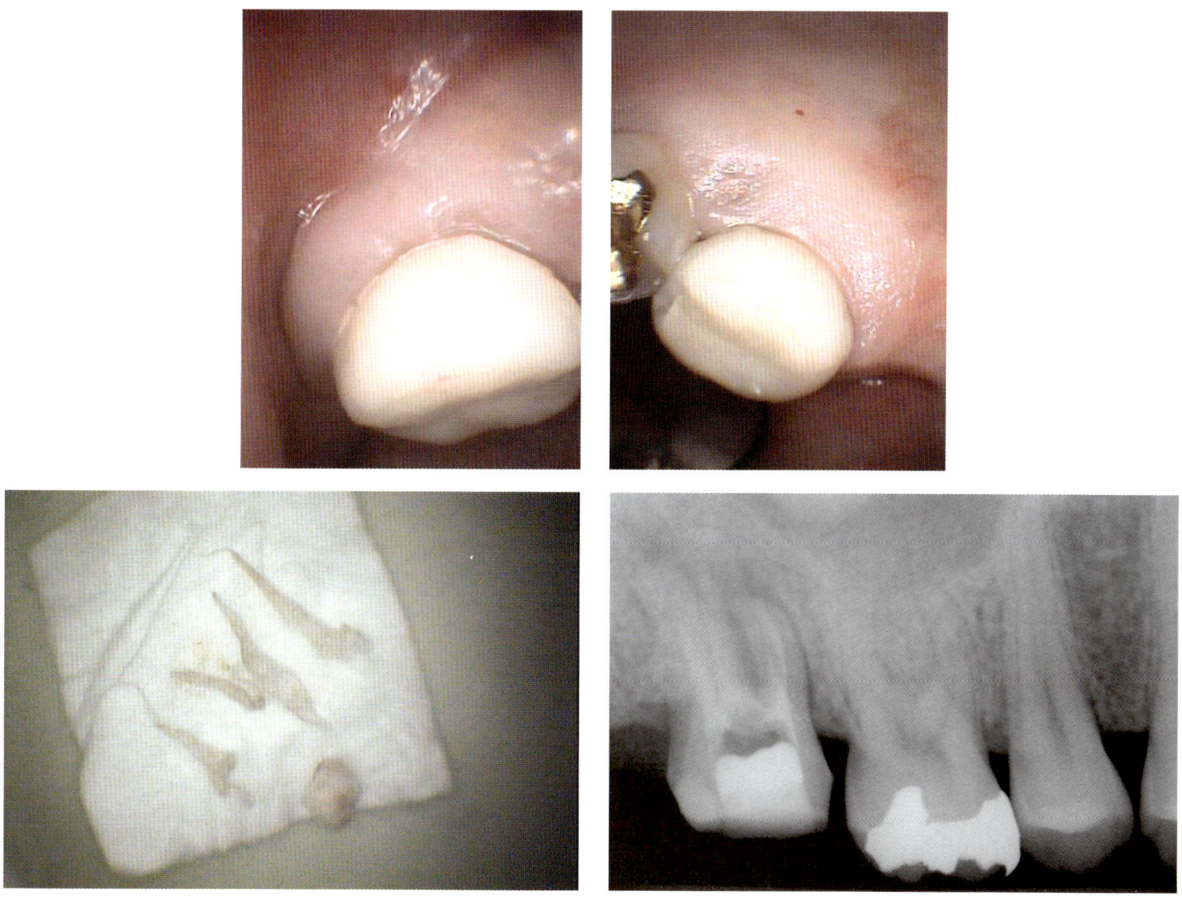

**그림 3-6** 6주 경과 후 사진으로 협측 잇몸 부위의 swelling과 구개측의 fistula가 사라졌다. 잇몸조직이 젤리처럼 탄력 있고 색상도 건강해 보이며 표면 조직이 귤껍질과 같은 양상을 띠는 등 건강한 조직의 소견을 보인다. 좌측 아래 사진은 근관 내에 넣어 두었던 솜으로서 모든 근관에서 아직도 지저분한 삼출액이 나오는 것을 확인할 수 있다. 이런 단계에서는 근관충전을 할 수 없으므로 2주 동안 근관 내에 수산화칼슘재제를 넣어 두었다.

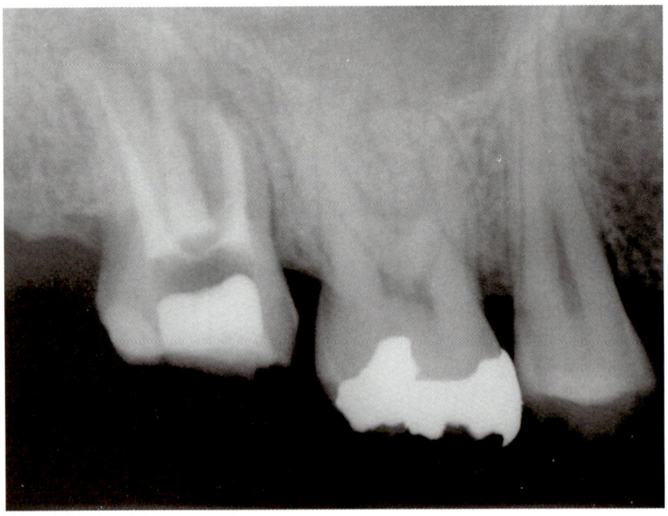

그림 3-7 근관 내부의 상아질이 짙은 갈색을 띨 정도로 심하게 감염되어 있기 때문에, 근관벽을 최대로 밀폐 시킬 목적으로 MTA(OrthoMTA, Ossco, 한국)로 근관충전하였다.

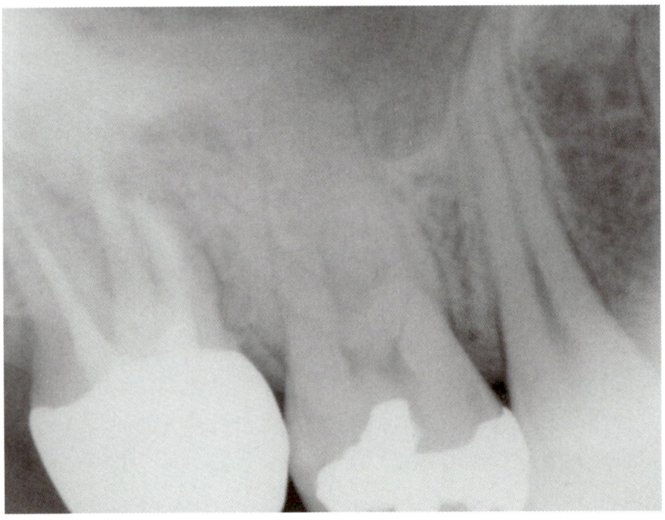

그림 3-8 근관충전 1개월 후 최종 보철물을 장착한 방사선사진에서 치근 주위의 골 조직이 많이 차 오른 것을 볼 수 있다.

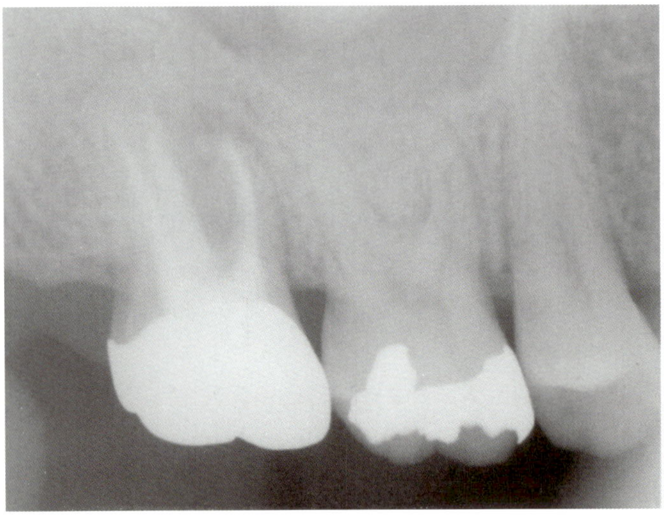

그림 3-9 근관충전 후 5개월 경과한 상태로서 치근단 주위 병소가 많이 치유된 것을 볼 수 있다. 그러나 협측 치근 분지부는 아직 덜 치유된 것으로 보이며 추후 지속적인 관찰이 요구된다.

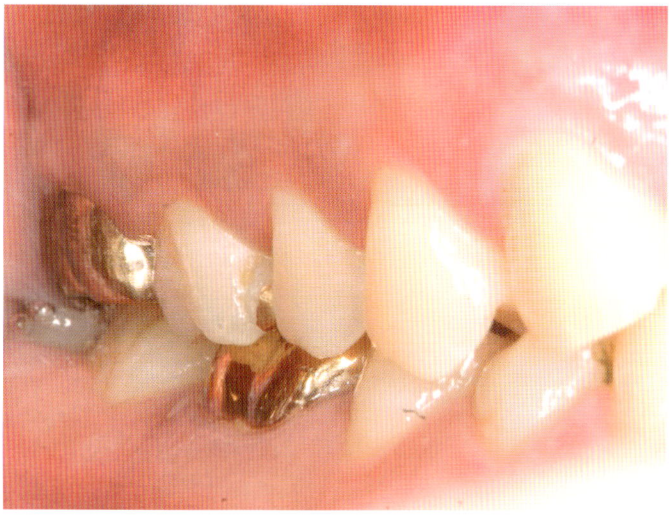

**그림 3-10** 근관충전 후 5개월 경과한 임상 사진으로서 협측 치주 조직이 건강한 소견을 보이며 임상적으로 동요가 거의 없고 환자는 아무 불편 없이 잘 사용하고 있다.

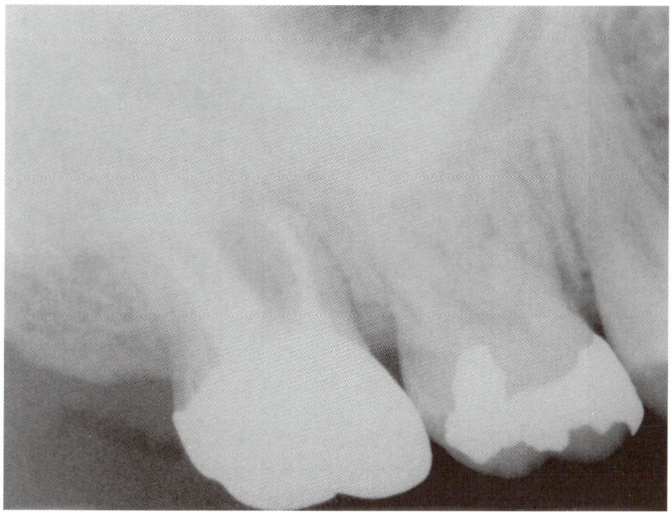

**그림 3-11** 근관충전 후 9개월 경과한 상태로서 치근단 병소가 많이 감소되어 보인다. 지속적인 관찰이 요구된다.

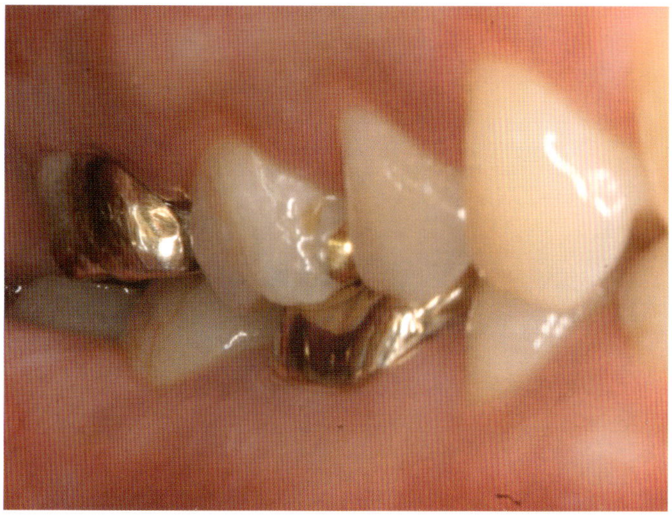

**그림 3-12** 근관충전 후 9개월 경과한 임상 사진으로 임상적으로 정상 기능을 하고 있으나 칫솔질이 잘 되지 않고 있다. 치주 치료와 칫솔질 교육을 실시하고 계속 관찰하기로 하였다.

Case 2

## 심한 동요와 광범위한 치근농양을 동반한 치아 (30세, 남)

주소: 어금니 안쪽이 많이 붓고 아파요.

Key words: mobility, endo-perio, pus, re-endo

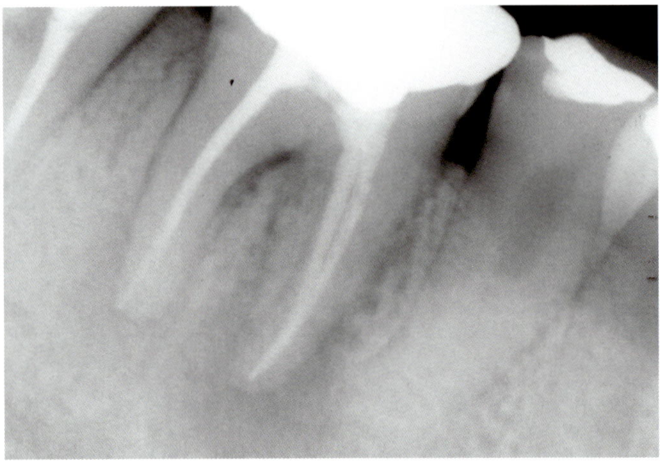

그림 3-13 초진 방사선사진에서 근심치근단과 원심치근단 주위로 광범위한 병소를 확인할 수 있다. 임상적으로는 수직방향을 비롯한 모든 방향으로 동요가 심하여 치아가 마치 스폰지에 심겨진 것 같은 정도이다. 발치가 고려되는 상황이다.

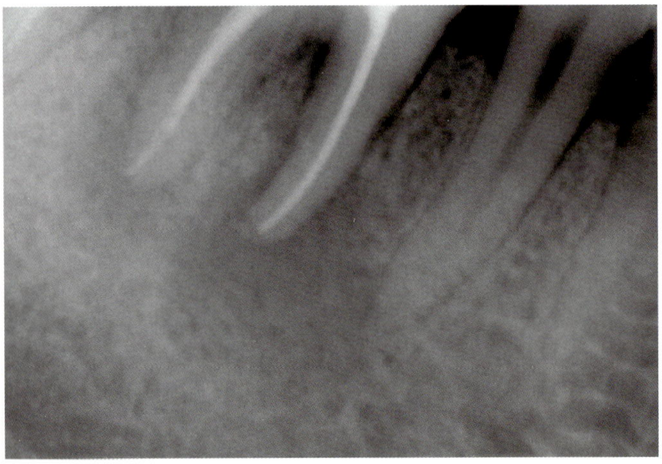

그림 3-14 근심치근단의 병소가 #45 치아의 치근단에 이르고 있는 것이 확인된다.

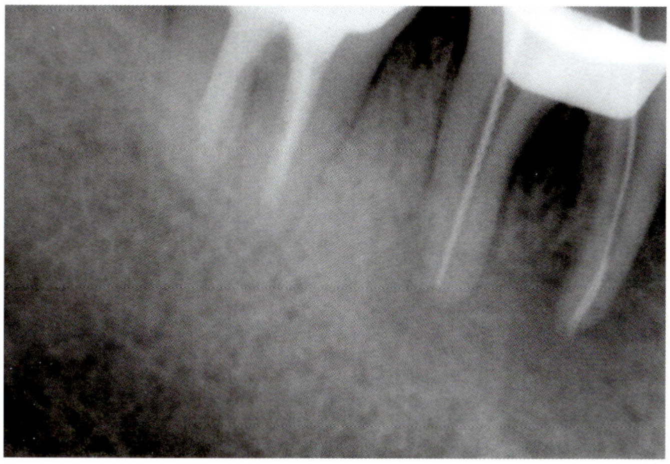

그림 3-15 GP를 제거하고 전자 근관장 측정기로 치근단공의 patency를 확인 한 상태이다.

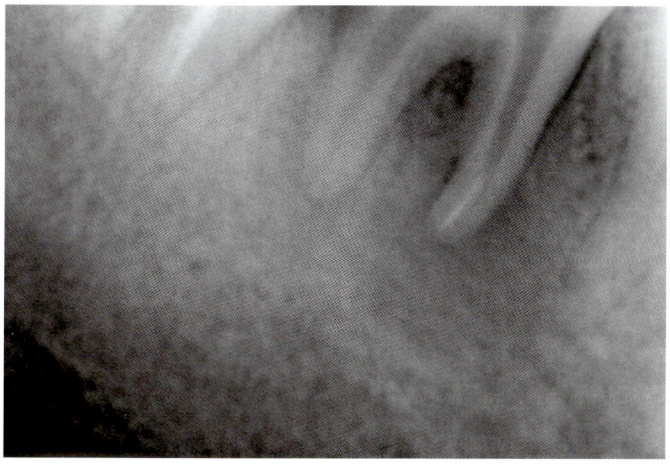

그림 3-16 근심근관의 만곡된 부위 하방에는 아직 GP가 남아있다. 그러나 isthmus 부위에 끼어 있어 더 이상 제거가 어렵고, 다행히 patency가 확보되어 이 상태에서 최대한 근관세척 및 소독을 하였다.

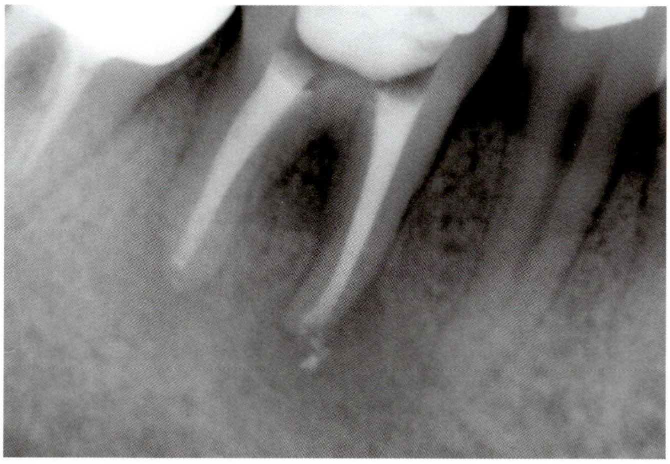

그림 3-17 열연화수직가압법으로 근관충전을 마친 상태. 치근단 주위의 병소가 많이 작아진 것을 확인할 수 있다. 치아의 동요도 또한 크게 감소하였다.

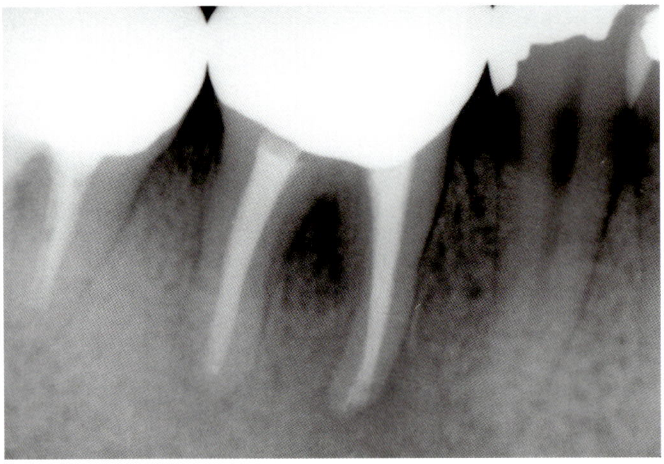

그림 3-18 최종 보철물을 장착한 방사선사진이다.

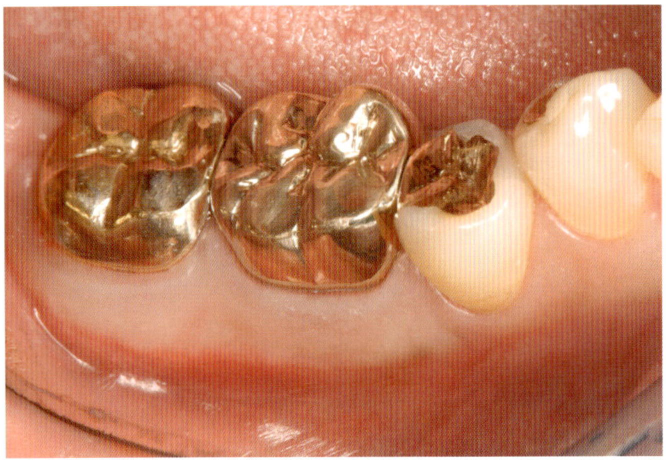

그림 3-19 최종 보철물을 장착한 구강사진으로 기능적으로 정상적인 상태를 보여주고 있다.

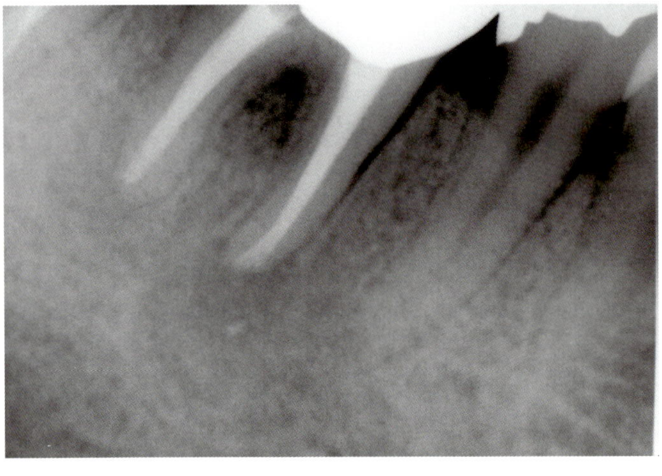

그림 3-20 최종 보철물을 장착한 후 약 2개월이 경과한 방사선사진으로 치근단 병소의 크기가 많이 감소한 것을 관찰할 수 있다.

Case 3

## 심한 endo-perio case의 재근관치료 (59세, 남)

주소: 왼쪽 아래 송곳니가 불편해요.

임상소견: 하악 5-unit 고정성 보철물의 지대치인 #33 치아의 광범위한 치조골의 파괴

Key words: 지대치, 재근관치료, 누공, 레이저, 골재생

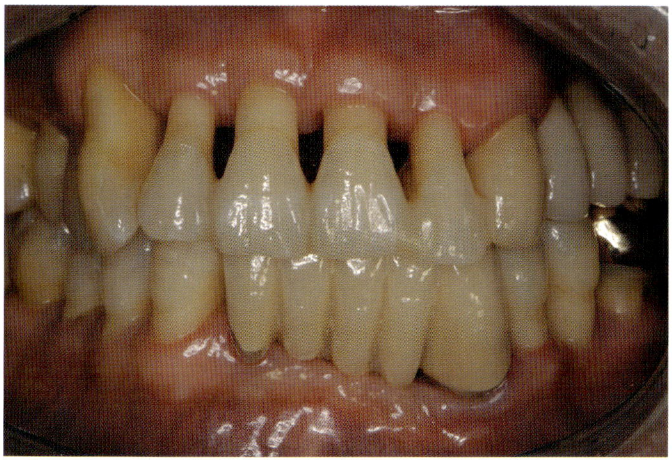

그림 3-21 심한 만성 치주염이 있는 환자로서 치주치료를 하고 치태관리를 정기적으로 하고 있다. 하악 좌측 견치가 불편하여 내원했을 때 상악은 비교적 잇솔질이 잘 되고 있었지만 하악은 치석과 치태가 관찰된다.

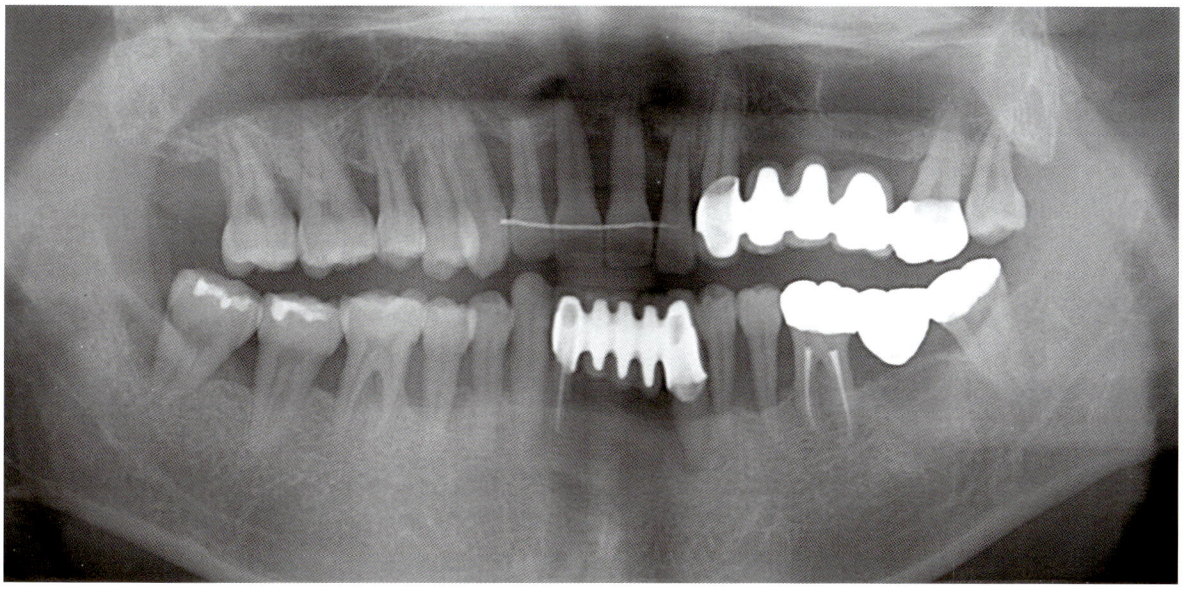

그림 3-22 파노라마 사진에서 #33 치아 치근단 주변에 병소가 관찰된다.

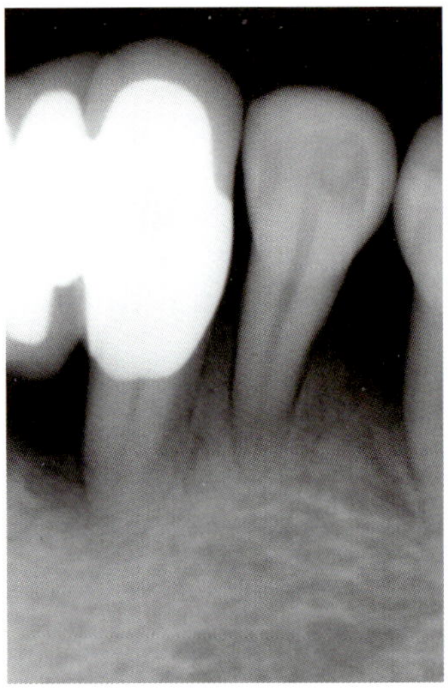

**그림 3-23** 초진 방사선사진에서 심한 치조골 파괴를 동반한 치근단 병소가 관찰된다. #33이 전치부 5-unit bridge의 지대치로 쓰였기 때문에 보철물이 있는 상태에서 근관치료를 시행하였다. 구멍을 뚫고 들어가니 가느다란 GP cone이 두 개 들어있었고 근관 내부가 심하게 오염되어 있었다.

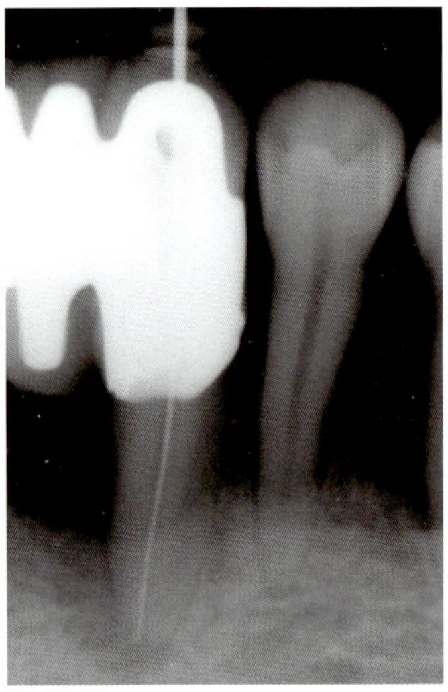

**그림 3-24** 전자근관장측정기로 작업장을 측정한 후 촬영한 방사선사진.

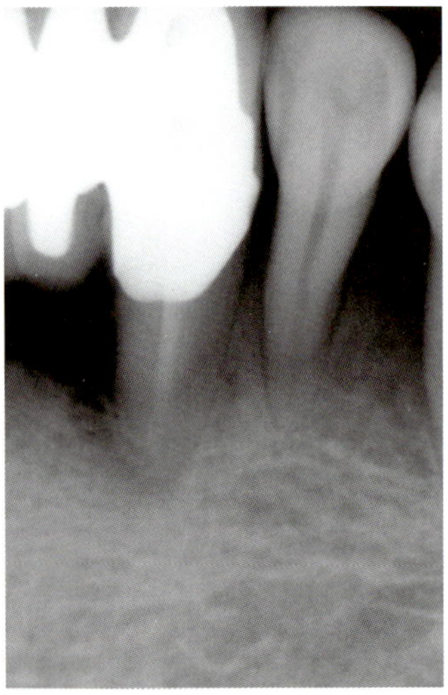

**그림 3-25** 지방에 거주하는 환자로서 한 달에 한 번씩만 치료받으러 올 수 있고, 또 기존의 보철물을 뚫고 하게 되어 근관확대 및 소독에 제약이 있기 때문에 근관확대 및 세척하는 과정에 레이저를 이용하여 철저한 소독을 한 후 수산화칼슘제제를 충전하였다.

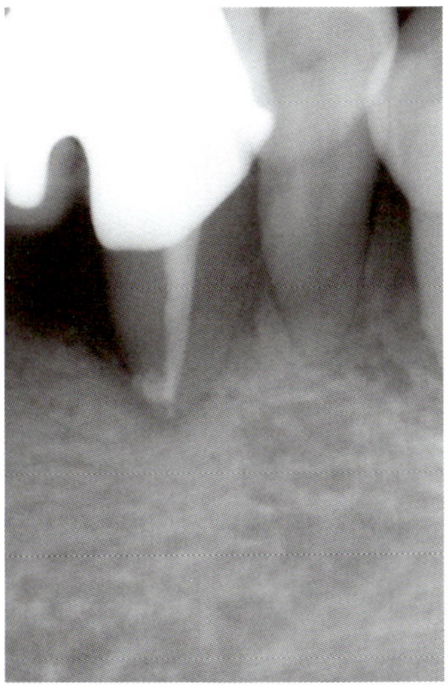

그림 3-26 GP로 열연화수직가압충전법을 이용하여 근관충전한 상태이다.

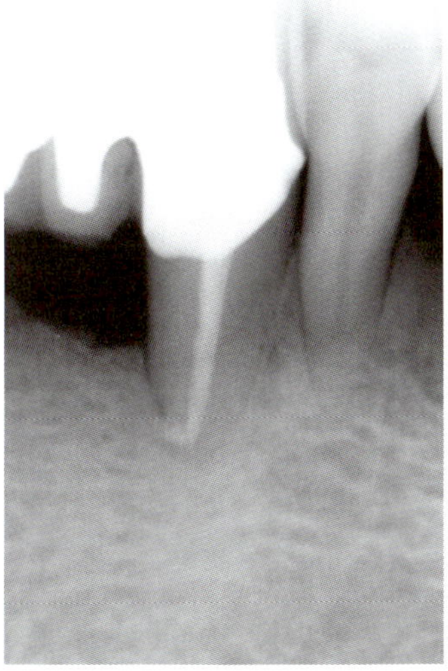

그림 3-27 근관충전 후 10개월 경과 후 내원했을 때 치근단 주변으로 치조골의 재생과 치유가 관찰되었다.

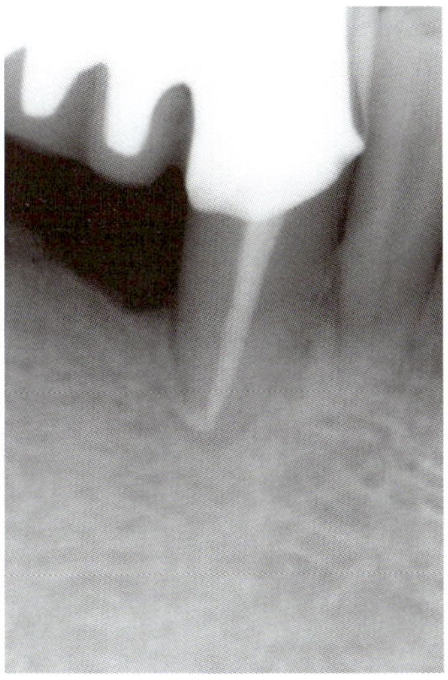

그림 3-28 근관충전 후 1년 4개월 경과한 방사선사진에서 근심쪽의 치조골이 잘 치유되고 치밀해 보인다.

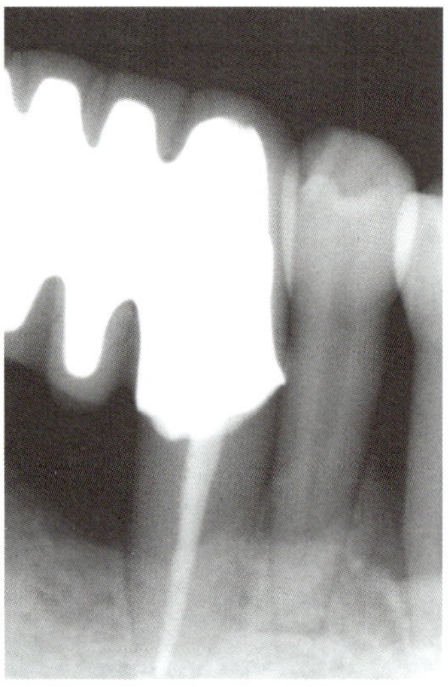

그림 3-29 2년 3개월 후의 방사선사진에서 잔존 치조골의 높이가 증가된 것을 확인 할 수 있고 인접 치아의 치조골도 안정되어 보인다.

*** 보철이 되어 있는 치아의 엔도**

1. 보철물 제거 후 근관치료를 하는 것을 추천한다.
2. 근관치료를 할 경우 front surface mirror를 사용해야 시야확보가 좋다
3. 포셀린의 경우 파절의 가능성을 미리 환자에게 고지한다.
4. 방사선사진의 치아장축을 확인하여 다른 부위로 천공이 일어나지 않도록 해야 한다.
5. 보철물의 치관 형태를 살펴보아 본래의 자연치아가 형태 수정이 되었는지 살펴보아야 근관입구를 제대로 찾게 되고, 천공 등 실수를 방지할 수 있다.

Case 4

## 치근이개부와 치근단을 포함한 광범위한 치조골 파괴 (28세, 남)

주소: 피곤하면 씹을 때 불편하여 못 씹고 한쪽으로만 씹어요.

Key words: pulpotomy, furcation, gumboil, laser

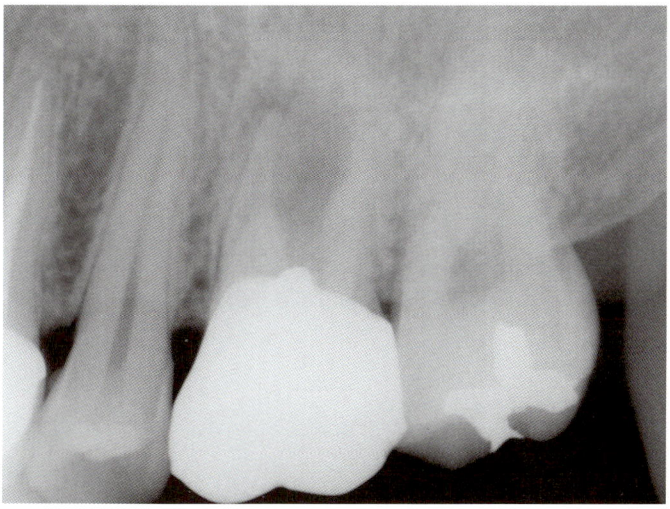

그림 3-30 초진 방사선사진에서 pulpotomy된 것이 일부 보이고, 근심협측치근단 주위와 치간이개부위에 광범위한 골 파괴가 있는 것이 확인된다.

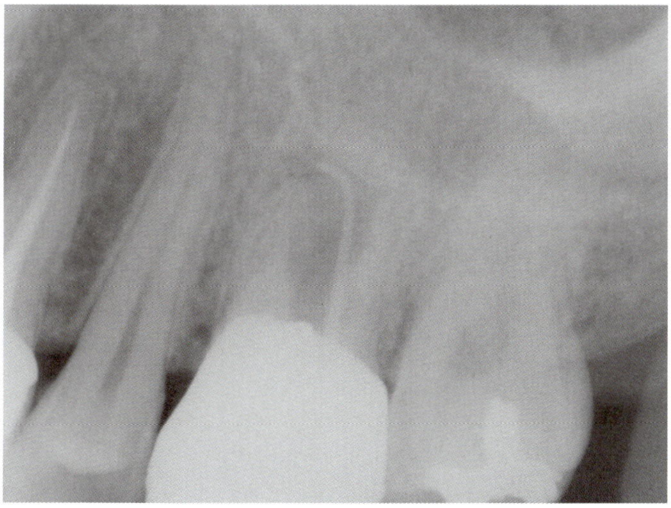

그림 3-31 누공으로 GP cone을 넣고 tracing한 방사선사진으로 누공의 origin이 근심협측근관인 것을 알 수 있다.

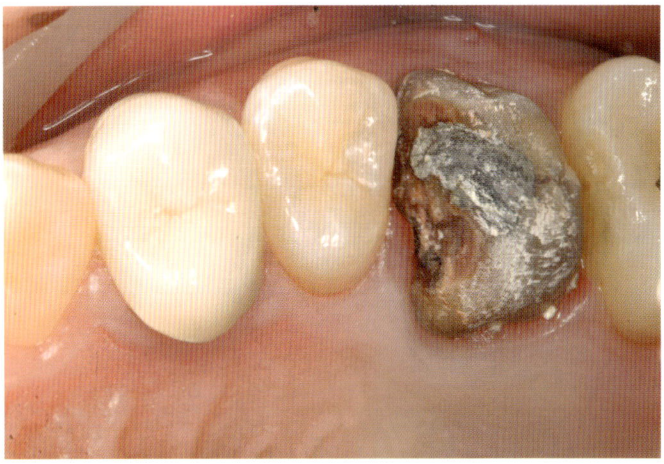

그림 3-32 보철물을 제거한 직후의 임상사진으로 근심면에 우식이 심하게 진행되어 있는 것을 볼 수 있다. 그러나 방사선사진에서는 이 인접면 우식이 확인이 되지 않았다.

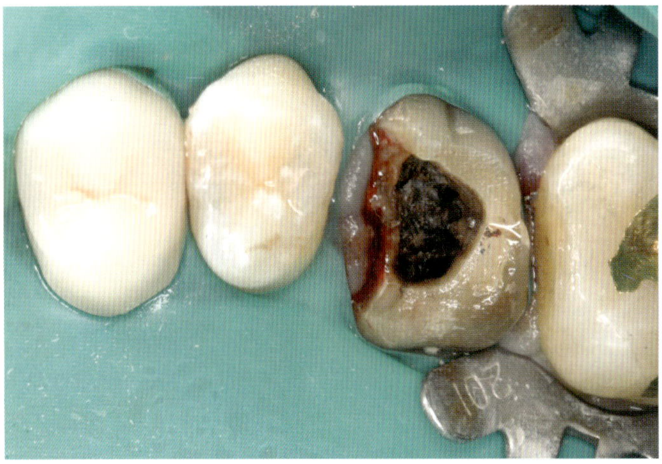

그림 3-33 우식 부위와 pulpotomy 되었던 부위를 제거하니 치수강이 심하게 오염되어 있는 것이 확인된다. 치근이개 부위의 잔존 치질이 거의 없어 천공이 우려 된다.

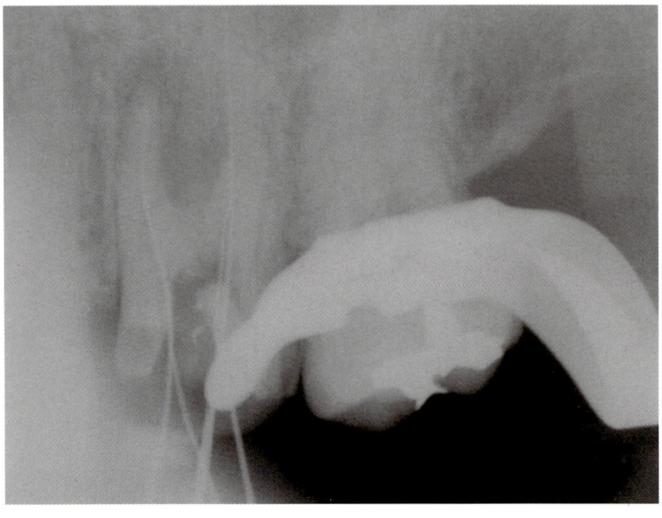

그림 3-34 레이저를 이용하여 숨어있던 MB2까지 4개의 근관을 찾아 근관확대 및 근관세척을 하였다.

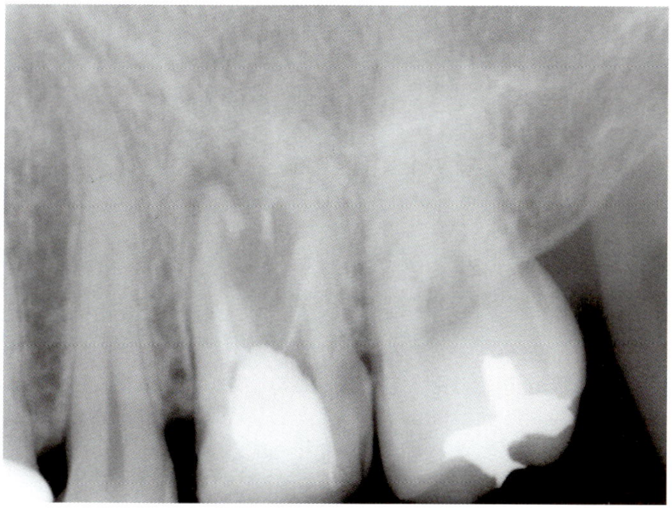

그림 3-35 치수강 및 근관 내부가 심하게 오염되어 있고 근관 상아질이 심하게 변성되어 있어 레이저로 근관 내를 소독하고 4주간 수산화칼슘재제를 충전하였다.

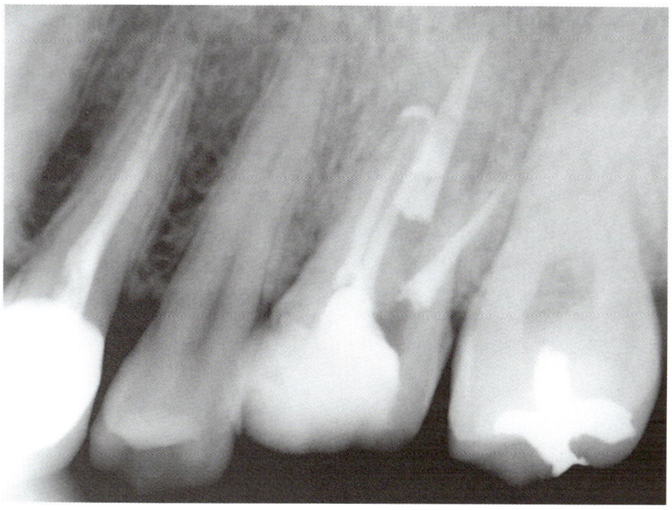

그림 3-36 열연화수직가압법으로 근관충전을 시행하였고, MB2의 충전이 관찰된다.

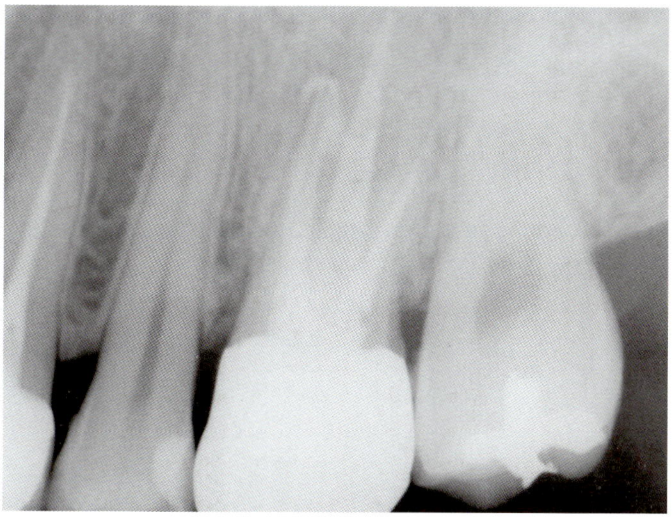

그림 3-37 최종보철물을 장착하였다.

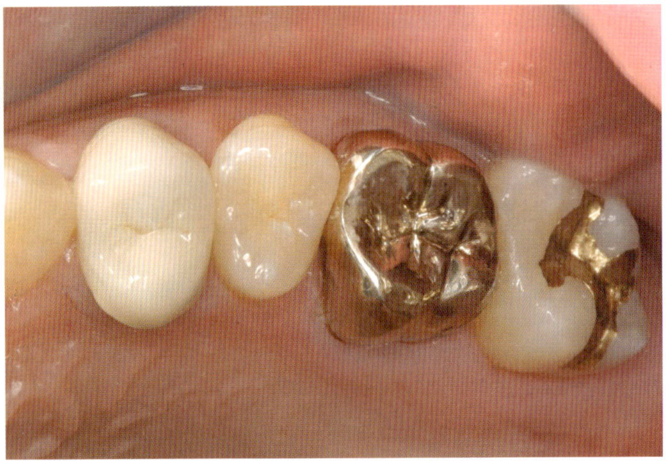

그림 3-38 최종 보철물을 장착한 임상사진으로 gumboil과 누공이 치유되고 건강한 잇몸상태를 확인할 수 있다.

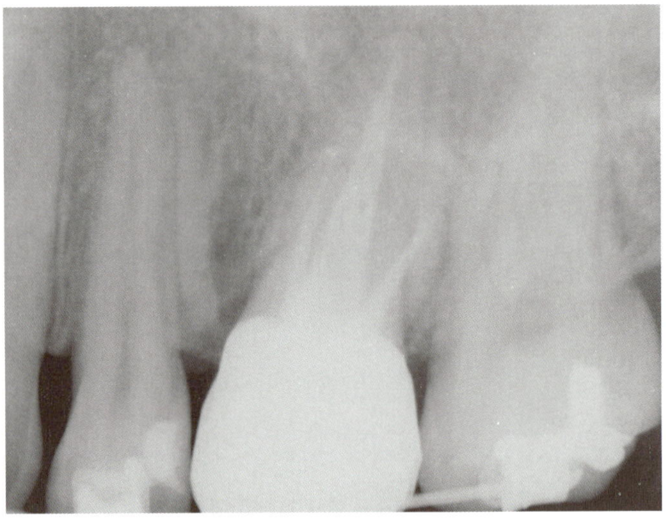

그림 3-39 근관충전 후 2년 7개월이 경과한 방사선 사진으로 분지부와 치근단 병소 부위의 치유가 이루어진 것을 관찰할 수 있다.

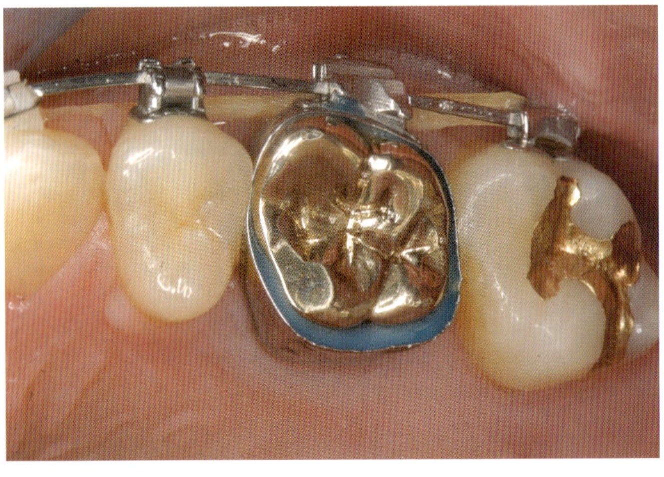

그림 3-40 근관충전 후 2년 7개월이 경과한 임상사진으로 타 치과에서 교정치료를 받고 있는 중이다. 임상적으로 환자는 아무 불편함이 없이 잘 사용하고 있다. 교정치료 후 지속적인 관찰이 요구된다.

# IV 예후를 알 수 없는 crack이 있는 치아의 치료와 관리

Case 1

## 인레이수복 후 crack 발생한 치아의 치료(53세, 여)

주소: 1년 전에 인레이 치료받은 치아의 입천정쪽 잇몸이 자주 붓고 피가 나요. 타 치과에서 발치 후 임플란트 해야 한다고 했는데, 치아를 뽑지 않고 살리고 싶어요. 가능한가요?

Key words: crack, 골흡수, 골재생

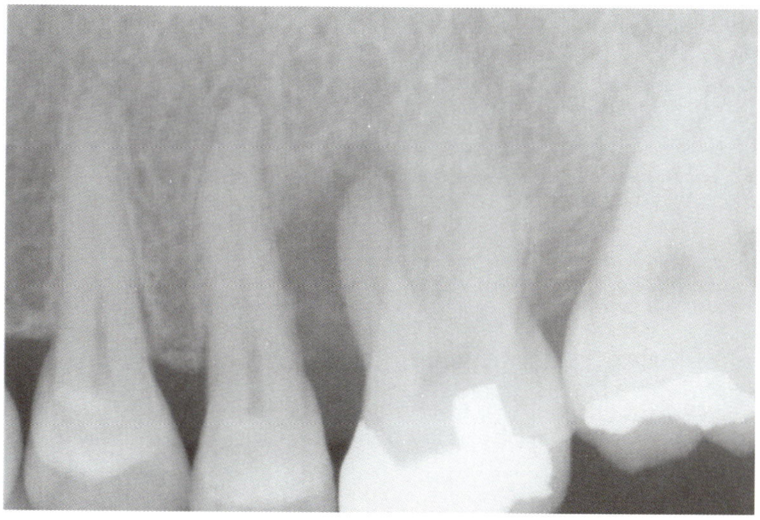

그림 4-1 #26 치아의 근심 치근 주위의 치조골이 심하게 파괴되어 있고 #25 치아 원심 치근면에 치석도 확인할 수 있다.

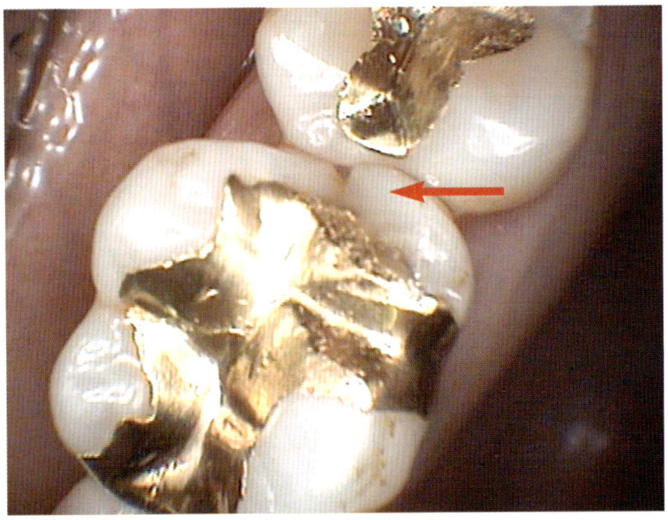

그림 4-2 Distal marginal ridge 부위에 심한 crack을 확인할 수 있다. 균열이 되어 치수가 괴사된 것으로 보인다. Crack은 인레이나 아말감 주변에서 꽤 높은 빈도로 발견이 되는데, 환자들은 씹을 때 시큰해서 힘을 줄 수 없다고 표현한다. 이런 경우, bite stick을 의심되는 치아에 하나하나씩 물고 힘을 주게 해서 원인 치아를 찾아낸다.

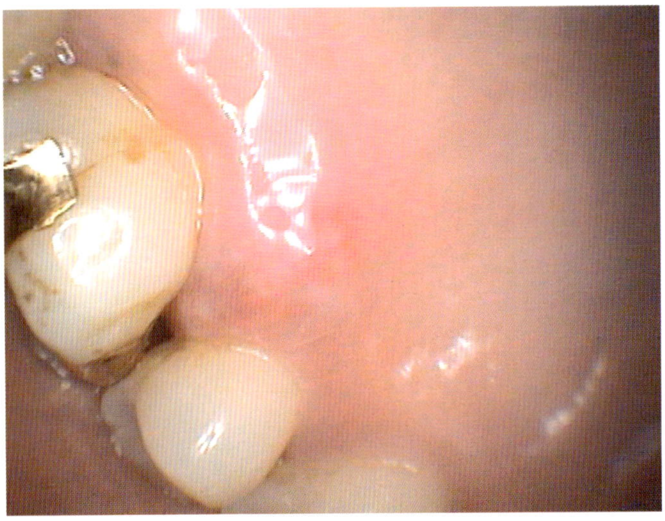

그림 4-3 #25, #26번 치아 사이의 구개측 치간 부위 잇몸이 심하게 부어 있고 gumboil이 형성되어 있다.

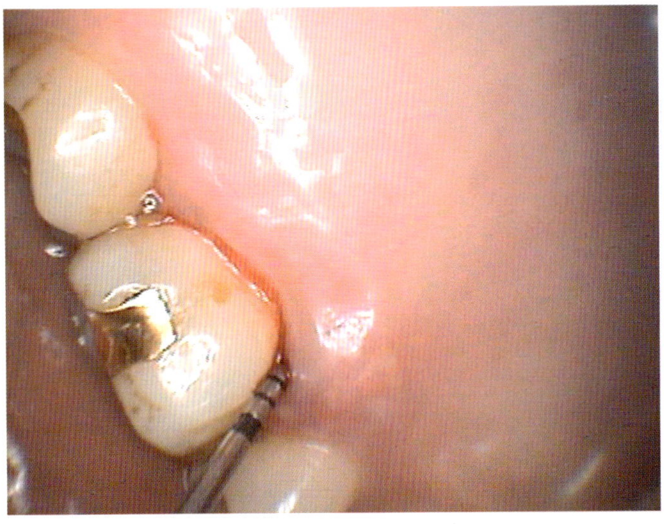

그림 4-4 Probing depth는 12mm이었다.

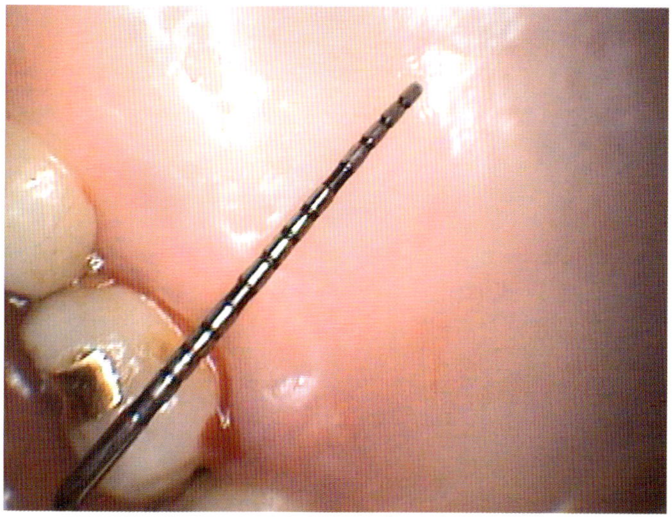

그림 4-5 Probe를 빼서 대 보면 실제로 이 깊이 만큼 치조골이 파괴된 것을 추측해 볼 수 있다. 이와 같이 구강 카메라를 이용하여 환자에게 설명하면 이해를 돕는데도 유용하다.

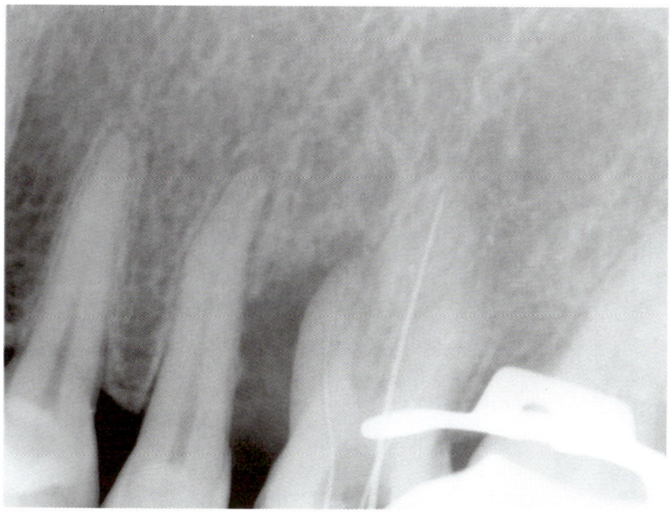

그림 4-6 Root ZX로 근관장을 측정하고 방사선 촬영하여 근관의 만곡도 등을 확인하면 근관확대 시 많은 도움이 된다. 마치 지도를 보고 길을 찾아가는 것과 같아서 예상되는 어려움에 미리 대비할 수가 있다.

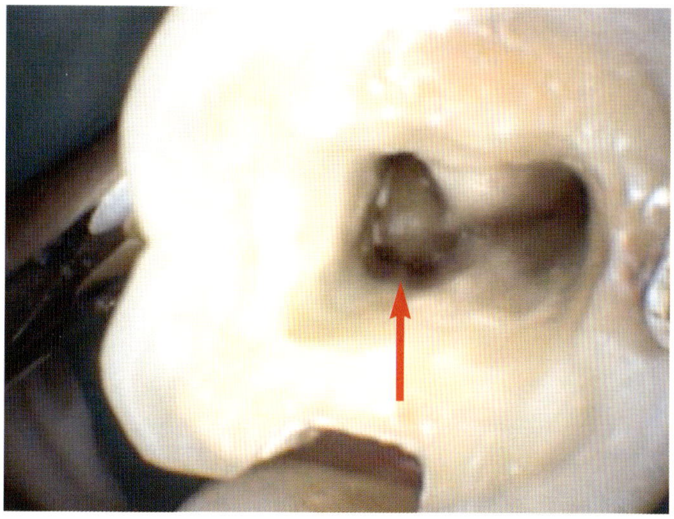

그림 4-7 근심협측치근(MBR)에 2개의 근관입구를 확인할 수 있다. 2개의 근관이 얇은 isthmus으로 연결되어 있어 근관 소독의 어려움이 예상된다(화살표). 이 치아에서는 철저한 소독을 위하여 레이저를 사용하였다.

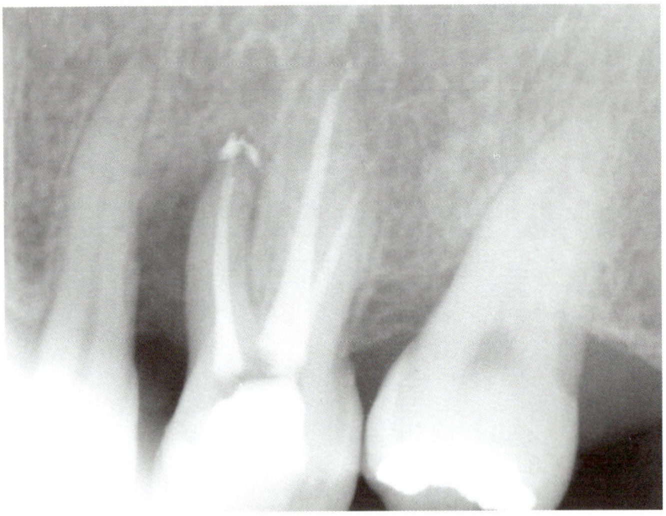

그림 4-8 근관충전 직후의 방사선사진에서 근심협측치근 주위의 골조직이 많이 회복된 것을 볼 수 있고 #25의 원심 치근면도 smooth해진 것을 확인할 수 있다.

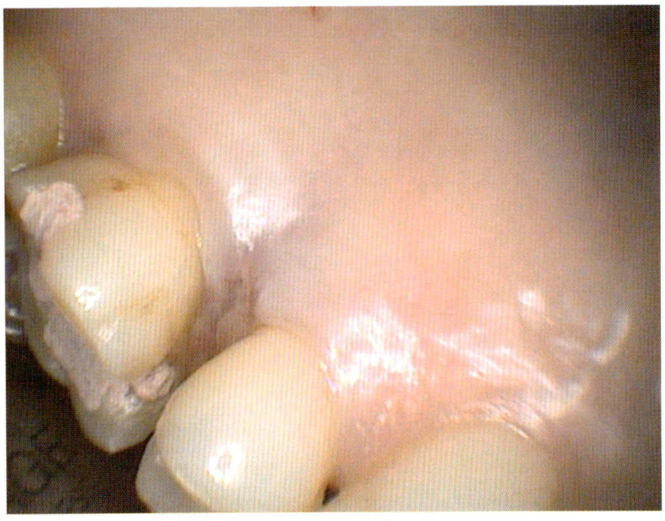

그림 4-9 심하게 부어 있던 치간 유두 및 구개측 잇몸이 가라앉았고 잇몸 조직도 치밀하고 탄탄해 보인다. 치아의 동요도도 사라지고 불편한 증상이 모두 해소되었다.

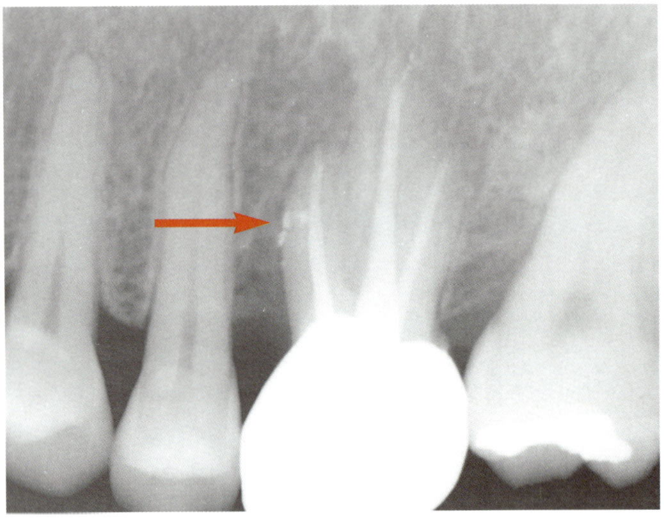

그림 4-10 근관충전 후 5개월 경과된 방사선사진으로 #26 치근단 주위의 병소가 깨끗해지고 골밀도의 증가를 보인다. #25 치근 주위의 lamina dura도 뚜렷해 졌음을 확인할 수 있다. #26 근심 치근 중간 부위에 실러가 보이는데 이는 근관충전 시 치근단공을 넘어가 치근단 주위에 있었던 것이 치유가 진행되면서 밀려 올라온 것으로 추측된다. 임상적으로 환자는 아무 불편함 없이 잘 사용하고 있었다.

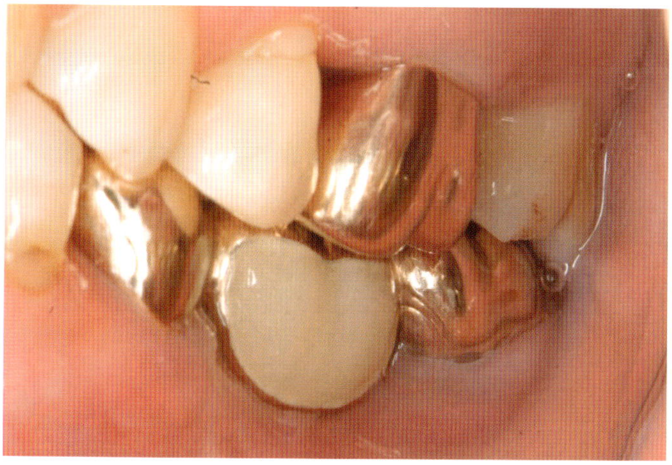

그림 4-11 최종 보철물 상태로 #26의 근심부의 치간유두가 내려갔고 계속적인 치주관리가 필요하다.

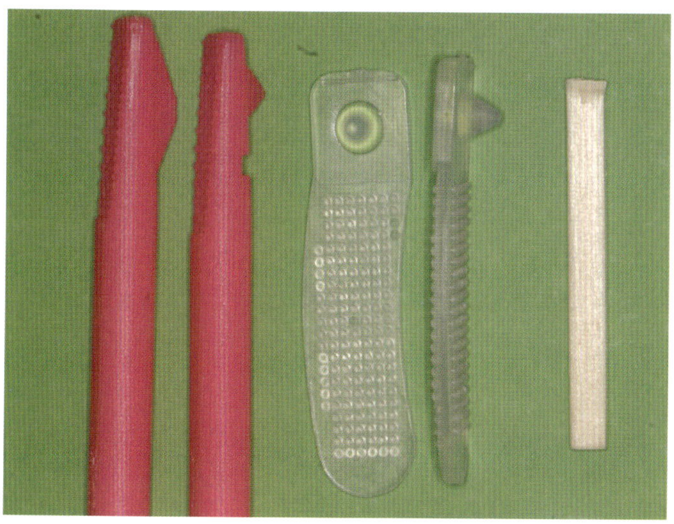

Crack 치아의 bite test시 유용한 도구들로서 좌로부터 Inlay Crown Bridge Setter(한일, 한국), cementing bite, wood stick.

*** Crack 치아의 진단**

균열은 인레이나 아말감이 되어 있는 치아에서 많이 발생한다. 치아우식증은 없는데 저작시 아프다고 하면 일단 crack을 의심하고 수복물 주변을 살핀다. Inlay Crown Bridge Setter, cementing bite 또는 wood stick을 한 개 치아씩 올려놓고 씹게 한다. 힘을 주거나 뗄 때 시큰함을 호소한다. 특히 Inlay Crown Bridge Setter나 cementing bite는 한 쪽 면에 작은 cone이 붙어 있어 이 뾰족한 부분을 대고 씹게 하면 위치를 추정하는데 용이하다.

Case 2

## 심한 crack이 있는 보철된 치아의 치료(60세, 남)

주소: 상악 제1대구치 부위가 아파서 씹을 수가 없어요.

Key words: crack, MB2, 만곡 근관, MTA

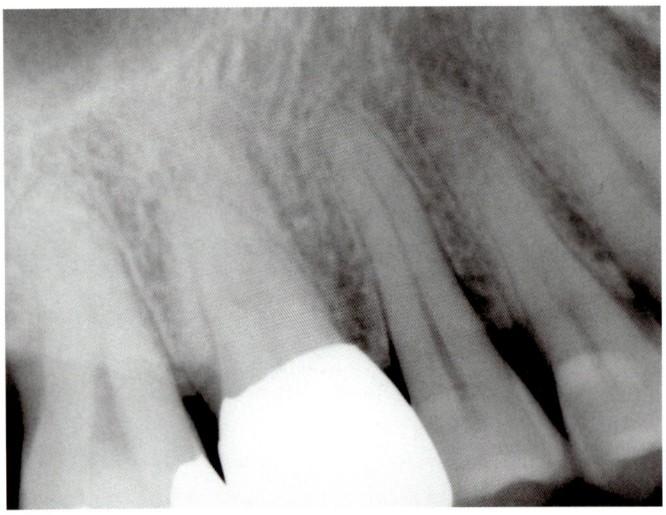

그림 4-12 구개측 치근 치주인대강이 비후되어 있는 초진사진.

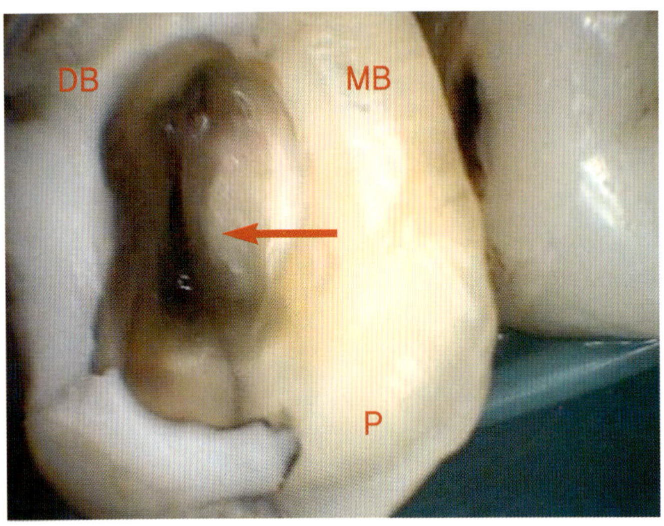


그림 4-13 보철물을 제거하고 근관와동을 형성한 결과 심한 균열이 관찰되었다. 치수강의 근심벽이 사진처럼 불룩하게 튀어나와 있는 경우(화살표)는 MB2의 존재 가능성이 높다. 치수강이 심하게 협착되어 있고 근심협측근관(MBC)과 원심협측근관(DBC)의 입구가 매우 가깝게 위치하고 있다.

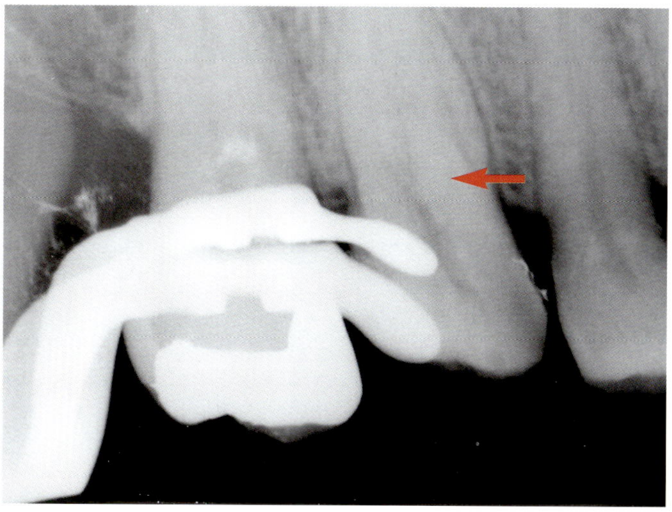

그림 4-14 근심 치근부에 MB2의 존재 가능성을 관찰할 수 있다.(화살표)

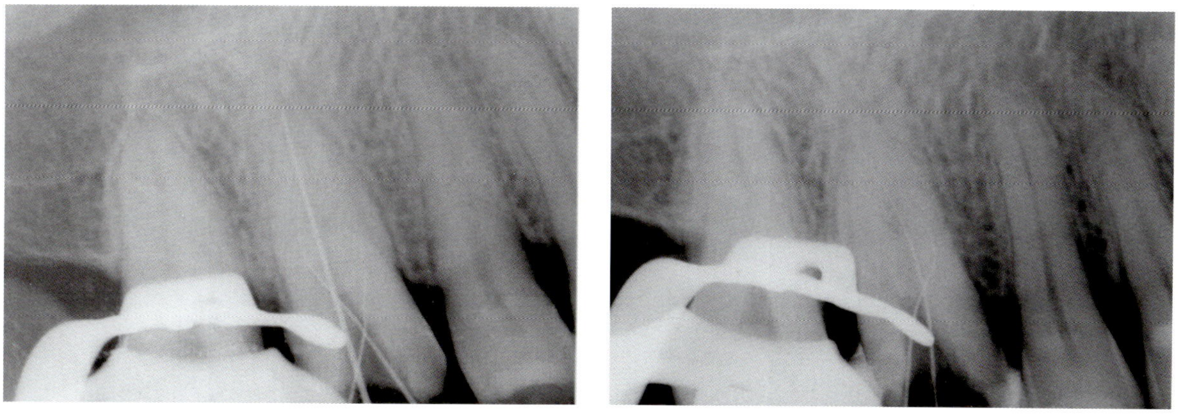

그림 4-15 실제로 우측 방사선사진상에서 MB canal과 MB2를 확인할 수 있다. MB2의 파일이 근관 입구에서부터 급격한 경사를 이루면서 접근하게 되고 coronal 1/3부위에서 심한 만곡을 보이므로, 근관확대 시 파일 파절이 되지 않도록 근심측 벽을 넓혀 파일이 미끄러지듯 완만하게 들어가도록 해주어야 한다.

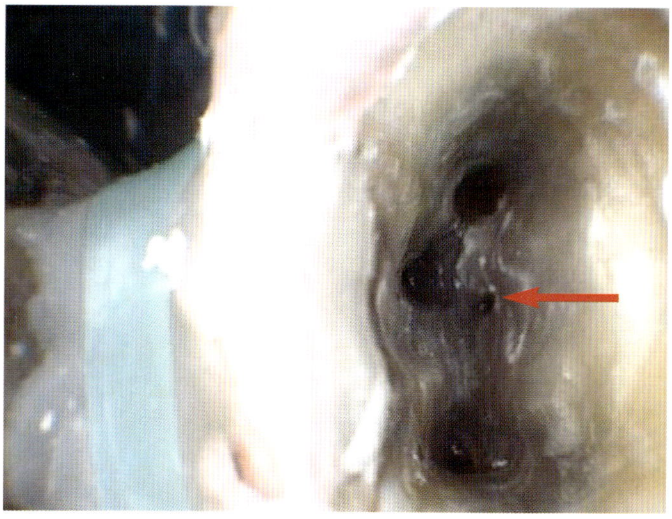

그림 4-16 근심 와동벽에 불룩하게 튀어 나와 있던 dentin shelf 부위를 taper가 크고 끝이 뾰족한 형태의 fine 다이아몬드바와 ENDO-Z bur를 이용하여 삭제한 상태로서 매우 작은 MB2 입구를 확인할 수 있다(화살표). MBC 입구와 MB2 입구를 연결한 선은 DBC 입구와 구개측 근관(PC) 입구을 연결한 선과 거의 평행하므로 그것을 감안하여 저속용 round bur로 근심 와동벽을 조심스럽게 넓혀가며 filing한다.

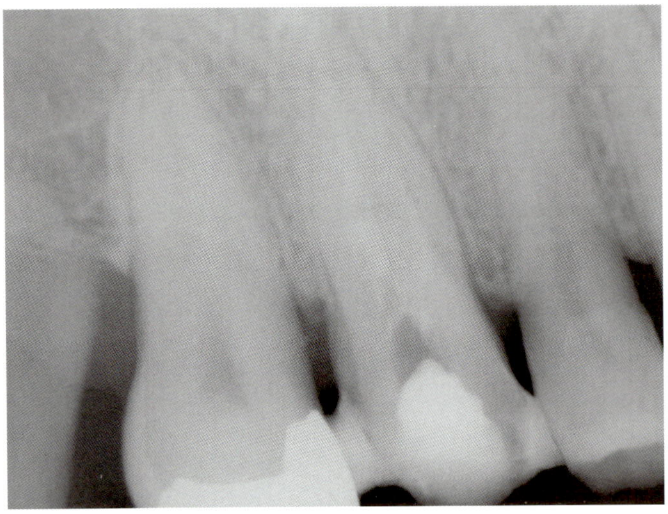

그림 4-17 근관 내에서 serous exudate 가 나오는 것이 확인되어 2주간 수산화칼슘재제를 근관내에 충전하였다.

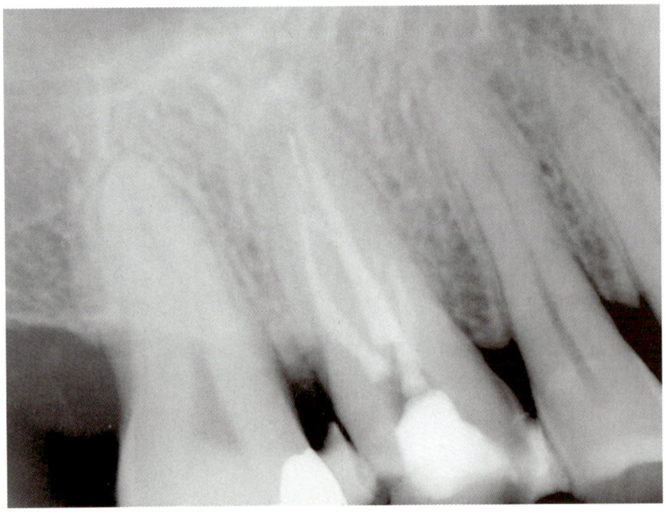

그림 4-18 근관충전한 방사선사진에서 4개의 근관이 충전되어 있는 것을 볼 수 있다. 구개측 근관은 MTA로, 나머지는 GP로 열가압 충전법을 이용하여 근관충전을 시행하였다. MB2를 확인할 수 있으며 구개측 근관 옆의 흰 선은 DB canal의 근관충전 시 sealer가 넘어간 것으로 보인다. 넘어간 sealer는 시간이 경과됨에 따라 흡수되므로 염려하지 않아도 된다. 다음 증례에서 6년 후 실러가 흡수된 것을 관찰할 수 있다.

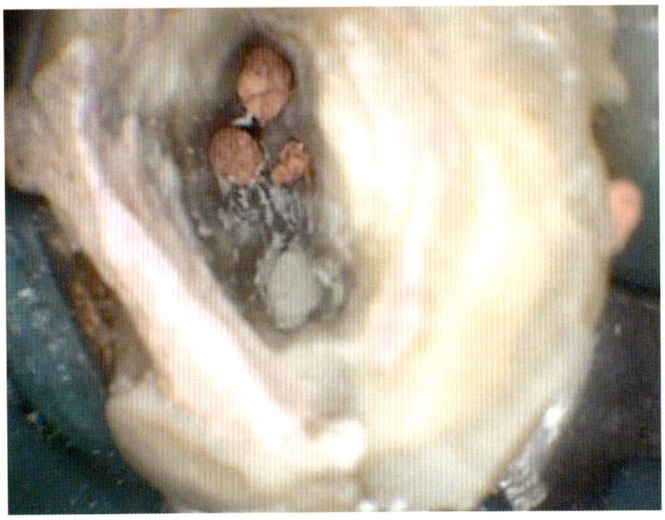

그림 4-19 근관충전한 사진으로서, 구개측 근관은 치근의 장축을 따라 crack이 심하여 crack line이 검게 감염 되어 있으므로 crack의 미세한 틈을 최대한 밀폐시킬 목적으로 MTA를 이용하여 충전하였고, 나머지 세 근관은 GP로 충전하였다. 상대적으로 매우 작은 MB2를 확인할 수 있다.

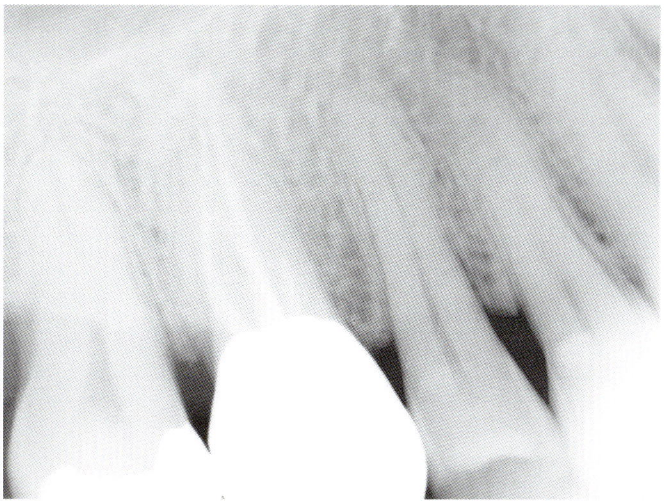

그림 4-20 근관충전 후 2개월 경과된 방사선사진으로 초진 방사선사진과 비교할 때 치주인대강이 비교적 정상적인 상태를 보이고 있다.

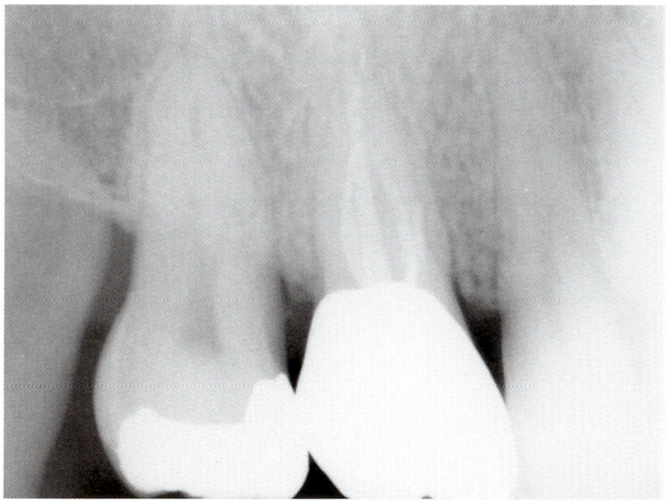

그림 4-21 보철치료 후 2개월 경과된 방사선사진

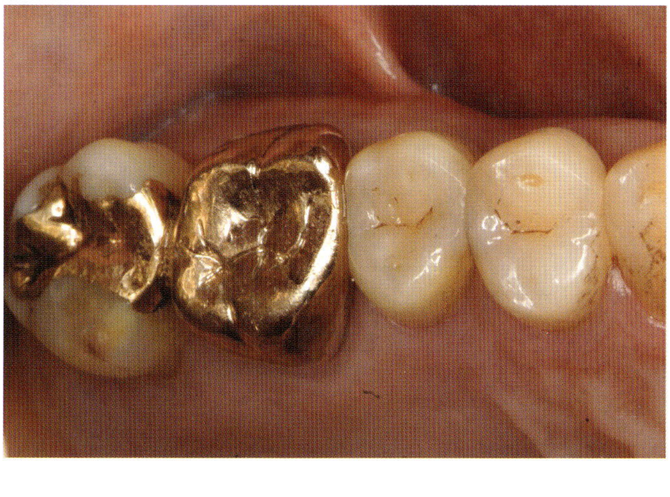

그림 4-22 보철치료 후 2개월 경과된 시점에서 저작시 정상적인 기능을 보이고 있다. 그러나 crack이 심했던 치아는 치근파절의 가능성이 있으므로 질기거나 딱딱한 음식의 섭취는 조심해야 함을 주지시켜야 한다.

Case 2-1

## 치근단공을 넘어간 실러의 흡수(64, 남)

Key word: 실러, 치근단, 흡수

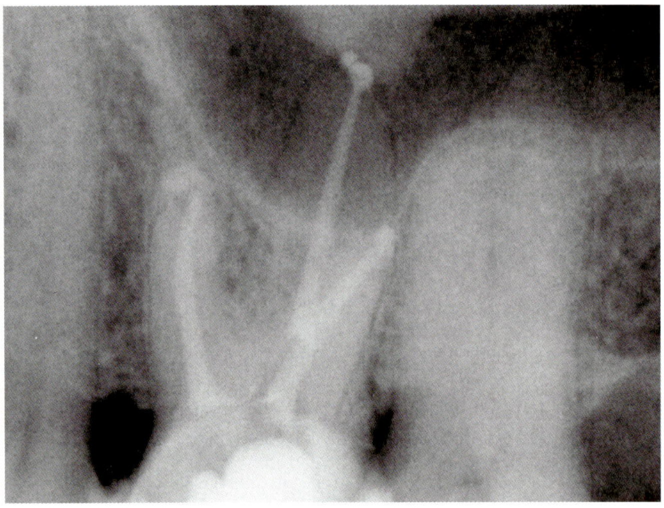

그림 4-23 #26 치아의 근관충전된 방사선사진에서 실러가 치근단공을 넘어간 것을 볼 수 있다.

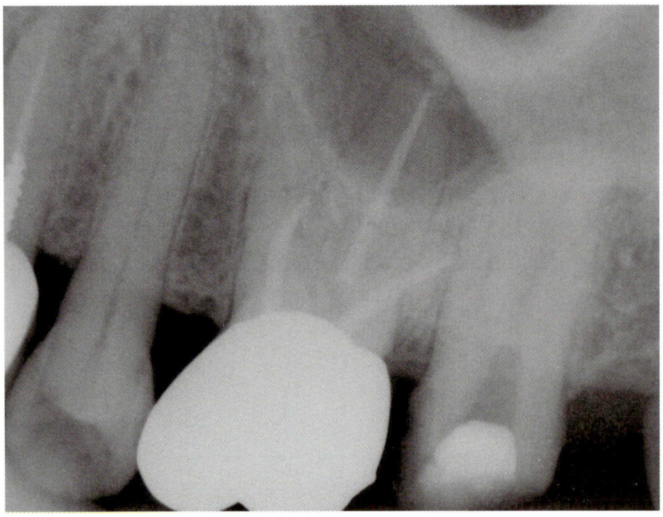

그림 4-24 동일 환자의 6년 후 follow-up 방사선 사진에서 치근단공 너머로 넘어갔던 실러들이 거의 흡수되고 치근단 주위가 잘 치유된 것을 볼 수 있다. 근관충전 시 가능하면 실러가 넘어가지 않도록 주의해야 하나, patency 가 확보 된 상태에서 가압 충전하기 때문에 대부분의 경우 조금씩은 넘어가는 것을 어쩔 수가 없는 것 같다. Lentulo를 이용하여 근관 내에 실러를 넣은 후 페이퍼 포인트로 다시 한두 번 찍어 낸 후 GP cone을 충전함으로써 과도한 양의 실러가 넘어가는 것을 방지할 수 있다.

Case 3

## Crack이 있는 치아는 교합조절을 신중하게(45세, 여)

주소: 아래 어금니로 음식 먹기가 힘들어요.

Key words: crack, C-shape, 교합조절

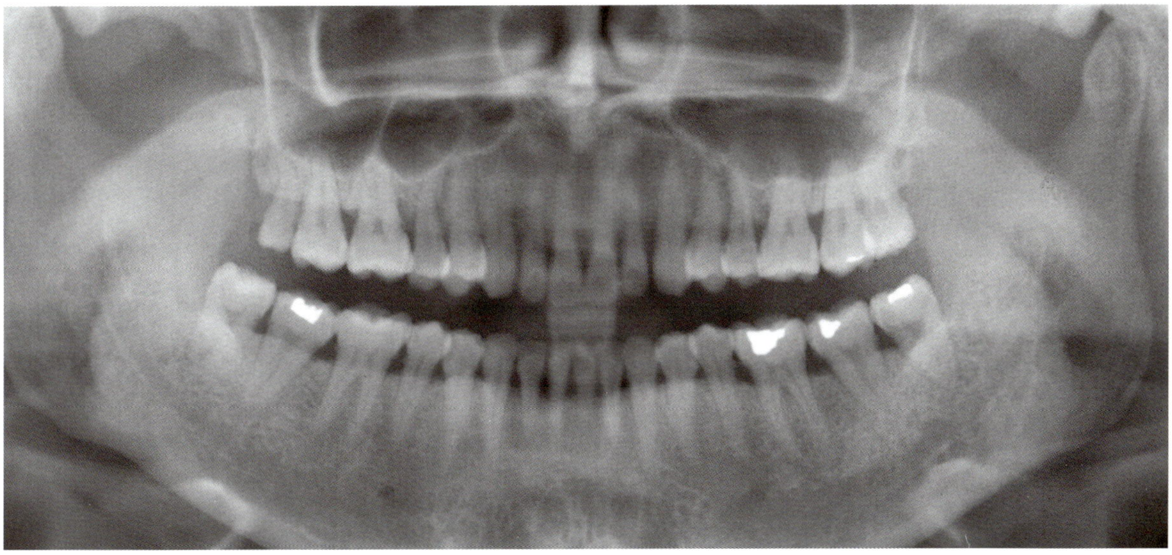

그림 4-25 초진 시 파노라마 사진으로 환자는 좌우측 하악 구치부로 저작하기가 어렵다고 내원하였다

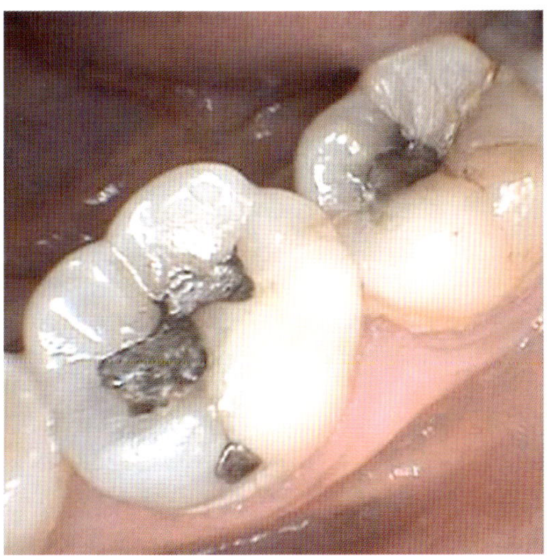

그림 4-26 #37 교합면 아말감 주변에 근,원심 방향으로 심한 crack이 있는 것을 관찰할 수 있다. 교합면의 fossa와 groove가 깊어 crack이 발생하기 쉬운 해부학적 형태이다. 이렇게 심한 crack이 있는 경우는 교합에 의한 경우가 많으므로 정확한 진단이 요구된다.

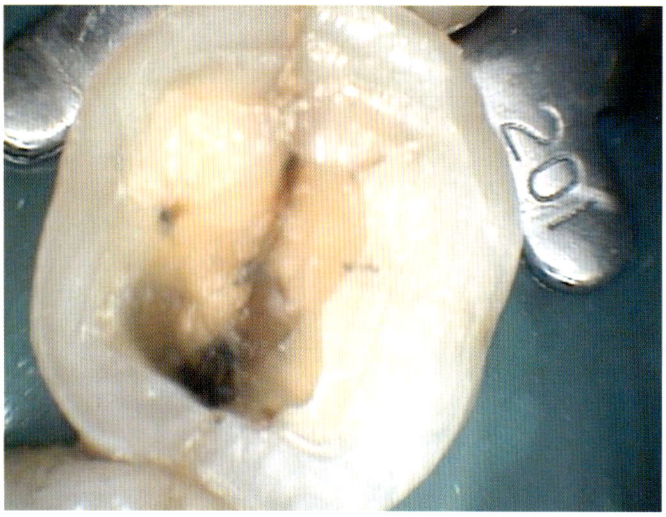

그림 4-27 아말감을 제거하니 수복 와동저에도 crack이 선명하게 보인다.

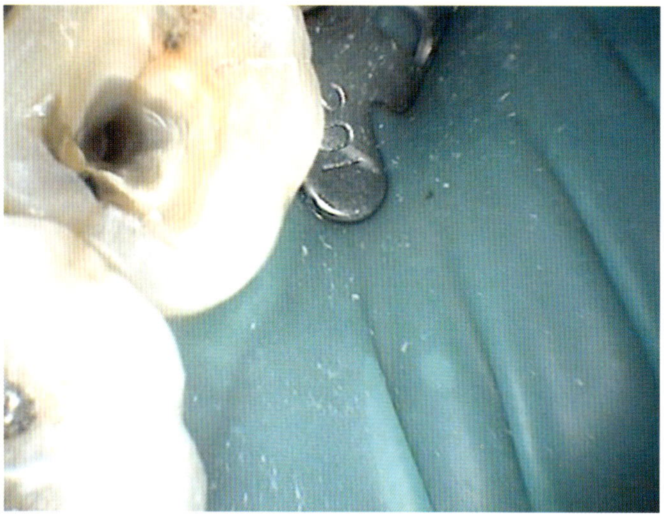

그림 4-28 치수강을 개방하니 치수강의 원심벽에도 crack line이 선명하게 보인다.

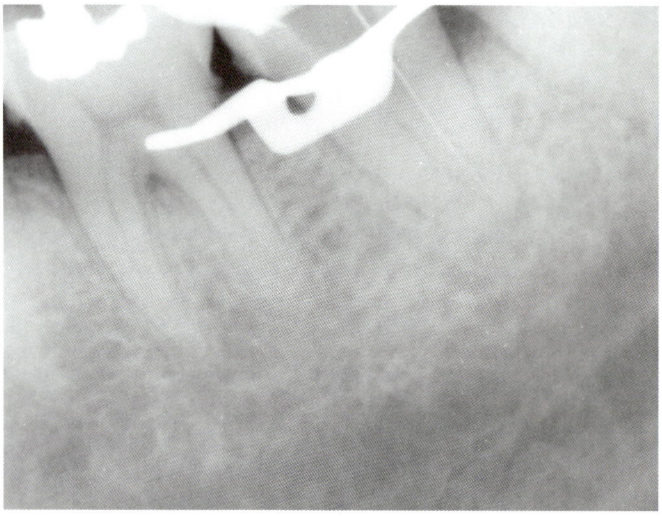

그림 4-29 C-shape 근관인데 근심설측근관이 입구의 흔적만 보이고 #08 파일이 들어가지 못할 정도로 협소 하다.

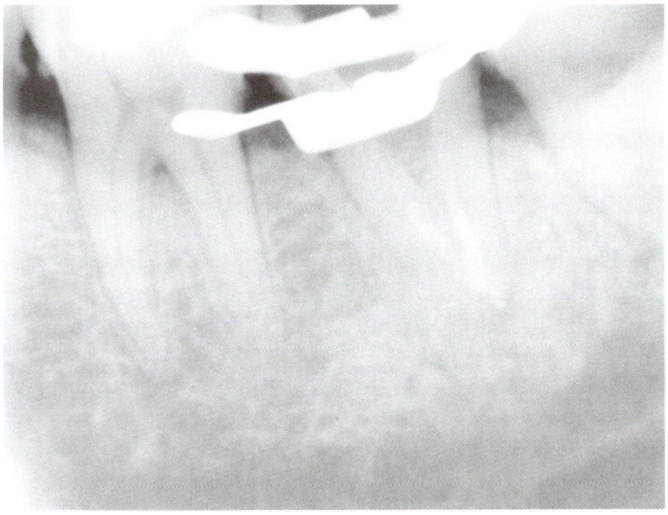

그림 4-30 근관확대 및 세척 시 레이저를 함께 이용하여 파일이 도달하지 못하는 부위의 소독을 기하였고, 근관충전 할 때도 실러를 넣고 레이저를 조사함으로써 실러가 깊이 침투해 들어갈 수 있도록 한 후 열연화수직가압법으로 근관충전을 하였다.

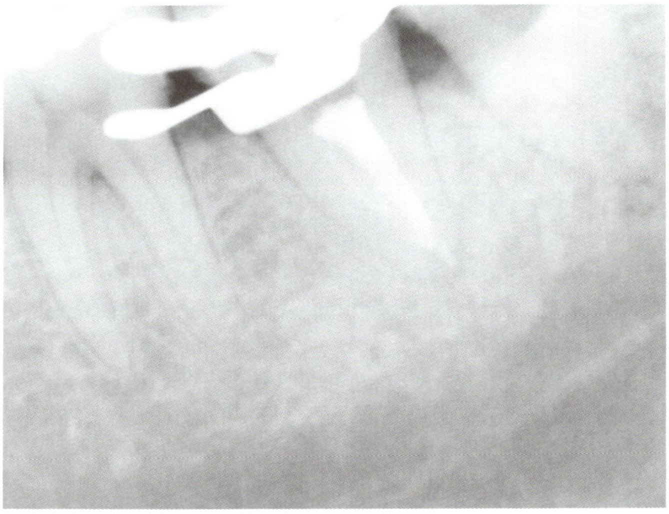

그림 4-31 근관충전을 마친 상태로서 근심설측근관에 밀려들어간 실러를 확인할 수 있다.

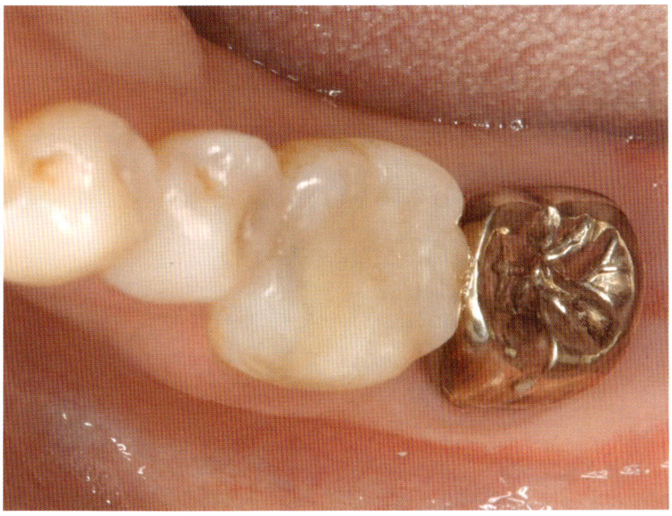

그림 4-32 최종 보철물을 장착한 구강내 사진으로, 교합면의 fossa가 깊고 상 · 하악 치아의 접촉관계가 매우 긴밀하여 과도한 교합력이 가해지지 않도록 신중한 교합조절이 요구된다.

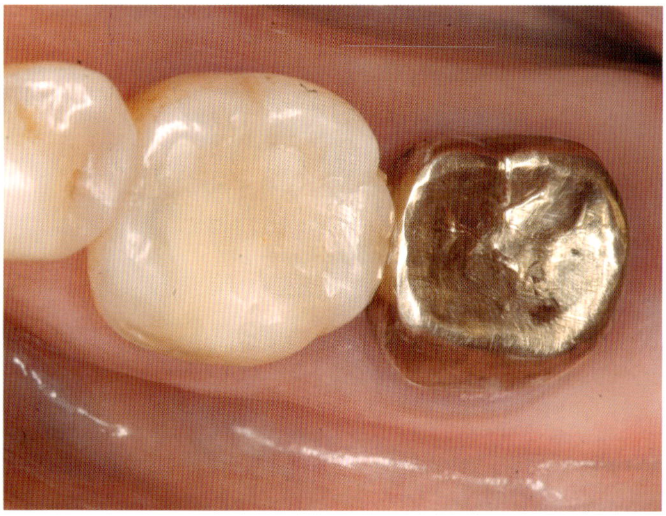

그림 4-33 Crack이 있는 치아인 경우는 보철수복 후에도 치근 파절로 이어질 수 있기 때문에 특히 측방운동시에 교합간섭이 일어나지 않도록 신중한 교합조절이 요구된다. 정기적인 recall을 통해 저작시 편안함을 확인하는 동시에 교합조절을 2개월간 시행하였다. 이 환자는 두 달이 지난 후에 저작에서 편안함을 느낄 수 있었다. Crack이 있던 치아는 예후를 장담할 수 없기 때문에 지속적인 관찰이 요구된다.

*** 생물학적 폭경을 침범하면 안됩니**
**다!!!**

생물학적 폭경(biologic width)이란 치조
골 연상의 상피성 부착(epithelial
attachment: 평균 0.97mm)과 결체조직
성 부착(connective tissue attachment:
평균 1.07mm)을 합친 평균 2.04mm의
폭을 것을 말하는 것으로, 임상적으로는 치
은구(평균 0.69mm)를 포함하여 평균 약
3mm를 말하기도 한다.

보철 수복을 할 경우에는 임상적으로 이
3mm의 생물학적 폭경을 침범하지 않도록
하여야 한다. 만약 이 부위를 침범할 경우
치주조직의 건강에 치명적인 위해를 가하게
되므로 치관연장술이나 치아 정출술을 통해
생물학적 폭경을 확보해야한다.

# V 생물학적 폭경(biologic width)을 침범한 치아의 재치료

## Case 1

### 만성 치근단 주위염과 보철물의 생물학적 폭경 침범(59세, 여)

주소: 자꾸 잇몸이 붓고 씹기가 어려워요.

Key words: 생물학적 폭경, root proximity, MTA

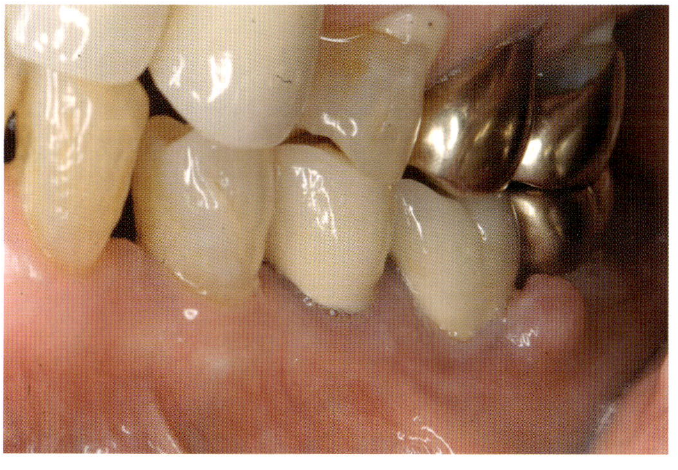

그림 5-1 초진 사진으로 #36 치아 원심치근 부위에 비교적 큰 gumboil이 보이고, 치아동요도는 4도를 나타내었다. 환자는 다니던 치과에서 잇몸이 부으면 보철물 다시 만드는 식으로 여러번 보철물을 만들었다고 하였다.

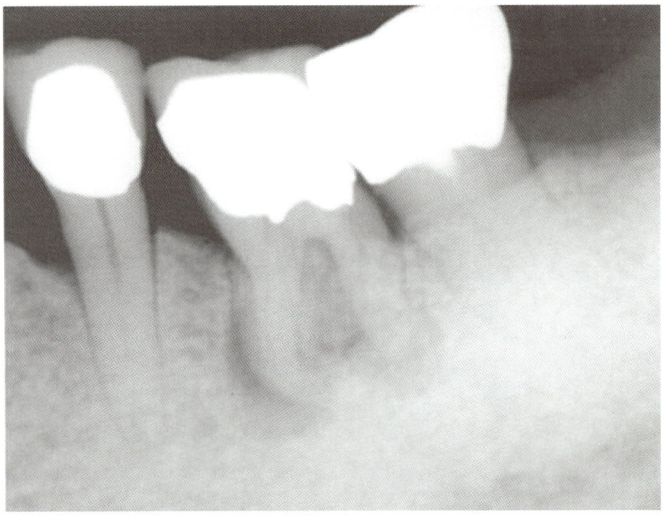

그림 5-2 초진 방사선사진으로 치근단 주위에 큰 병소가 있고, #36 보철물이 '생물학적 폭경'을 침범하였고, #36, 37 치아 사이에 root proximity를 보이고 있다.

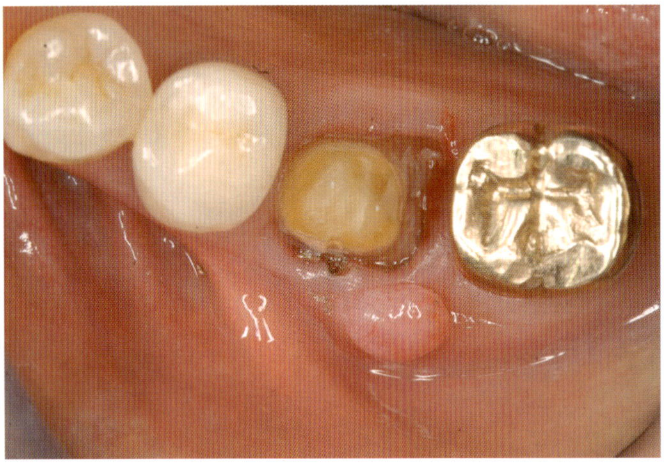

그림 5-3 보철물을 제거한 상태로서, 제2대구치의 root proximity를 해소하기 위해 제1대구치의 원심부위를 과도하게 삭제한 것이 관찰되었고, 이로 인한 치수 노출의 위험성도 보인다.

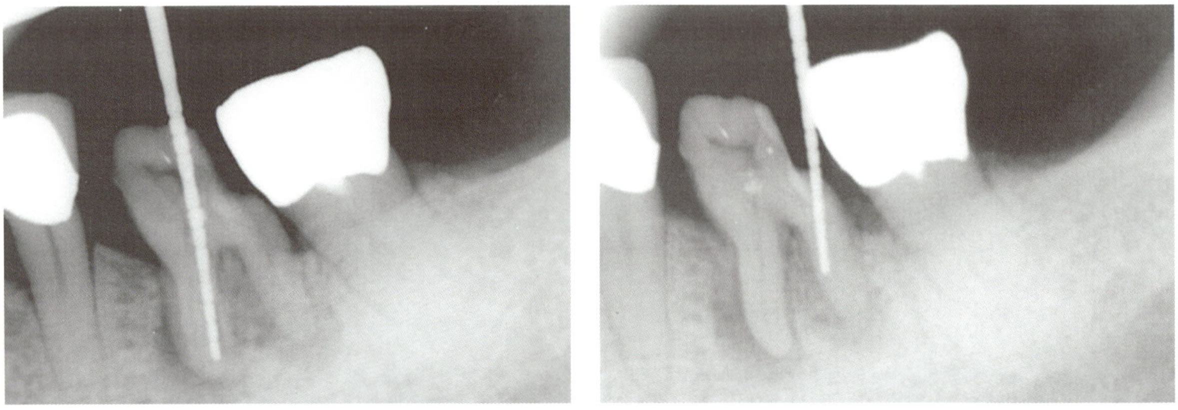

그림 5-4 협측부의 치주낭에 probe를 삽입하여 골 파괴 정도를 확인하였다. #36 치아의 보철물의 삽입로를 확보하기 위해 #37 치아의 근심경사가 심한 상태를 그대로 두고 #36 원심부의 치아삭제를 과도하게 한 것이 원인이 되어 치수 괴사가 온 것으로 사료된다. 치수강이 심하게 협착되어 있는 것도 확인할 수 있다.

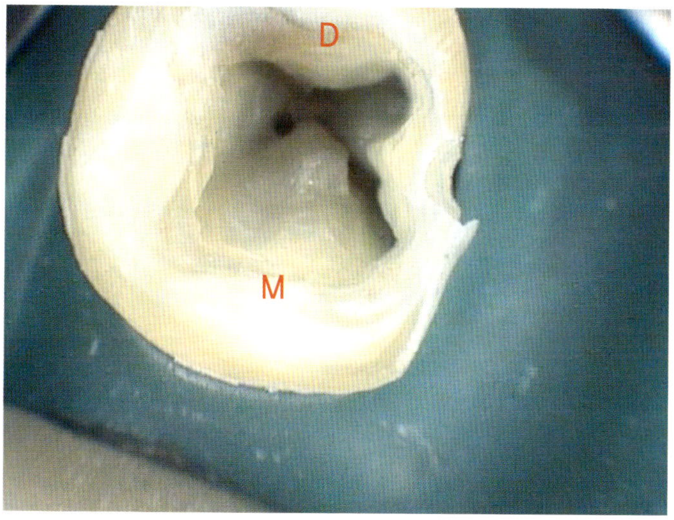


그림 5-5 Pulp horn을 따라 roof를 제거한 상태로서 근관 입구들을 덮고 있는 dentin shelf를 볼 수 있다. 결국 이 dentin shelf를 제거해야 어느 정도 straight한 glide path를 확보하여 파일 사용을 쉽게 할 수 있다.

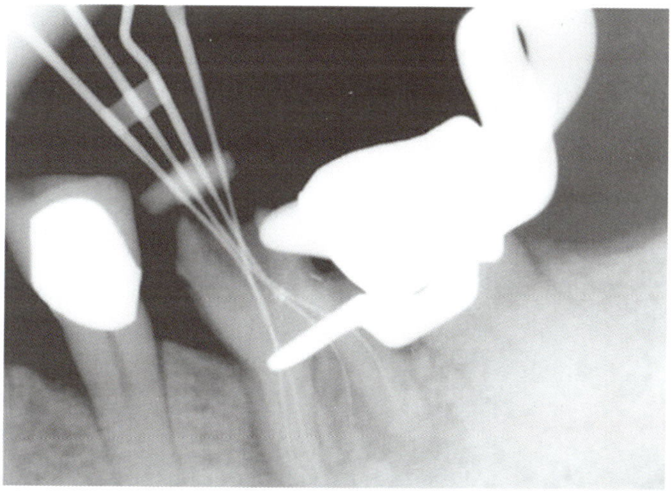

그림 5-6 근관 입구를 막고 있는 dentin shelf로 인해 파일이 심한 만곡을 보인다.

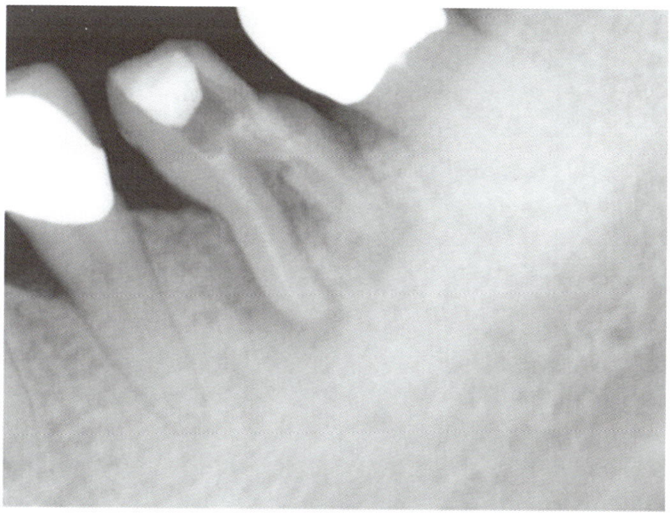

그림 5-7 2주 동안 근관 내에 수산화칼슘재제을 충전하였다.

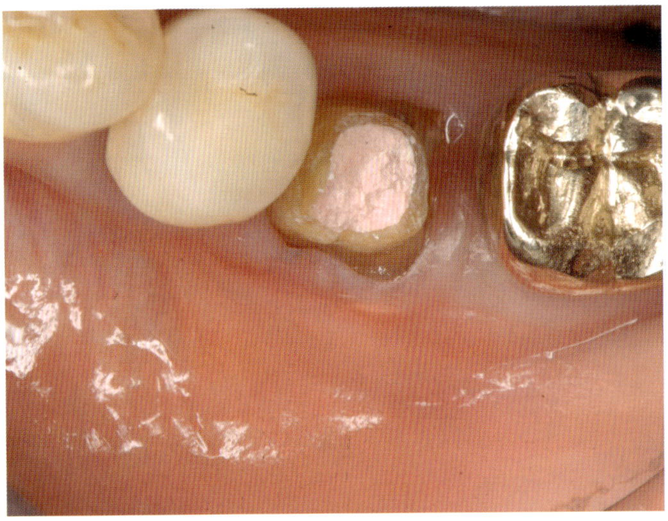

그림 5-8 2주 후, 협측의 gumboil이 사라지고 동요도와 불편함이 많이 감소하였다. 잇몸 조직의 color와 형태도 건강해 보인다.

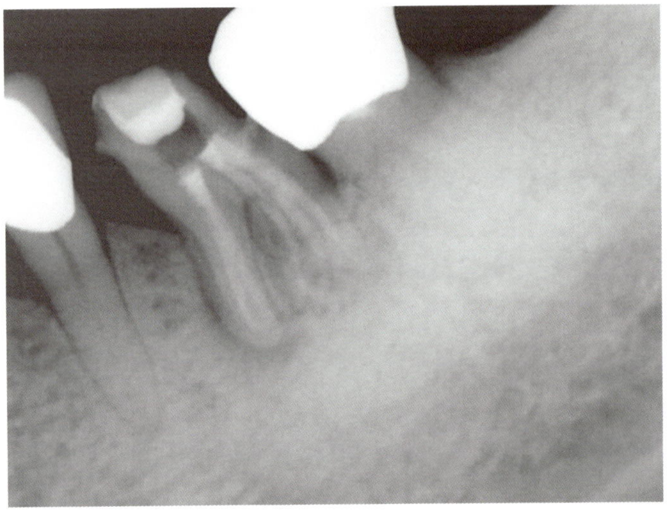

그림 5-9 OrthoMTA로 근관충전을 하였다.

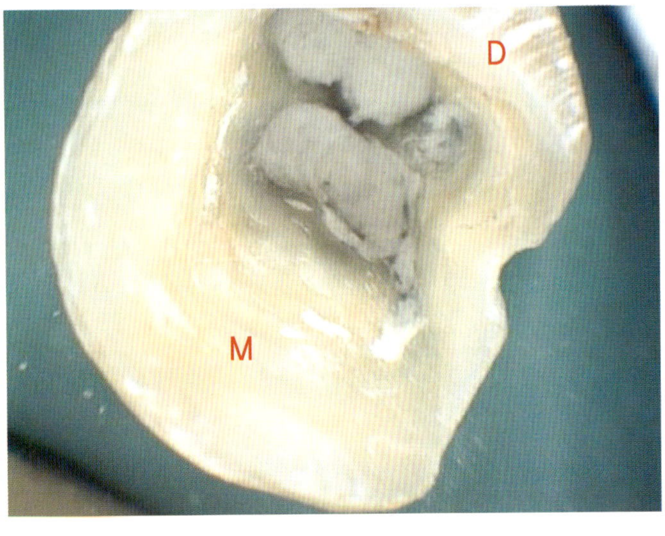


그림 5-10 초기 임상 사진과 비교 했을 때, dentin shelf들을 제거함으로써 치수강이 시원하게 확보되어, 근관충전 된 4개의 근관 입구들이 모두 한 눈에 들어온다.

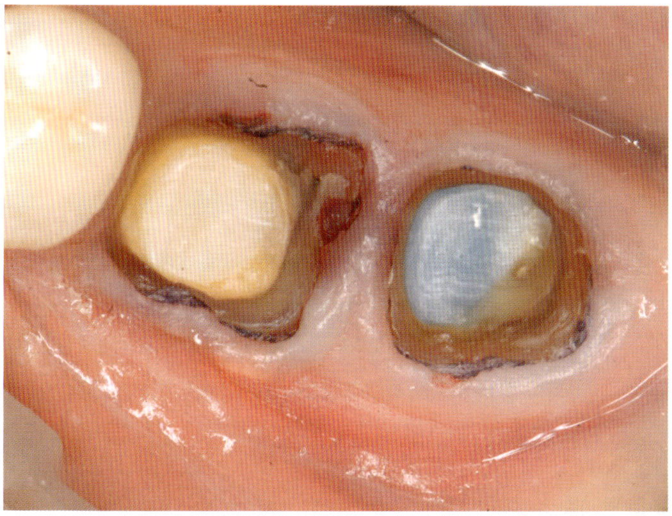

그림 5-11 Root proximity를 해소하기 위해 제2대구치 보철물을 제거하고 치아삭제를 시행하여 인상을 채득하였다.

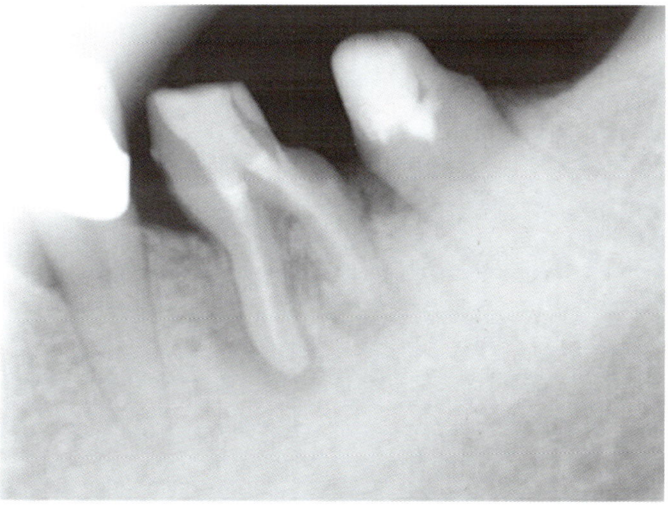

그림 5-12 근관충전 1주일 후의 상태를 보여주고 있다. #37 치아는 pulpotomy 치료를 받은 지 10년 이상 경과하였고 치근단 주위의 큰 문제점을 보이지 않았으며, 임상적으로도 불편함이 전혀 없었으므로 재근관치료를 하지 않기로 하였다.

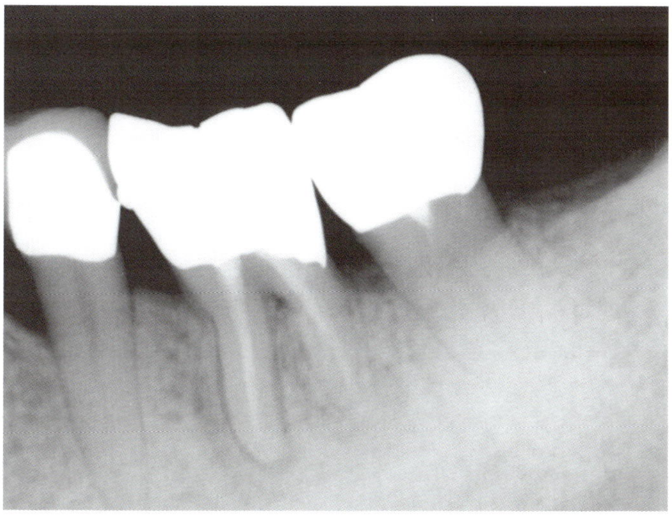

그림 5-13 근관충전 후 3개월 경과된 방사선사진으로 아직 치주인대강은 넓어 보이지만 치근 주위 병소는 거의 소실되었다. 제1, 2대구치 사이에 적절한 공간이 있어 치주건강이 잘 유지 되고 있다.

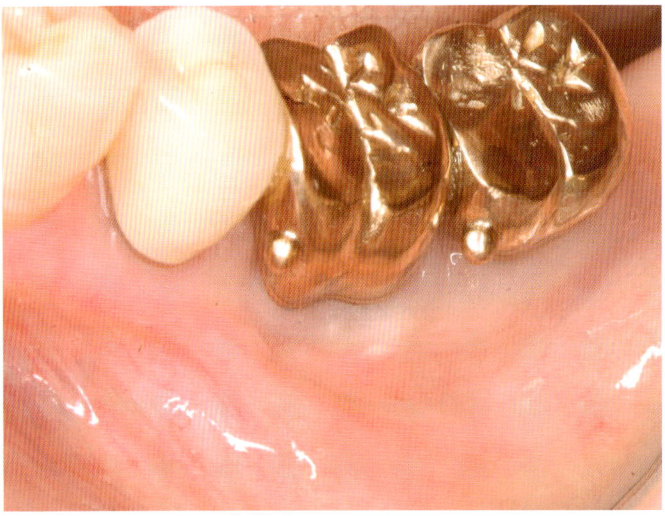

**그림 5-14** 최종보철물의 임상사진으로 치주적으로 정상적인 상태를 보여주고 있다. 계속적인 관리가 요구된다. 대합치를 치료하는 관계로 임시 세멘트를 하고 기다리고 있다.

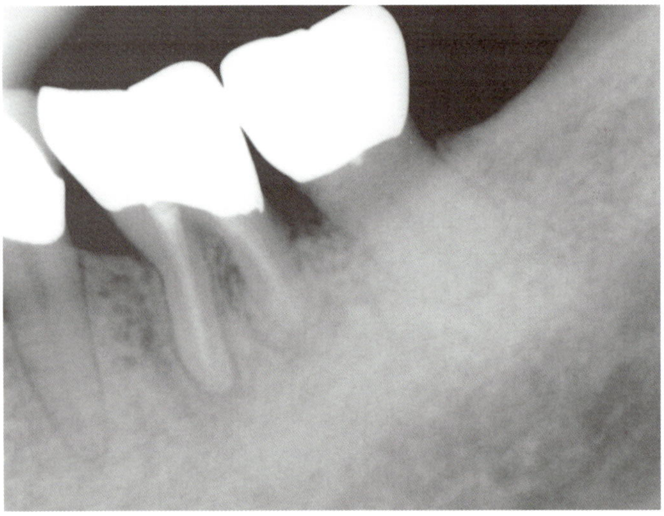

**그림 5-15** 근관충전 후 4개월 경과한 방사선사진에서 치근단 및 치주 병소가 잘 치유되고 있는 것을 확인 할 수 있다.

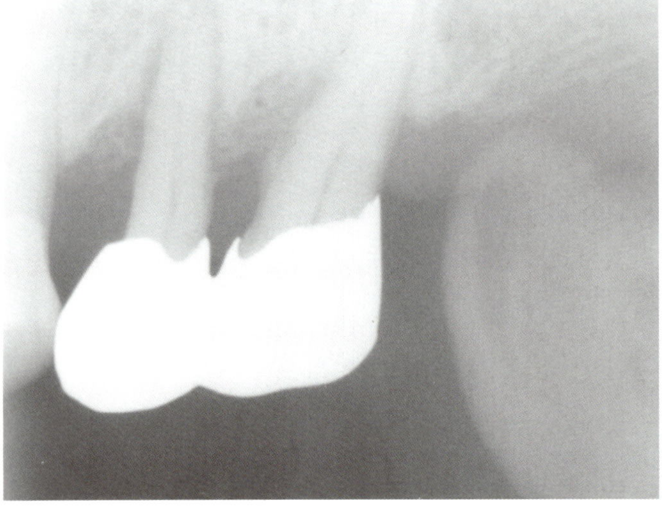

**그림 5-16** 하악 치료가 마무리되는 시점에서 상악 구치부의 불편감을 호소하여 #25, #26 치아의 보철물을 제거하고 근관치료를 시행하였다. #24, #25 치아 사이의 공간이 매우 넓어 보철물이 over contour 된 상태를 보이며, 치주낭 깊이를 측정해 본 결과 #25 근심 부위는 6mm, #26 근심 부위는 10mm를 보이고 있었고 보철물은 두 개가 splint되어 있었다.

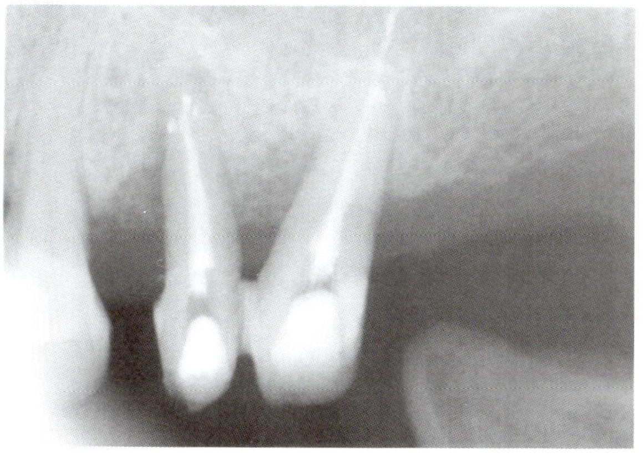

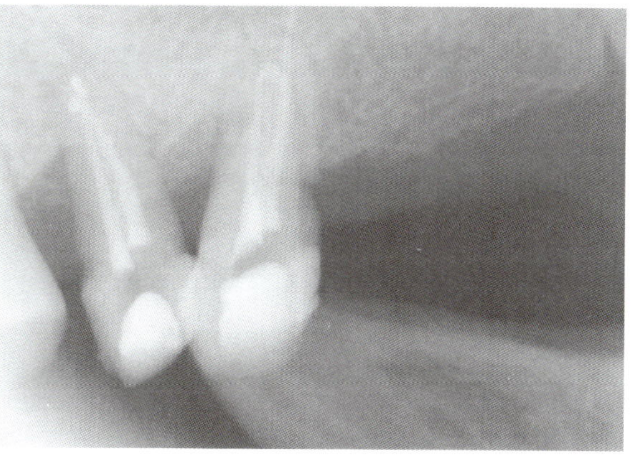

그림 5-17 근관치료를 하는 기간 동안에 #26 치아가 근심으로 이동하는 것을 방지하기 위하여 인접면에 복합레진을 붙여서 간격 유지를 도모하였다. 근관충전을 마친 방사선사진 상에서 #25의 치근단에 부근관공으로 넘어간 실러를 확인할 수 있으며 #26 치아에서도 실러가 강한 압력으로 밀려 나간 양상을 보이고 있다. 환자는 이로 인한 불편감을 호소하지 않았다.

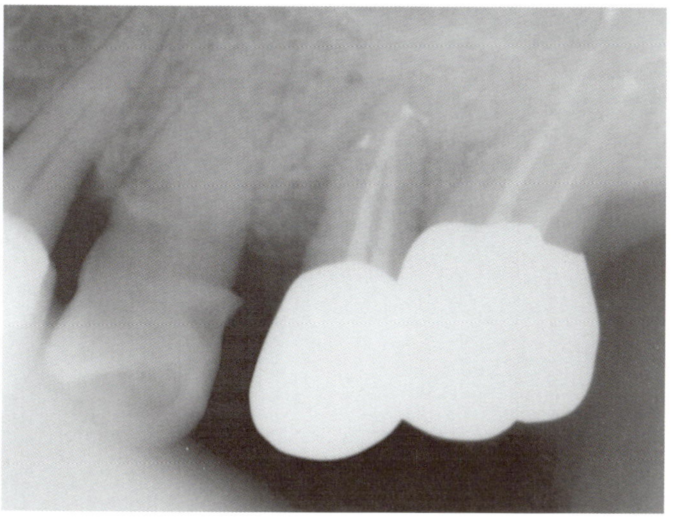

그림 5-18 근관충전 후 1개월 경과된 방사선사진으로 치간 부위의 치조골의 골밀도가 증가된 것을 확인할 수 있다. #25, #26 치아 모두 잔존 치질양이 매우 적고 치주 상태도 안심할 수가 없어 두 치아를 splint 하여 보철을 시행하였고, #25 치아의 근심부위는 공간이 너무 넓어 이를 막으려 하면 오히려 over contour로 인하여 치주 건강 유지에 불리 할 수 있으므로 공간을 남겨두어 칫솔질을 잘 할 수 있도록 하였다.

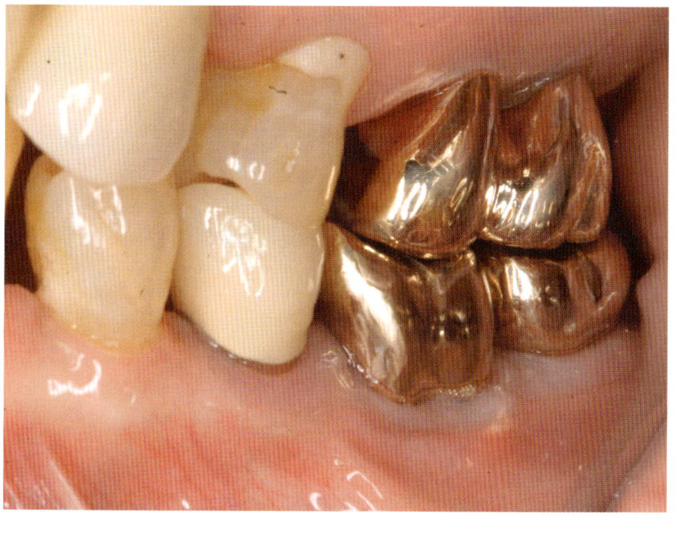

그림 5-19 그동안 임시 시멘트 상태로 사용하며 체크해 본 결과 잘 기능을 하고 있는 것이 확인되어 상하악 보철물을 최종 접착하였다. 그러나 치주 상태가 심하게 안 좋았고, 근관치료 시 작업 길이도 14mm 정도로 짧았기 때문에 향후 지속적인 관찰과 관리가 필요하다.

Case 2

## Food impaction과 생물학적 폭경 침범에 의한 col의 붕괴(62세, 남)

주소: 음식물이 너무 많이 끼고 식사하기가 불편해요.

Key words: 치간이개, 생물학적 폭경, casting metal core

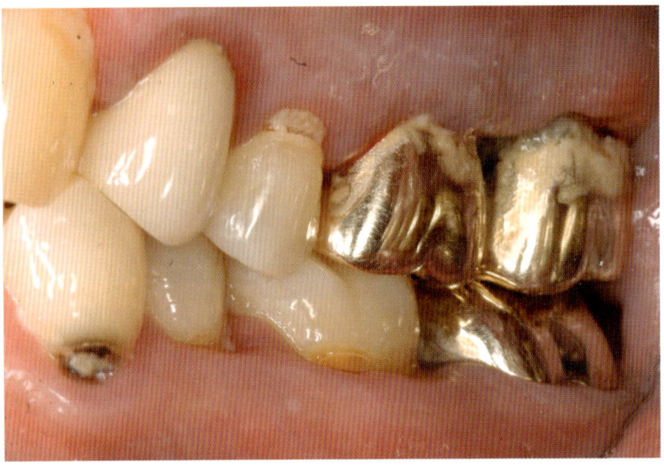

그림 5-20 초진사진으로서 #26, 27 치아 사이에 음식물이 끼고 저작이 불편하여 사용을 잘 하지 않고 있는 상태를 나타낸다.

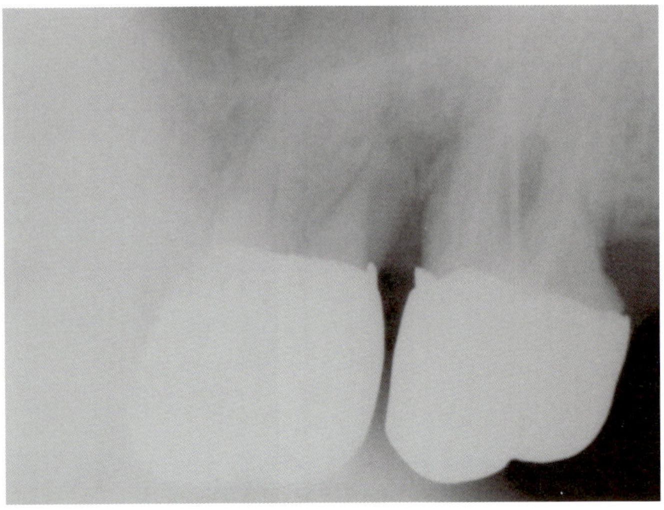

그림 5-21 인접부에 전반적인 골흡수가 관찰되고 있고, 심한 치간 이개를 보인다. Casting post의 변연부가 보철물 하방으로 관찰되는데, 이 부분이 생물학적 폭경을 침범하게 되었고 골흡수와 치간 이개의 원인이 아닌가 사료된다.

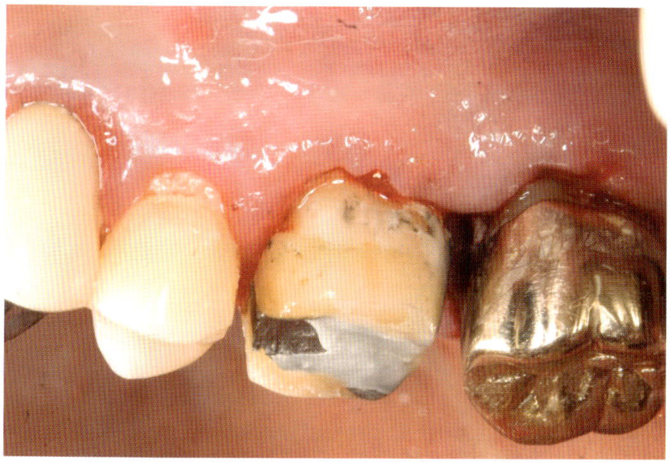

그림 5-22 보철물을 제거하니 casting core가 보이고, Col의 붕괴를 관찰할 수 있다. 인접부의 probing depth는 약 8mm를 보였다. 왜 casting metal core를 할 수 밖에 없었는지 궁금하다.

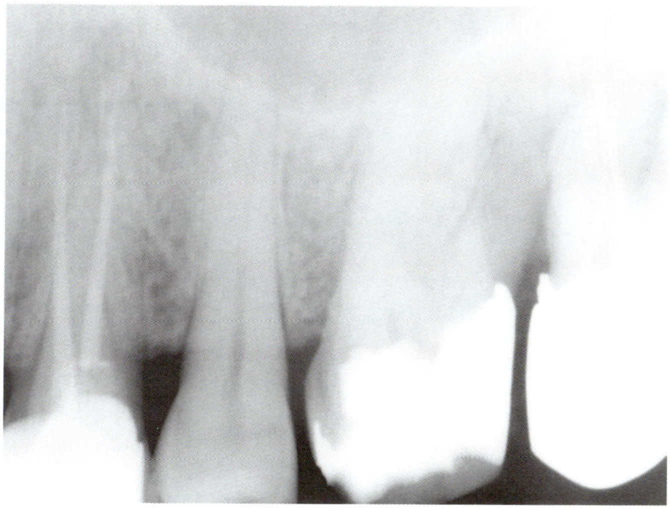

그림 5-23 Pulpotomy가 되어 있는 상태이고 casting core의 원심 경계부가 생물학적 폭경을 침범한 상태로서, 잘못된 보철치료가 심각한 치주질환을 야기할 수 있음을 보여주고 있다.

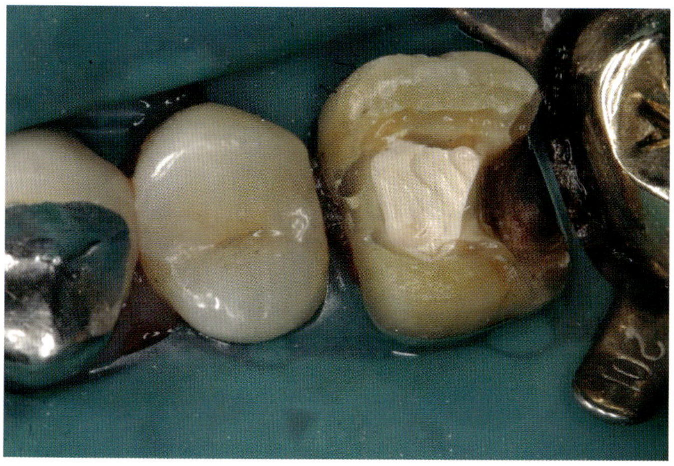

그림 5-24 casting core를 제거하니 하방에 심한 우식증을 보이고 있다.

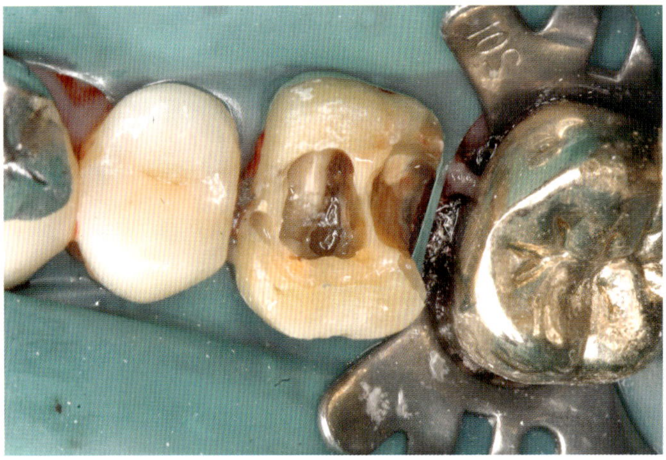

그림 5-25 우식부위를 제거한 상태로서 근관치료를 하기 위해서는 인접면에 벽을 먼저 형성하여 소독액이 흘러 나가는 것을 방지하는 것이 좋다.

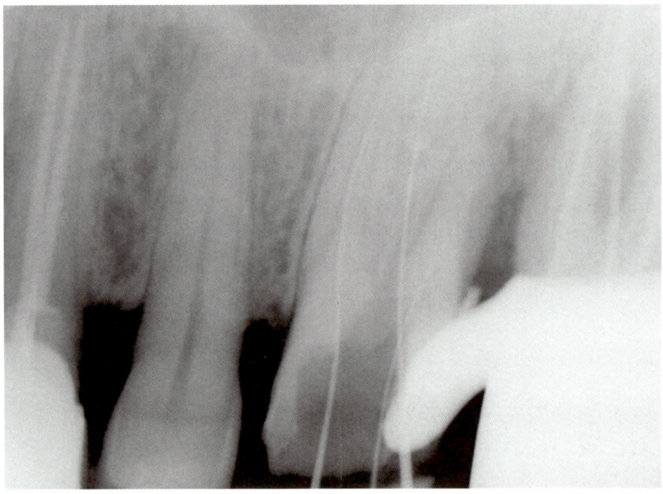

그림 5-26 Pulpotomy로 인해 치수가 mummification 되어 있어 근관내로의 진입에 어려움이 많았다. 구개측 근관의 initial file이 #08일 정도로 근관의 협착이 심하였으므로, NaOCl과 EDTA를 사용하여 근관을 조심스럽게 확대하며 소독하였다. 이렇게 협착되어 있는 경우 pulp tissue가 좁은 근관내로 밀려들어가 근관을 막을 수가 있으므로 서두르지 말아야한다.

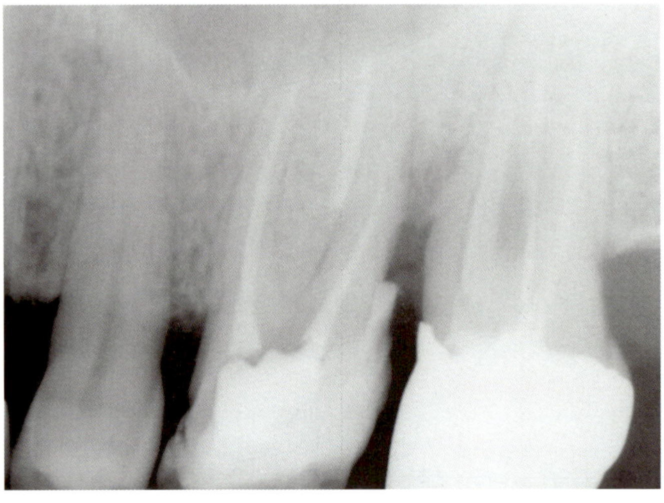

그림 5-27 이 경우도 구개측 근관이 치료도중 막혀 치근단공까지 개방성을 확보하지 못하고 underfilling 하였다.

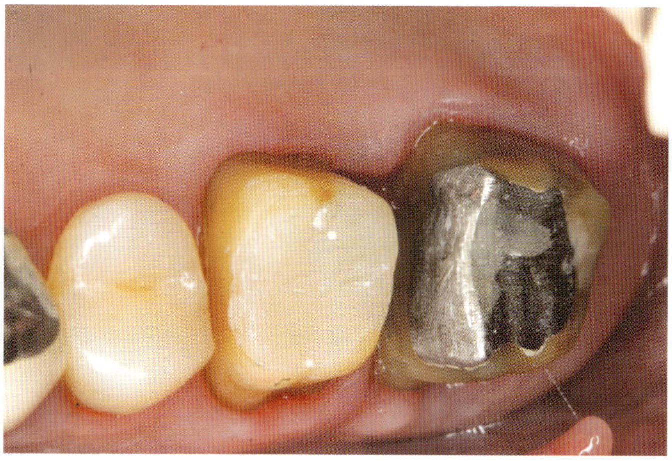

그림 5-28 #26 치아는 레진 코아를 하였고, #27 치아도 보철물을 제거 한 후 치아삭제를 하여 함께 인상채득을 시행하였다.

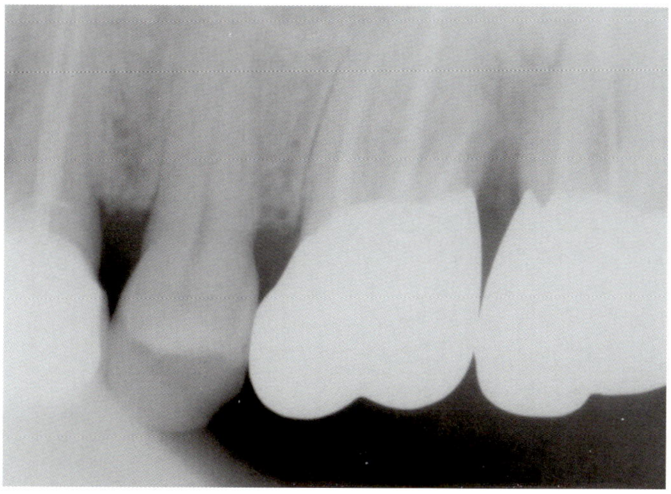

그림 5-29 최종 보철물 상태의 방사선사진으로 보철물의 변연이 비교적 정확하게 적합된 것을 관찰할 수 있다.

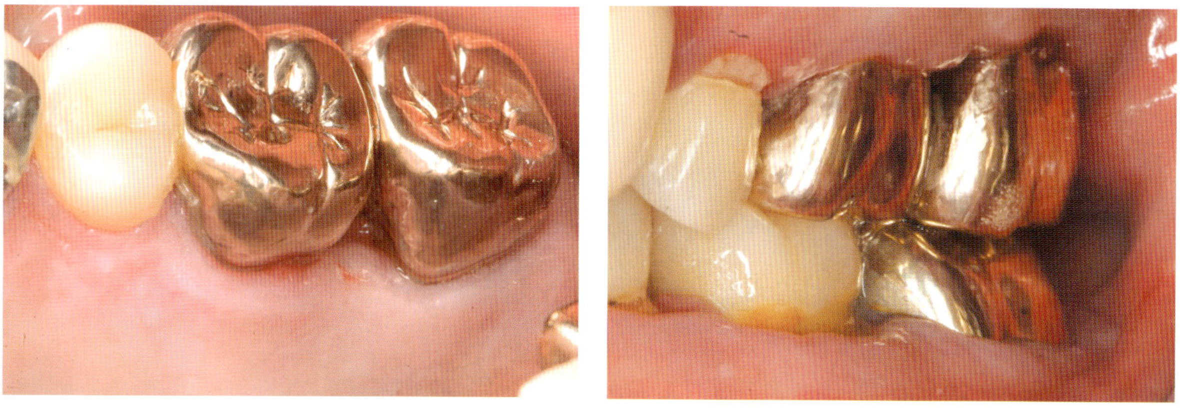

그림 5-30 골드 크라운을 제작하였고, 음식물도 끼지 않고 저작을 잘하게 되었다. 그러나 진료기간동안 여러 번의 칫솔질 교육을 실시하였음에도 불구하고 여전히 구강 위생 상태가 좋지 않아 지속적인 관리가 필요하다.

# VI 무너진 Axial wall을 먼저 재건하기

## Case 1

### 인접부에 심한 치아우식이 있는 치아의 근관치료(47세, 남)

주소: 음식이 많이 끼고 치아가 아파요.
Key words: 인접면 치아 우식증, pin 수복, 치관연장술

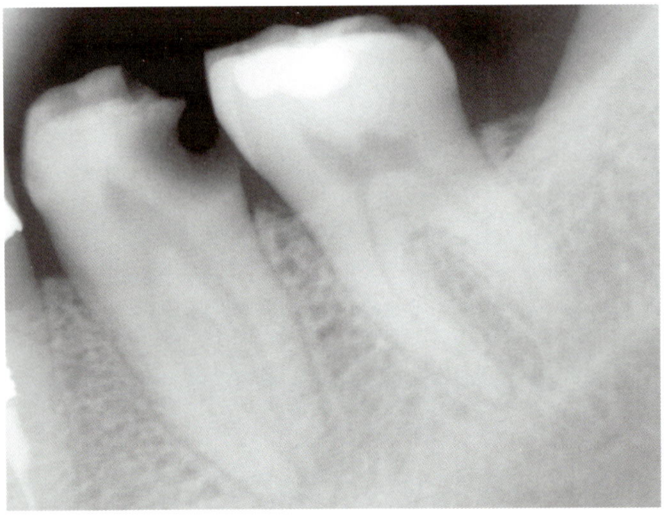

그림 6-1 초진 사진으로 인접부에 심한 치아 우식증을 보이고 있고, 보철치료 전에 치관연장술이 요구된다.

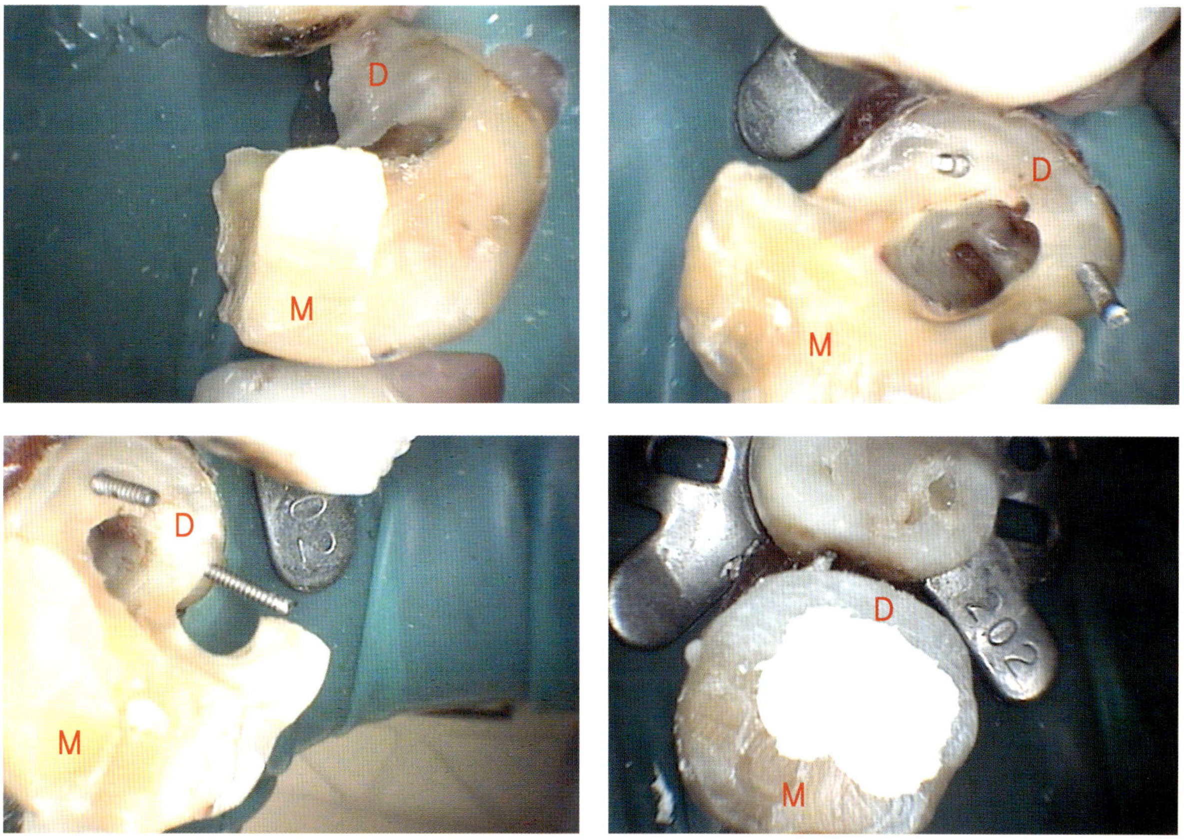


그림 6-2 근관치료 하기 전에, 먼저 광범위하게 손상된 원심측과 협설측에 pin을 박고 레진 build-up을 하여 측벽을 형성해줌으로써 근관치료 시 소독액이 흘러나가는 것을 막고, 근관의 오염을 방지하여 근관치료를 용이하게 한다.

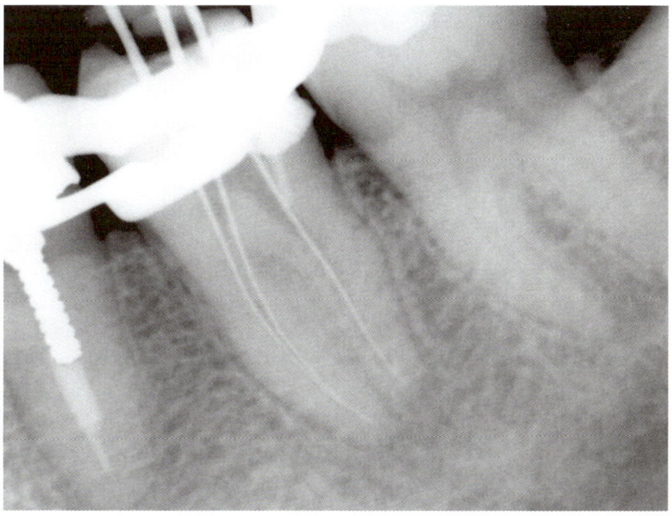

그림 6-3 근관장 측정을 시행하였다. 근관장이 22mm로 매우 길고 근관의 만곡이 심한 증례로 coronal 1/3 부위의 와동의 측벽을 확실히 넓혀 줌으로써 근관의 만곡을 완화시켜 줘야 파일의 파절을 방지할 수 있다.

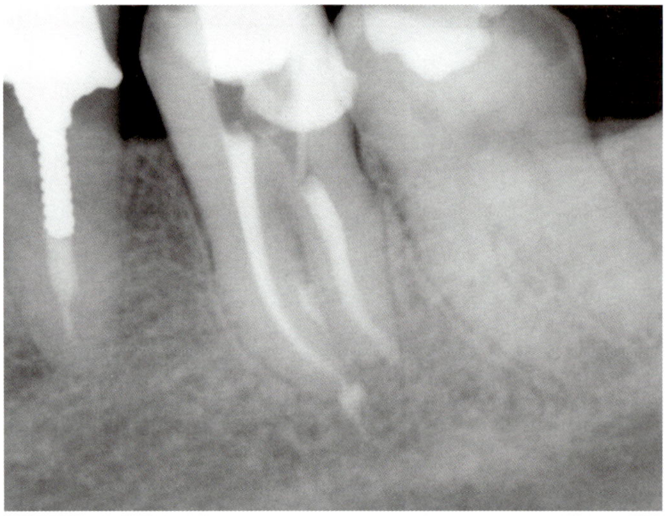

그림 6-4 근관충전 후 상태로서 근심 치근부 중간에 존재하는 부근관을 통하여 실러가 밀려 나간 것을 확인할 수 있다. 원심부 치근 부위에 pin이 박혀 있고 측벽이 잘 형성되어 있는 것을 관찰할 수 있다.

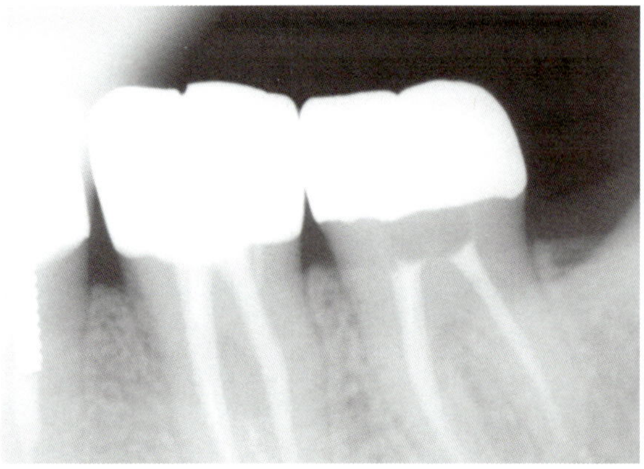

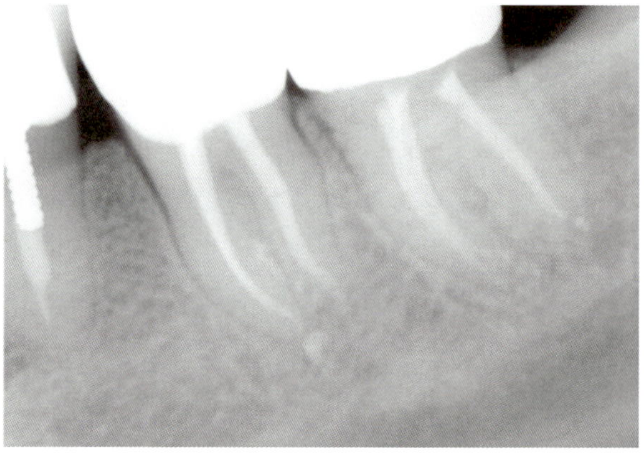

그림 6-5 치관연장술 시행 후 보철치료를 완료하였다. 보철의 변연부가 치아 우식이 있었던 부위까지 연장되어 건강한 치질을 덮고 있는 것을 볼 수 있다.

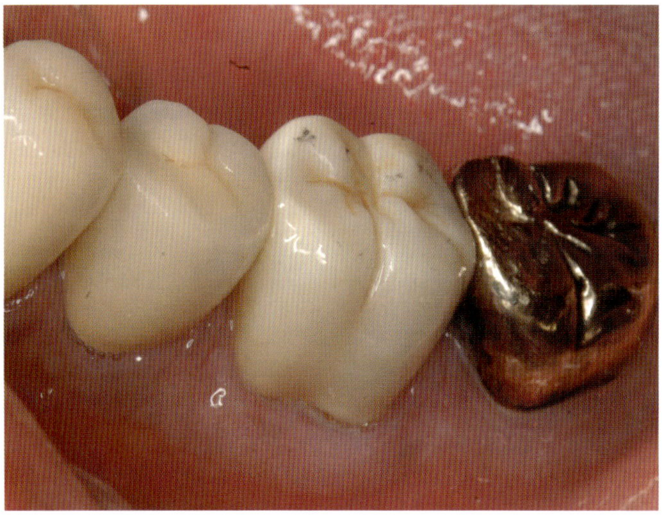

그림 6-6 #36 치아는 심미적인 이유로 지르코니아 보철물을 장착하였고, #37 치아는 교합면에 심한 치아 마모가 있었던 관계로 골드 크라운을 장착하였다.

# VII 치근 천공부 막기

## Case 1

### 치근이개부를 침범한 치아우식의 치료(61세, 여)

주소: 아래 어금니가 가만히 있어도 아려요. 찬 것에 시리고 씹지를 못 하겠어요.

Key words: 실러흡수, 치근 이개부 천공, MTA,

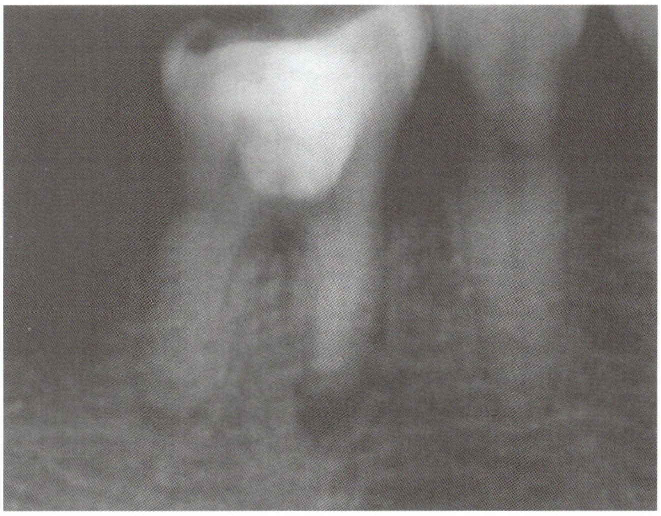

그림 7-1 상기 #46 치아는 1년 전에 본원에서 협측 아말감 주변 치은 연하부위에 깊고 심한 치아 우식으로 인하여 복합 레진으로 수복 치료를 받았던 치아로 치근단병소가 크게 자리 잡고 있고 수복물 주변에 광범위한 우식 병소를 확인할 수 있다.

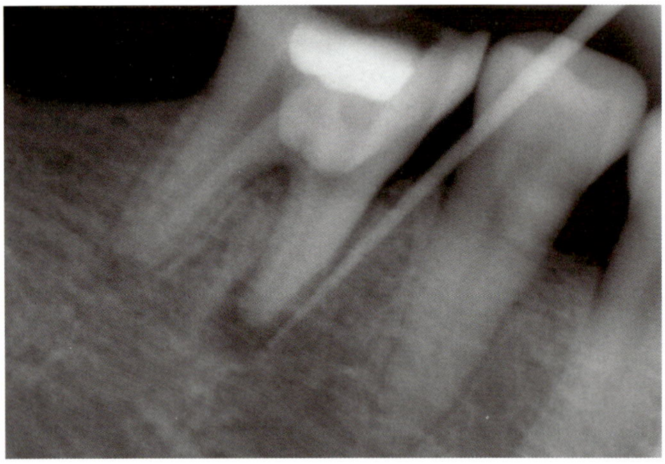

그림 7-2 Fistula 부위로 GP cone을 넣고 방사선 사진을 촬영한 결과 근심 치근이 원인인 것을 확인할 수 있다.

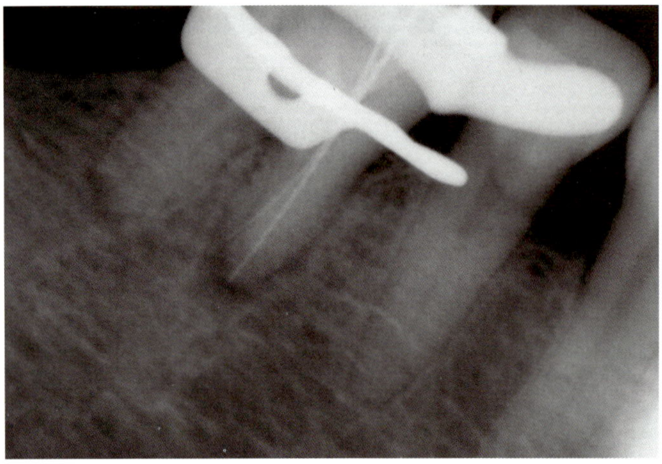

그림 7-3 근심협측근관으로 여겨지는 부위에 전자 근관장 측정기가 'over'사인을 보이므로 파일을 넣고 방사선사진을 촬영하여 확인하였다. 치근 분지부의 충치가 심하여 파일이 천공된 부위로 잘못 들어간 것이다. 이와 같이 천공이 의심될 때는 근관확대에 들어가기 전에 반드시 방사선사진을 촬영하여 천공 여부를 확인해야 한다.

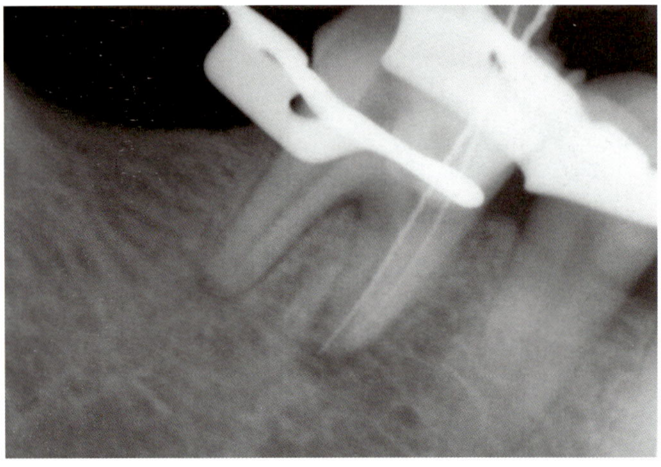

그림 7-4 치수강을 좀 더 협측으로 확대하며 치은 연하로 깊이 충전되어 있는 복합레진을 제거하여 어렵게 MB canal의 입구를 찾을 수 있었다. Mesiobuccal root 부위의 심한 충치로 인하여 근관치료하는 도중 극심한 변연 봉쇄의 어려움을 겪었다. 또한, 천공된 치근 이개 부위로 인하여 근관 내부를 철저히 소독할 수 없으므로 먼저 천공 부위를 MTA로 충전하였다. 이 때, MTA가 근관 내부로 들어가 근관을 막을 수 있으므로 근관에 굵은 페이퍼 포인트를 넣고 MTA를 충전한 후 제거하였다.

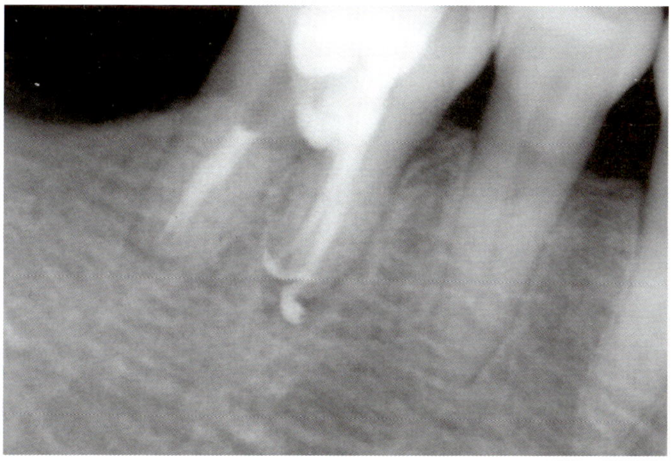

**그림 7-5** 근관충전 후 방사선사진으로 치근단 병소가 많이 감소된 것을 확인할 수 있다. 이는 처음 근관치료를 시작한 시점으로 부터 10주가 경과 된 시점이다. 실러가 근단공을 넘어간 것이 확인된다.

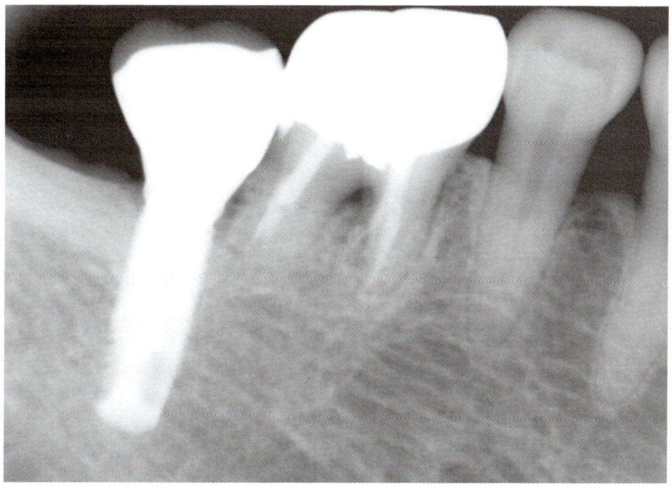

**그림 7-6** 근관충전 후 5년 경과 된 방사선사진으로 넘어갔던 근단공 주위의 실러가 거의 흡수된 것을 확인할 수 있다.

# VIII 재발의 원인, 부근관

Case 1

## 부근관 따라 들어가기(46세, 여)

주소: 좌측 어금니 부위가 뭔가 불편하고 아파요.
Key words: 만곡 부근관, pre-curved(사전만곡) file

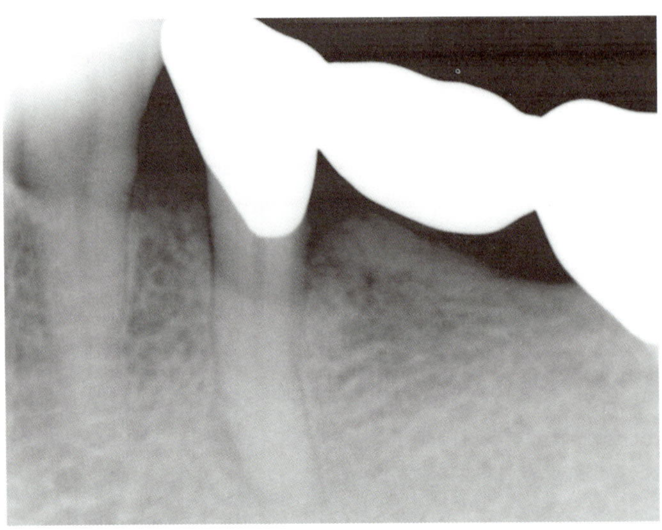

그림 8-1 초진 방사선사진에서 #35 치근의 중간부위 근심면에 병소가 있는 것으로 보아 이 부위에 부근관이 있음을 예측할 수 있다. #36 치아가 결손되어 #35-#37까지 3-unit 브릿지 된 상태인데 pontic부위가 상당히 길다.

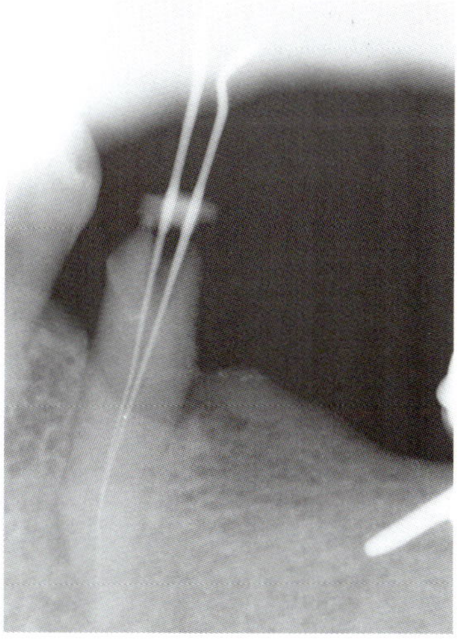

그림 8-2 보철물을 제거하고, 전자 근관장 측정기로 주근관의 작업 길이를 측정한 후 파일을 넣고 방사선사진을 촬영하였다. 파일이 부근관 부위로 따라 들어가지 못하고 두 개가 같은 길로 들어가 있음을 확인할 수 있다. 부근관을 찾기 위하여 많은 노력을 기울였으나 성공하지 못하여 이 부위의 철저한 세척 소독 효과를 얻기 위하여 레이저를 사용하였다.

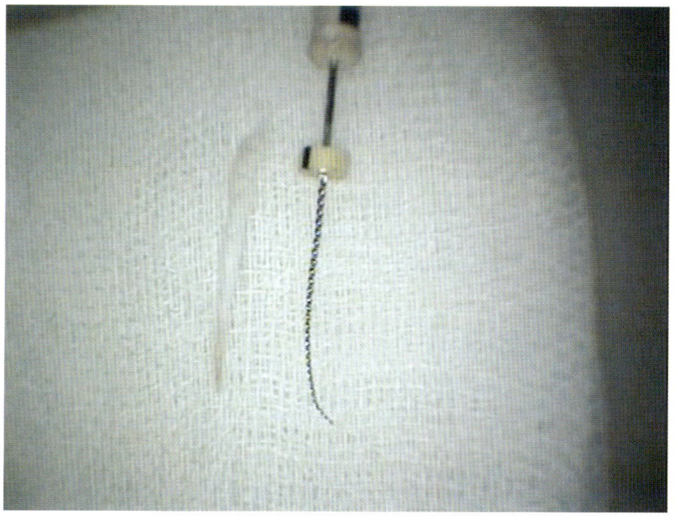

그림 8-3 다음 내원 시, 근관 내에 넣어 두었던 소독된 솜을 꺼내 보니 부근관의 입구가 있을 것으로 추정되는 부위에 지저분한 삼출액이 묻어있는 것이 확인되었다. 이대로 포기 할 수가 없어 다시 파일 끝을 미리 구부려서 조심스럽게 근관 벽을 촉지해 보면서 부근관의 입구를 찾아나섰다.

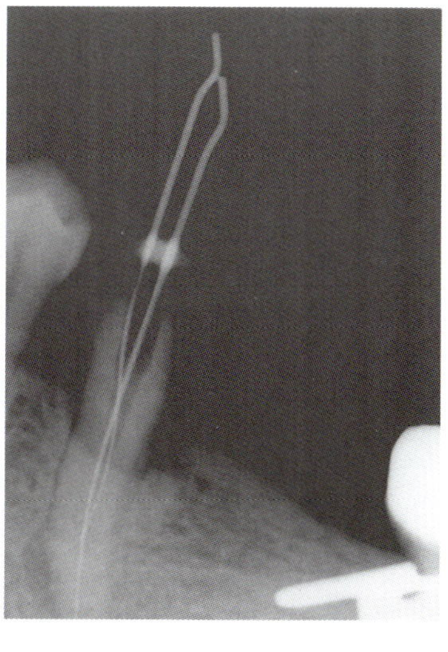

그림 8-4 파일이 부근관을 잘 따라 들어간 것을 확인할 수 있다.

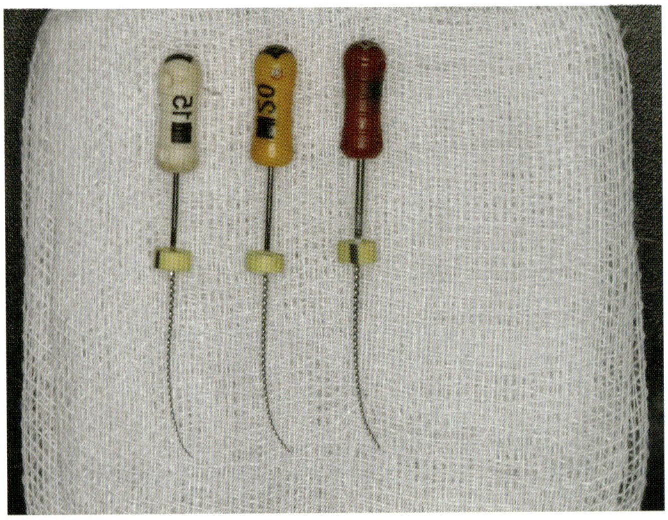

그림 8-5 처음 사용한 파일과 동일한 만곡을 이루도록 미리 파일을 구부려서 세심하게 근관확대를 시행하였다.

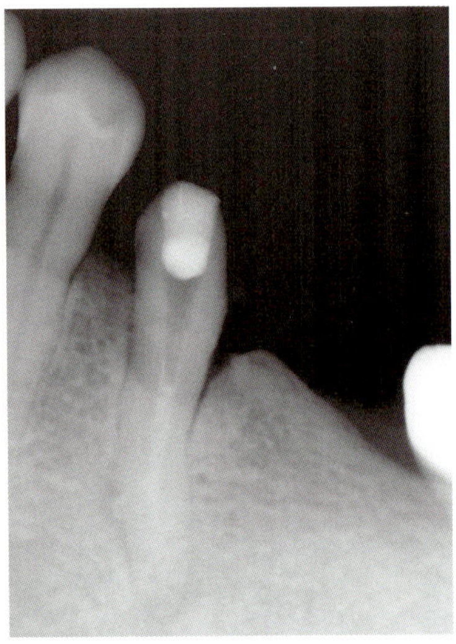

그림 8-6 수산화칼슘재제를 10일간 적용하였다.

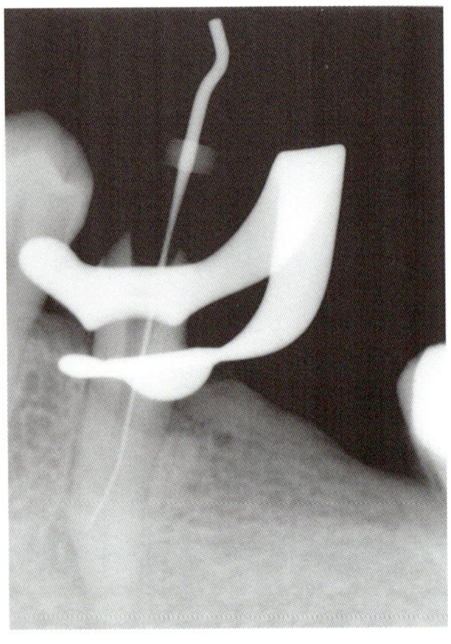

그림 8-7 수산화칼슘재제를 제거한 당일에 근관충전을 하지 않고, 다음 내원 시 근관 내 삼출액이 없고 깨끗한 것을 확인하고 근관충전을 시행하기로 했다.

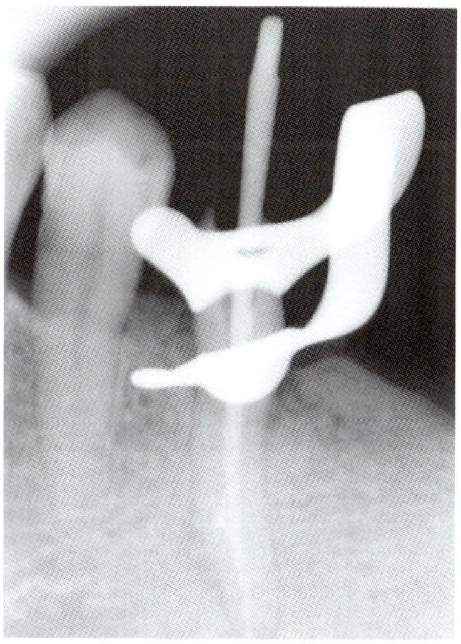

그림 8-8 1주후, 근관 내부에 삼출액이 없고 깨끗하여 근관충전을 시행하였다. 근관내에 실러를 넣은 후 먼저 주근관에 master cone을 넣고 촬영한 방사선사진

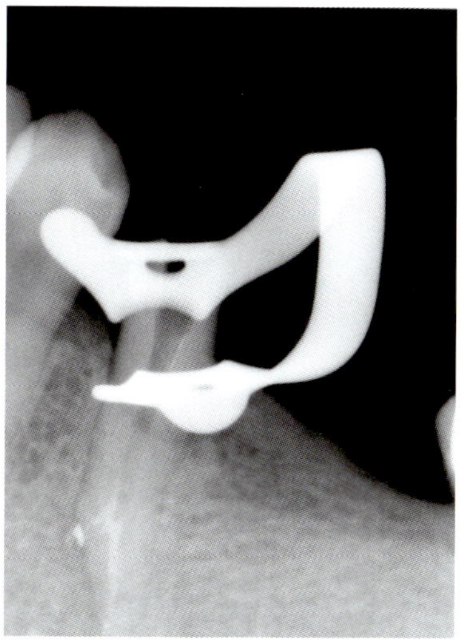

그림 8-9 System B를 이용하여 부근관 입구 하방까지 cut하고 가압충전하였다.

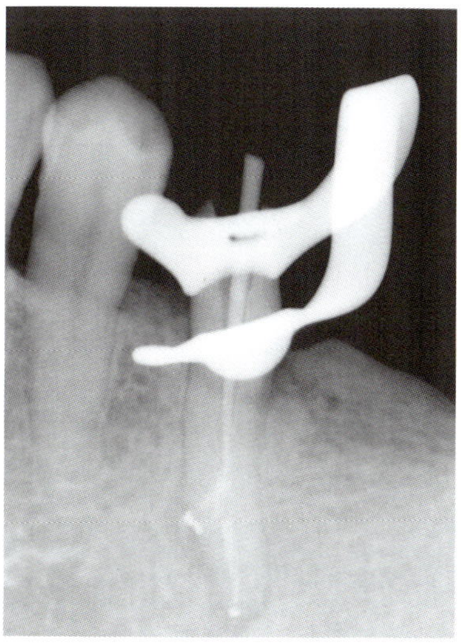

그림 8-10 부근관을 충전하기 위하여 GP cone을 부근관에 넣고 촬영한 방사선사진

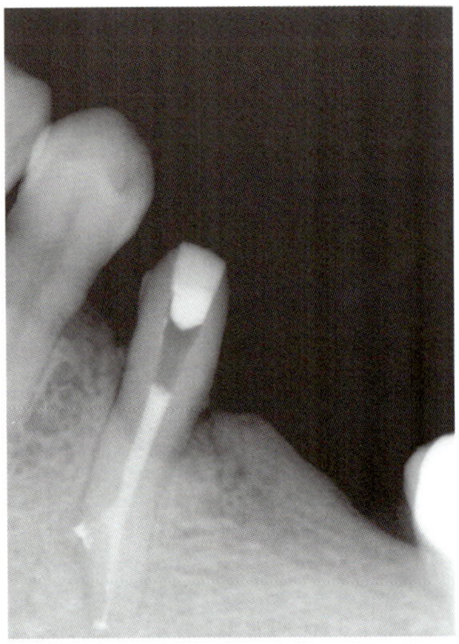

그림 8-11 System B와 Obtura를 이용하여 열연화수직가압법으로 근관충전을 한 결과, 두 부위로 실러가 밀려 나간 것으로 보아 부근관이 하나 더 있었음을 알 수 있다.

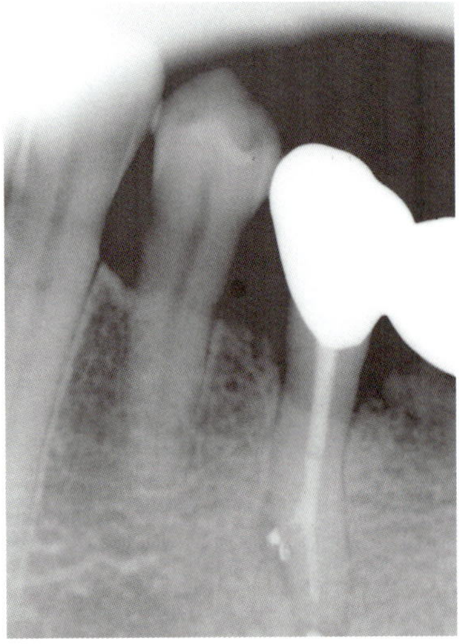

그림 8-12 보철물 장착 후 촬영한 방사선사진에서 두 개의 부근관을 확인할 수 있다.

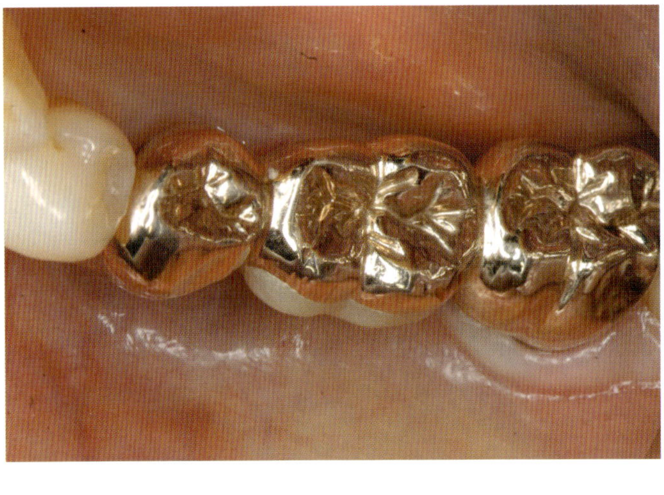

그림 8-13 보철물 장착 후의 구강내 사진

Case 2

## 하악 소구치의 다양한 근관형태(48세, 여)

주소: 심한 치경부 마모와 rotation을 동반한 치아의 보철치료
Key words: 2근관, 부근관, isthmus 등의 복잡한 근관시스템

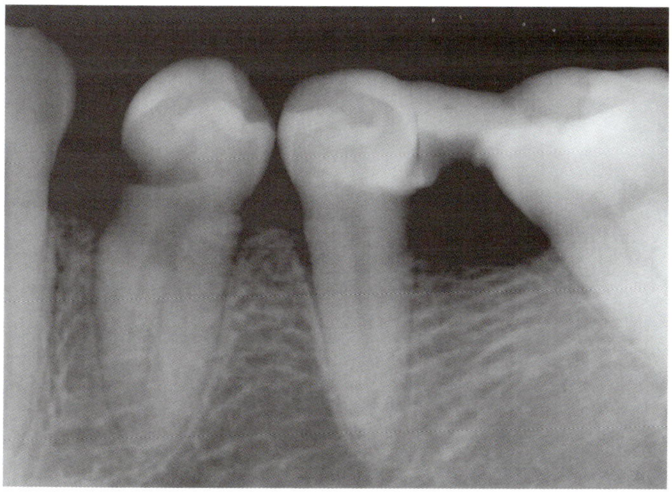

그림 8-14 #34 치아가 rotation되어 있어 두 개의 근관을 명확히 확인할 수 있다. 근심경사가 심한 제2대구치의 uprighting을 위해 제2소구치와 제2대구치 사이에 EZ spacer(리지덴탈, 한국)가 장착되어 있다. 근관의 분지부가 심부에 위치하고 있으므로 근관입구를 찾는데 어려움이 예상된다.

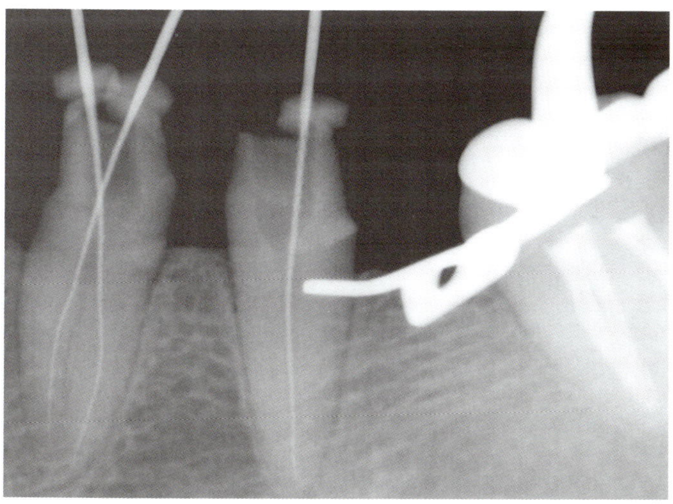

그림 8-15 Root ZX를 이용하여 근관장측정 후 x-ray 촬영하여 확인하였다. 2개의 근관을 가진 제1소구치의 경우 근관의 만곡을 자연스럽게 따라 들어가기 위하여 파일을 반대 방향에서 접근하는 것이 용이하다. 분지부측 근관벽의 두께가 얇으므로 근관확대시 천공되지 않도록 세심한 주의를 기울여야 하며 과도한 근관확대는 하지않는 것이 좋다. 실제로 이 치아의 경우 Protaper F1까지만 확대하였다.

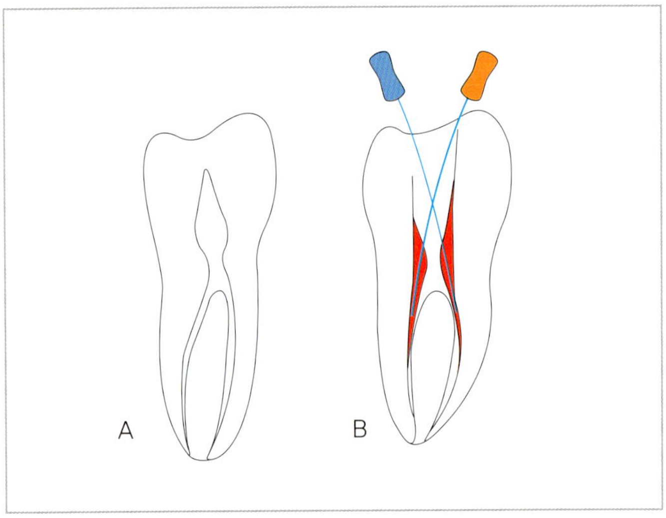


그림 8-16 Endo Z-bur나 taper 가 크고 끝이 뾰족하나 끝부분에 삭제력이 없는 다이아몬드 포인트 등을 이용하여 적색 부분을 제거하면 파일이 근관입구에 쉽게 접근할 수 있다.

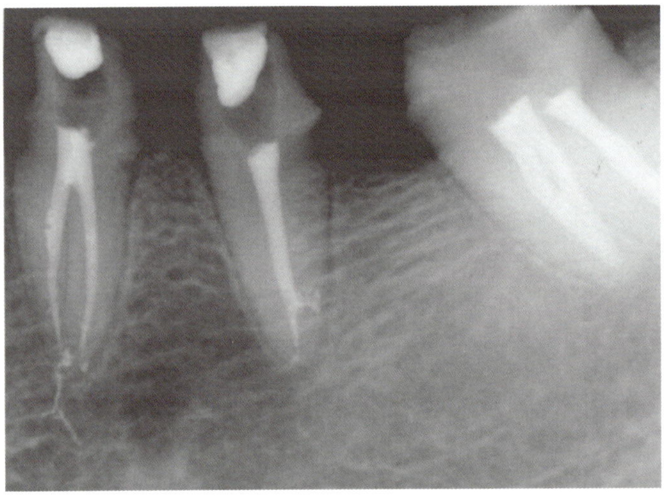

그림 8-17 수직가압충전법을 이용하여 GP로 충전한 사진으로서 복잡 다양한 근관 형태가 관찰되었다 (제1 소구치는 분지부가 깊은 2근관, 제2 소구치 근첨부의 부근관, 제2 대구치 근심 근관의 isthmus, 호리병같이 생겨 file이 접촉할 수 없게 생긴 원심 근관). 이러한 복잡한 근관 시스템을 예상하여 NaOCl로 충분히 soaking한 다음 근관확대하는 것이 좋다.

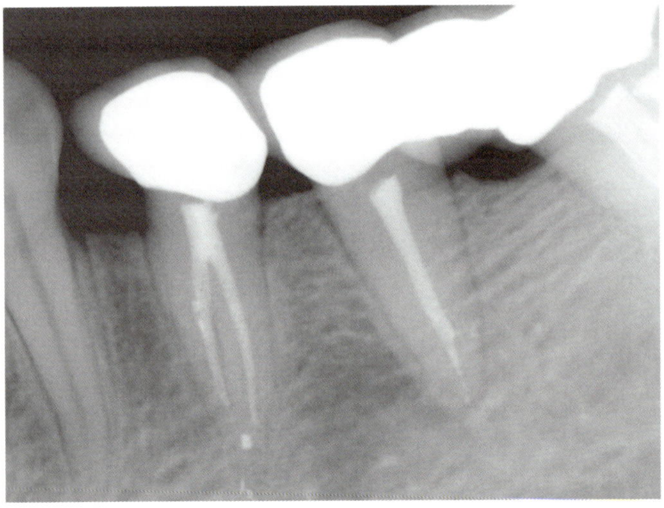

그림 8-18 보철치료 후 사진으로 치간 칫솔로 치태 관리가 필요하다

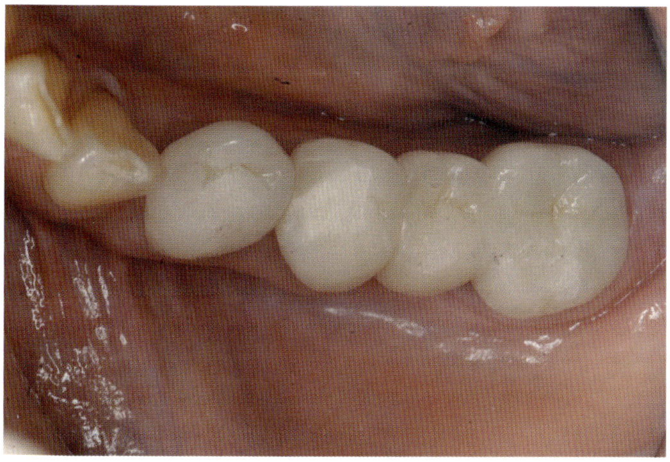

그림 8-19  심미적인 이유로 지르코니아 보철치료를 시행하였다.

*** Danger zone**

치근의 두께가 얇아 기구 조작시 천공의 우려가 높은 부위를 말하는데 C-shaped canal의 furcation 부위와 설측면, 상하악 대구치의 근심치근의 원심면 등에서 많이 볼 수 있다. 이런 부위는 방사선사진을 면밀히 살펴보아 미리 예측하고 근관확대시 만곡의 반대방향으로 확대를 하는 등 세심한 주의를 해야 한다. 환자에게도 발거된 치아등을 실제로 보여주며 미리 해부학적인 한계를 충분히 설명해 줌으로써 만약의 경우에 대비해 주는 것이 좋다.

Case 3

## 하악 소구치 부근관 병소의 치료(27세, 남)

주소: 하악 좌측 치아가 아파요.

Key words: 부근관, 재발, 레이저 소독

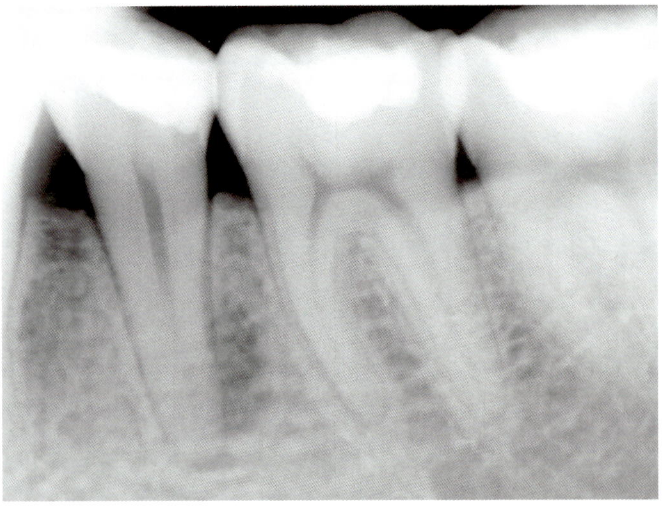

그림 8-20 복합레진으로 수복되었던 #35 치아의 방사선사진으로 치근단 및 치근의 원심면에 병소가 보인다. 원인이 되는 포인트를 중심으로 해서 동심원상으로 병소가 확장되는 것을 고려할 때 원심면에 부근관의 존재를 예측할 수 있다.

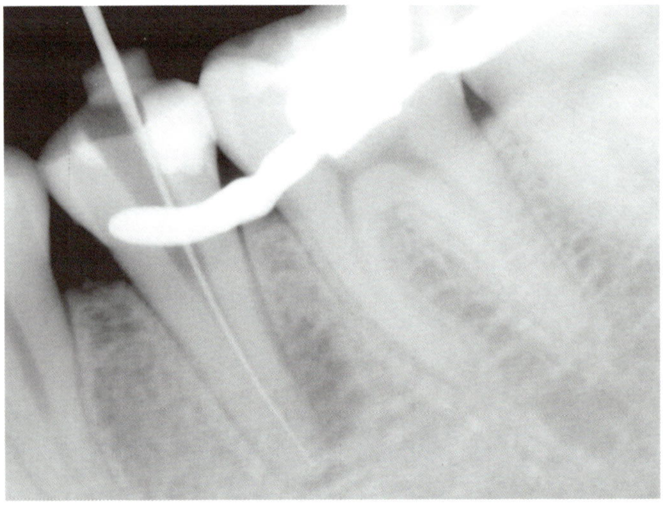

그림 8-21 근관장측정 사진으로서, 치근단 까지는 파일이 잘 도달하였으나 부근관으로는 접근이 불가능하였다. 이런 경우 부근관 부위의 치수 용해 및 소독을 위하여 충분한 시간동안 NaOCl을 적용시키는 것이 필요하고, 레이저나 초음파 기기를 이용하면 근관세척 효과를 극대화할 수 있다. 실제로 이 증례에서는 레이저를 사용하여 근관세척을 충분히 시행하였다.

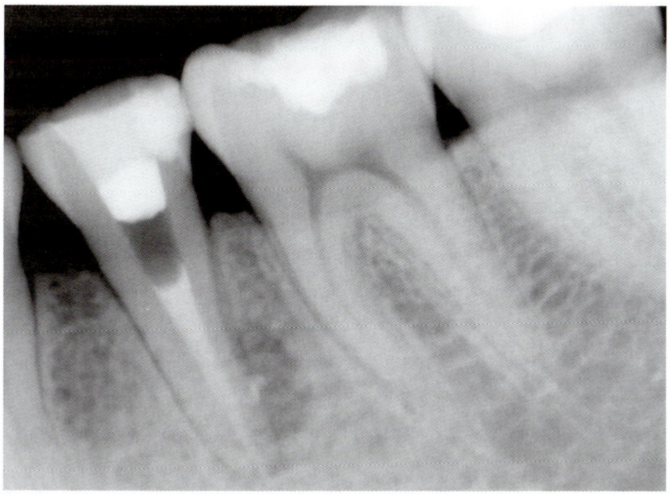

그림 8-22 약 2주 후 수산화칼슘제재로 충전. 환자가 출국해서 당분간 치료받기 어려운 사정이므로 수산화칼슘제재로 임시 근관충전을 시행하고 복합레진으로 충전하였다. 수산화칼슘제재가 부근관을 통해 빠져나간 것을 확인할 수 있다.

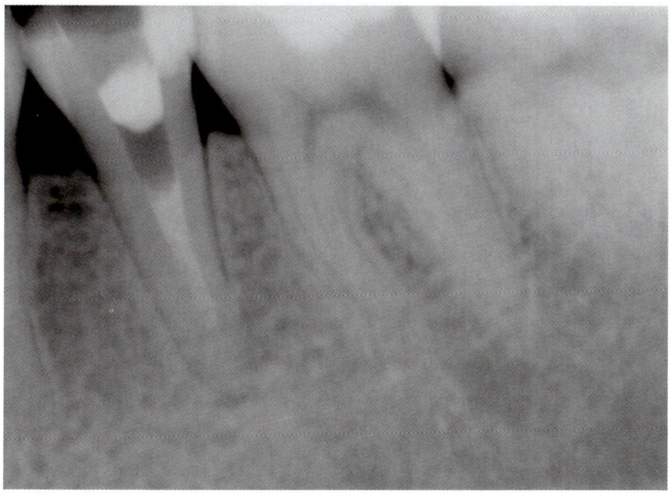

그림 8-23 7개월 후 원심면에 있던 병소가 거의 소실되고 새로운 골조직으로 대체 된 것을 확인할 수 있다. 환자는 모든 동통 및 불편감과 같은 임상증상이 소실되어 수산화칼슘재제를 제거하고 다음 내원 시 근관충전을 시행하기로 하였다.

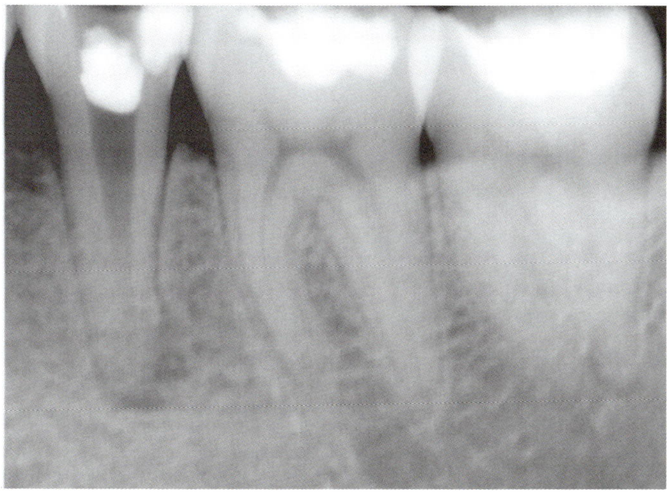

그림 8-24 수산화칼슘재제를 제거하고 근관충전하려는 시점에 환자 사정으로 내원하지 못하고 다시 8개월이 경과된 시점에서야 동통으로 내원하였다. 이때, 근관 내에는 혈액을 포함한 삼출액이 다량 존재해 있었다.

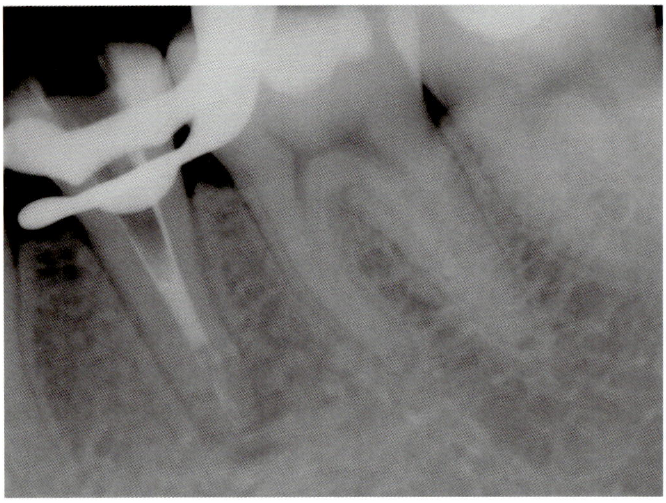

그림 8-25 레이저를 이용하여 근관세척을 시행하고 다시 수산화칼슘재제로 근관을 충전하였다.

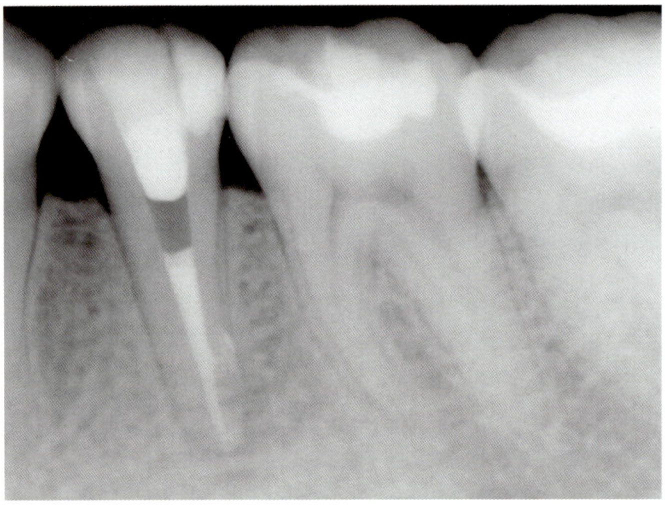

그림 8-26 3주 후, 수산화칼슘재제를 제거하고 GP와 AH26을 사용하여 근관을 충전하였다. 부근관을 통하여 실러가 밀려나간 것을 확인할 수 있고 병소가 치유 되어 감을 볼 수 있다. 보철치료를 해야 하는데 환자는 또 다시 내원을 하지 않았다.

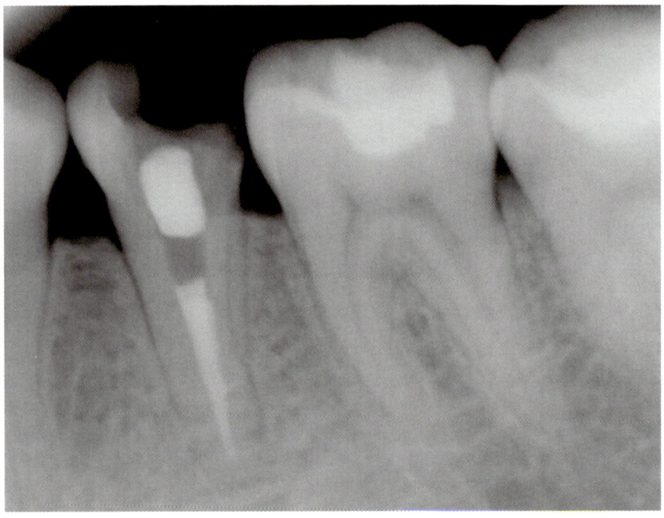

그림 8-27 13개월 후 치아가 깨져서 다시 내원하였다. 방사선사진에서 치관부 상아질은 충치가 심하게 진행되어 있었으나, 치근단 및 부근관 주위의 병소가 완전히 치유된 것을 확인 할 수 있다.

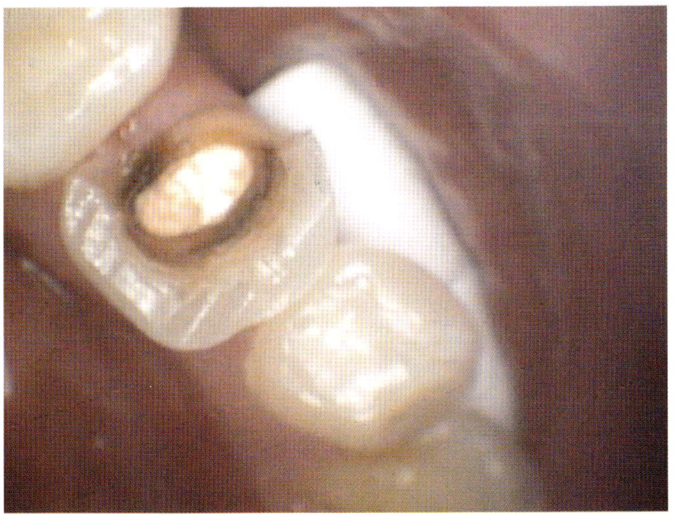

그림 8-28 치수강 부위에 충치가 심하게 진행되어 건전한 치질 확보에 어려움이 예상된다. 그 후 post and core를 한 후 보철치료를 시행하였다.

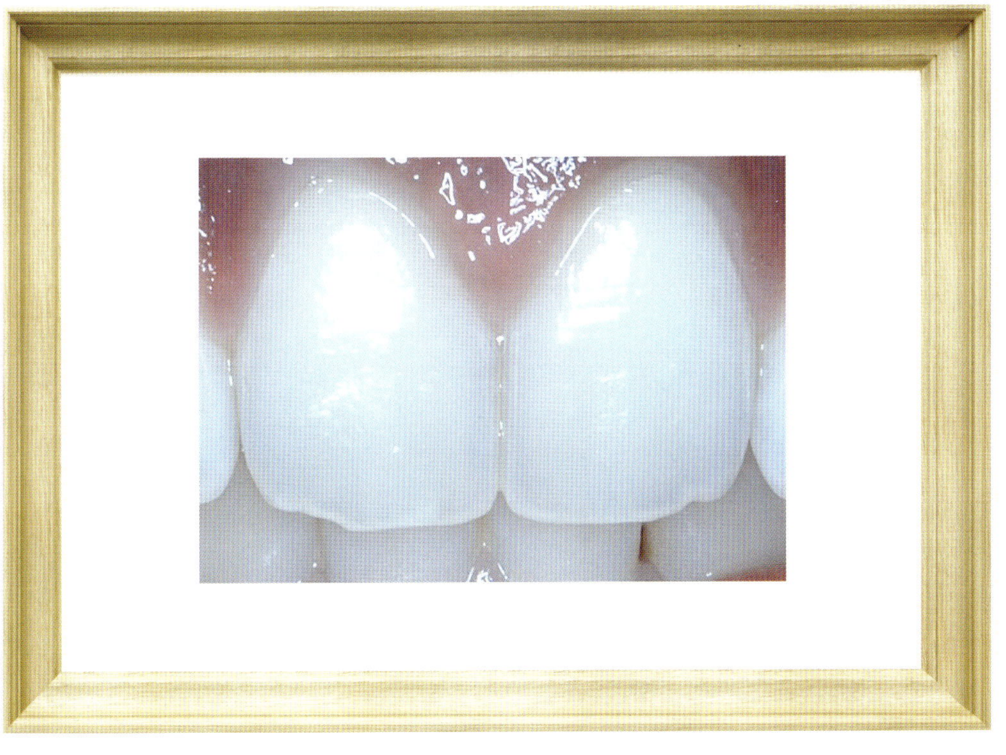

Case 4

## 2개의 부근관이 있는 상악 제2소구치(59, 여)

주소: 보철물을 다시하고 싶어요.

Key words: 부근관, 확실한 근관세척과 근관충전

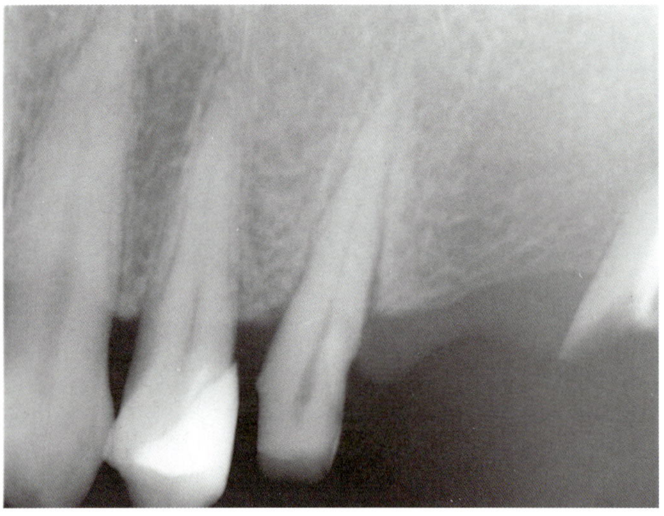

그림 8-29 #27 치아의 치근 우식으로 보철물을 제거하니 #25 치아의 원심부에도 우식이 관찰된다. Cantilever action으로 인하여 #25 치아의 치주인대가 넓어진 상태이다.

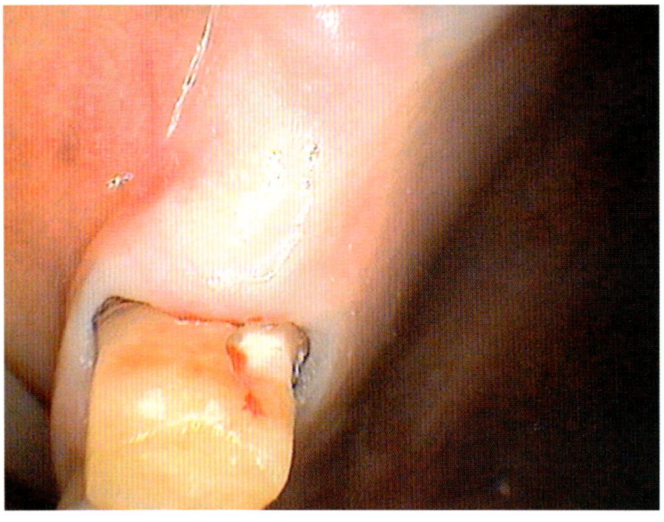

그림 8-30 #25 치아의 원심부의 우식을 제거하니 치수가 노출되어 출혈이 되고 있다. 근관치료 전에 이 우식병소를 확실히 제거하고 수복한 후 근관치료를 하면 근관치료 중 약물이 흘러나가거나 변연 누출로 인한 감염을 막을 수 있다. 출혈 부위를 cotton ball로 지혈 시키고 base를 살짝 덮어 준 다음 복합레진으로 수복하였다.

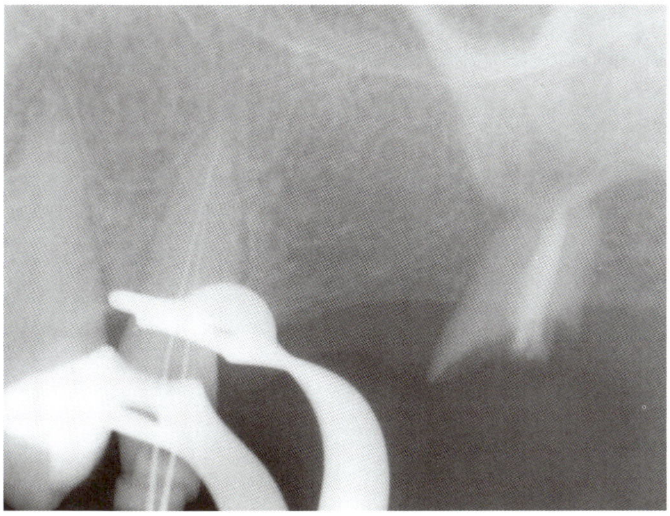

그림 8-31 방사선사진에서 두 개의 근관이 근첨부에서 하나로 합쳐지는 것을 확인 할 수 있다.

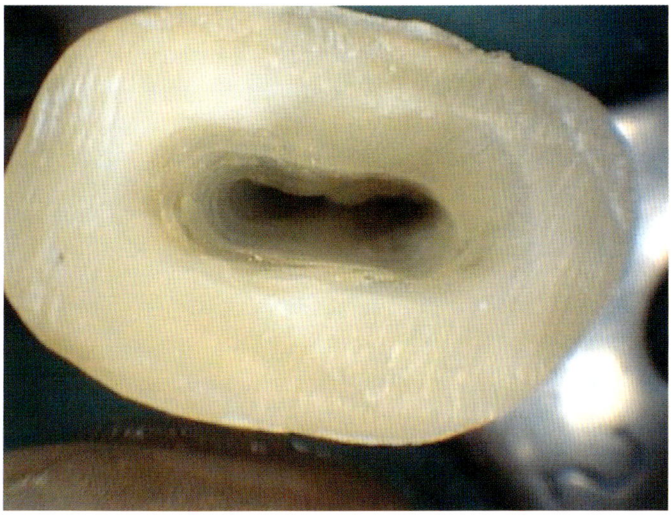

그림 8-32 두 개의 근관이 좁은 isthmus로 연결되어 있다. Isthmus 부위의 입구를 Gates-Glidden bur나 taper가 크고 끝이 뾰족한 fine diamond point를 이용하여 넓혀 주면 근관 형성 및 세척이 용이하다.

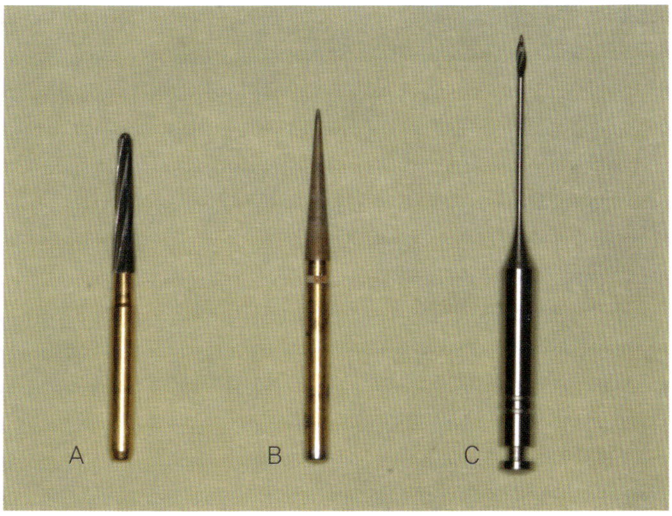


그림 8-33 좁은 isthmus를 넓힐 때 유용한 기구.
A, Endo-Z bur.
B, Taper가 크고 끝이 뾰족한 fine diamond point.
C, Gates-Glidden bur.

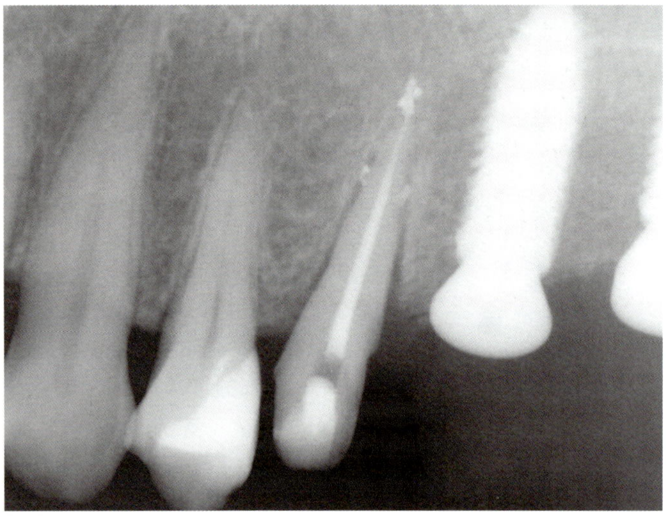

**그림 8-34** 근관충전 후 치근단부위에 2개의 부근관으로 실러가 밀려나간 것을 확인할 수 있다.

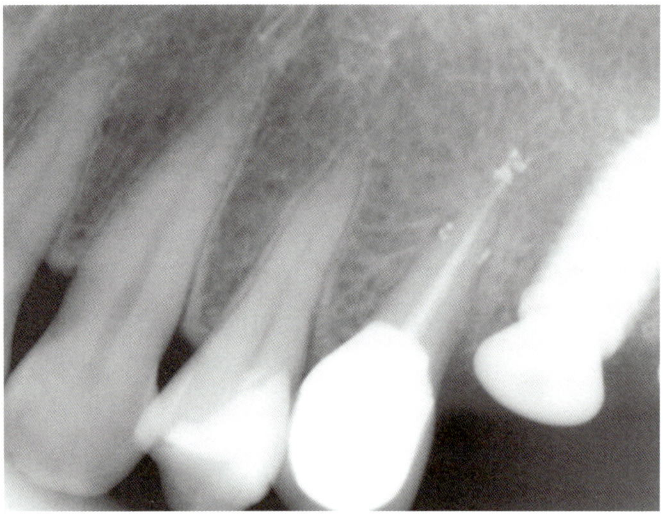

**그림 8-35** 최종보철물을 장착하고 촬영한 방사선사진.

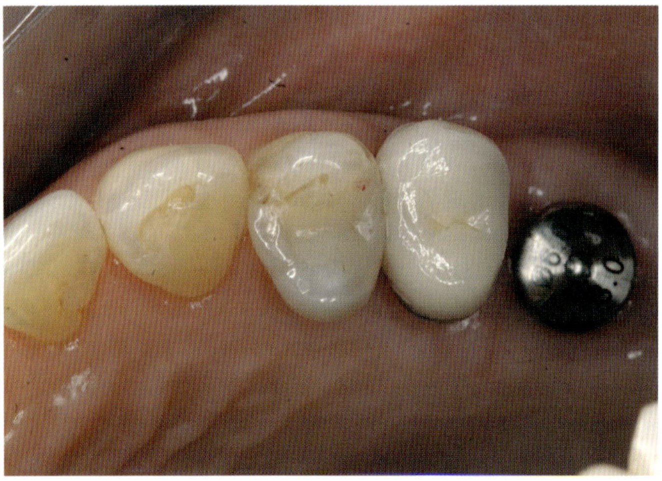

**그림 8-36** 코어를 한후 포셀린으로 최종보철물을 제작하였고, 정상적인 저작기능을 한다.

# IX 복잡한 canal system 정복하기

Case 1

## Acute periodontal abscess 의 치료(51세, 남)

주소: 너무 아파서 한 잠도 못 잤어요.

Key words: pain, 재치료, gumboil

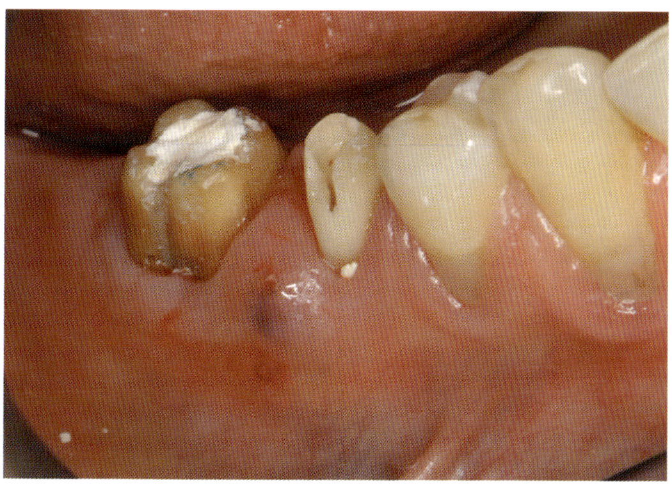

그림 9-1 심한 동통을 호소하여 보철물을 제거하고 GP를 제거하였다.

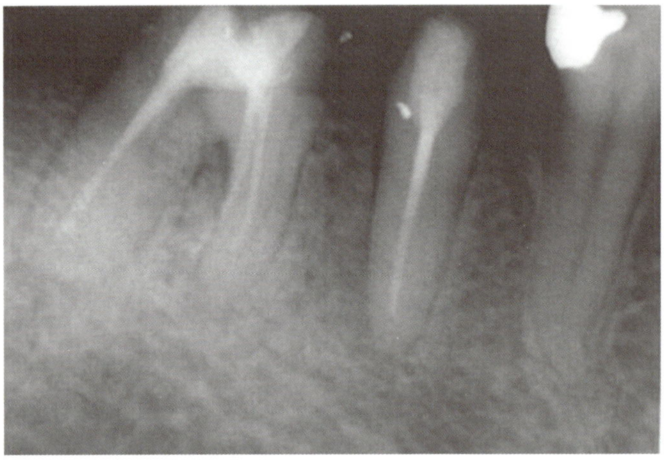

그림 9-2 보철물 제거 후의 방사선사진에서 #45, #46 치아의 근관충전이 제대로 되어 있지 않고 치근단 병소가 보인다.

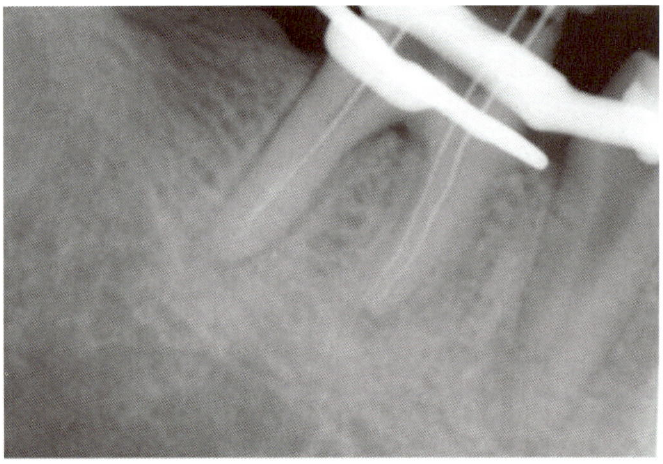

그림 9-3 먼저 #45의 GP를 제거하고, #46의 GP를 제거하는 과정이다.

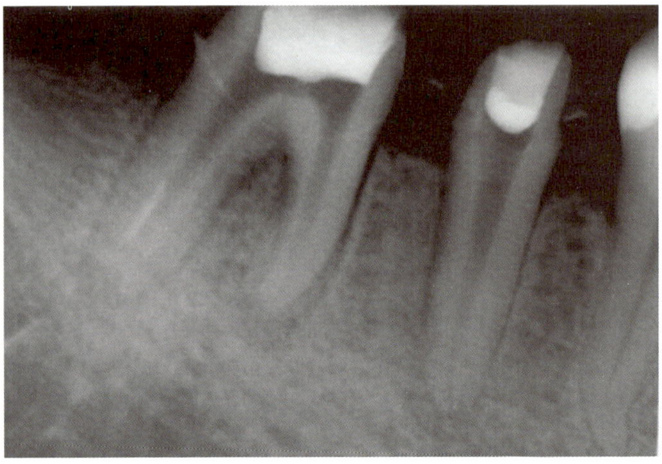

그림 9-4 GP를 제거하였으나, #46 원심협측 치근관에 아직도 남아있는 것이 관찰된다. 근관파일이 닿지 않는 사각지대인 셈이다.

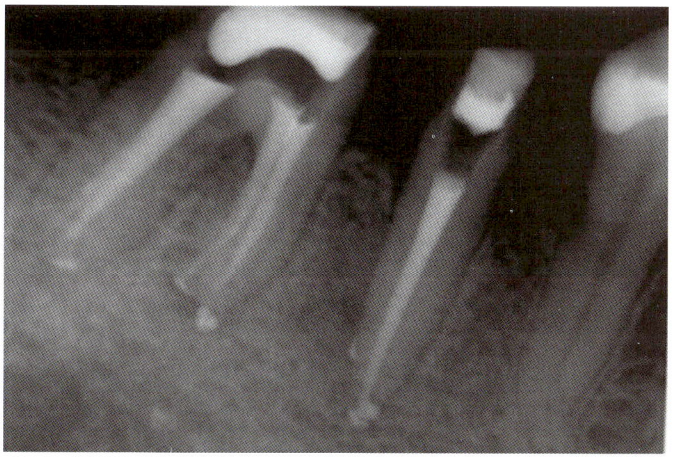

**그림 9-5** 근관치료 후 2개월의 방사선사진. #45 치근의 원심면에 부근관이 보이고, #46치아는 4개의 근관이 관찰된다.

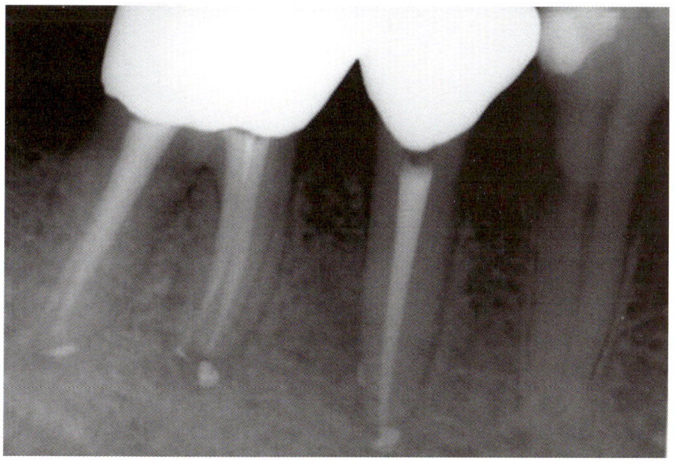

**그림 9-6** 골드 크라운으로 최종보철물을 제작하였다.

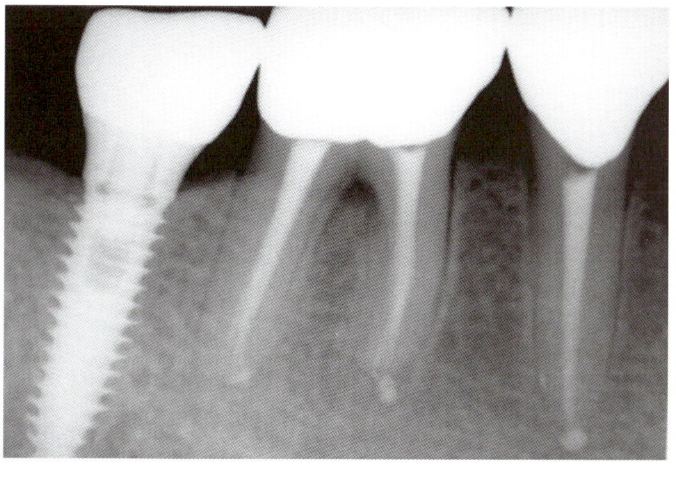

**그림 9-7** #47 부위에 임플란트를 식립하여 교합의 안정성을 부여했다. 근관치료 후 1년 3개월의 방사선 사진으로 치근 주위에 치조백선이 잘 형성되어 있고, 임상적으로도 기능을 잘 하고 있었다.

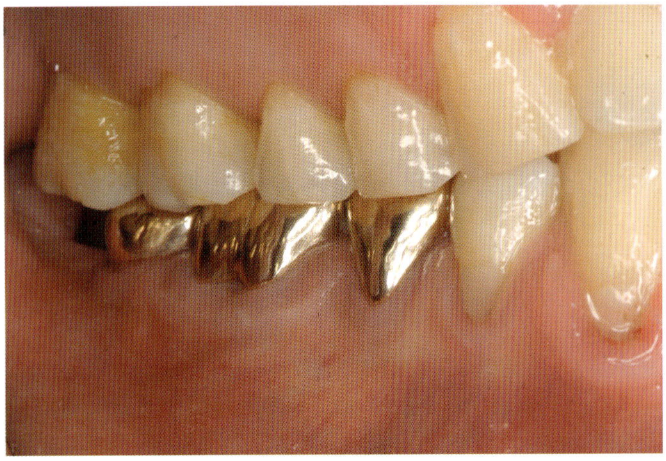

그림 9-8 1년 3개월 후의 구강내 사진으로 안정적인 교합과 치주관리를 보여주고 있다.

*** Patency의 중요성**

위의 환자는 GP를 제거하고 귀가한 다음 밤잠을 잘 수 없을 만큼 심한 통증을 겪고 이틀 후에 내원하였다. 처음에는 Root-Zx 상에서 patency를 확인하며 근관확대를 시행하였으나 그 이후 과정에서 apex가 막혔던 것이다. 근관확대 후 마지막 과정에서 patency를 다시 확인했어야 했는데...다시 뚫어주니 막혀있던 구멍을 통하여 pus가 나오고 환자는 시원해하고.

가끔 치료중인 치아가 멀쩡했다가 갑자기 아프다고 하는 경우가 있는데 이때, Root-Zx상에서 #10 K 파일로 apex를 0.5-1mm정도 살짝 넘어가게 하여 patency를 확보해주면 통증이 해소된다. 이와같이 치근단의 염증이 있는 경우는 특히 patency를 확보해 주는 것이 중요하다고 사료된다.

Case 2

## 놓친 근관으로 인하여 생긴 병소가 있는 치아의 재치료 (60세, 여)

주소: 아래 어금니 부분에 묵직한 느낌이 있어요.

Key words: 치근단 병소, 재치료, 레이저, 치유

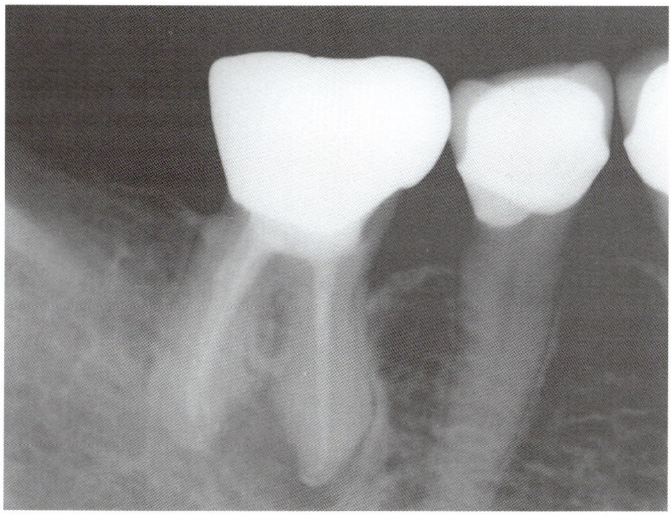

그림 9-9 초진 방사선사진에서 근심치근단 주위에 광범위한 병소가 확인된다.

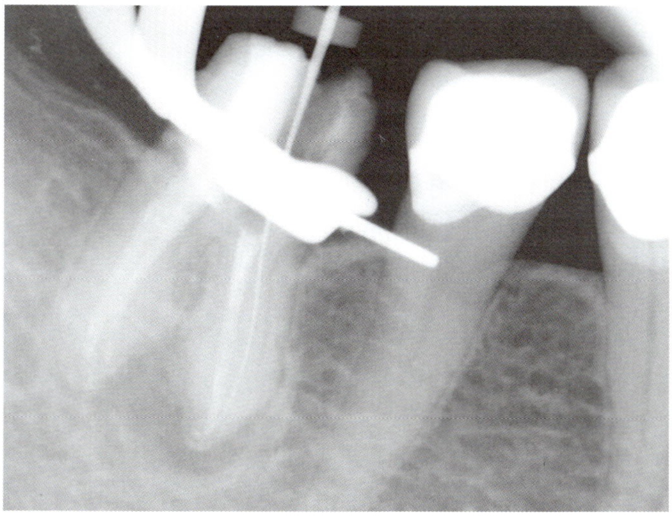

그림 9-10 병소의 원인이 근심치근에 있는 것으로 보여 원심치근은 손대지 않고 근심근관만 재치료하려고 들어가니 근심설측근관이 놓쳐진 상태였다. 레이저를 이용하여 설측근관을 찾고 근관확대 및 세척하였다.

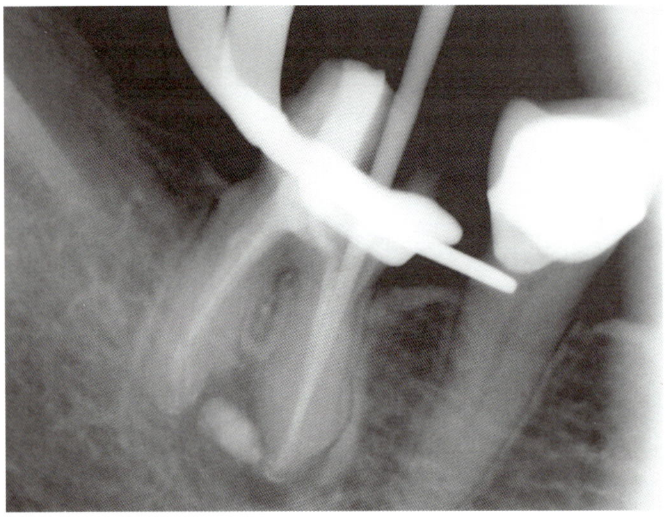

그림 9-11 근관 내에서 염증성 삼출액이 많이 나와 수산화칼슘제재로 2주간 충전한 후, GP로 근관충전 하였다. 치근단주위에 수산화칼슘재제가 다량 넘어간 것이 확인되나 환자는 이로 인해 특별한 불편함을 느끼지는 않았다.

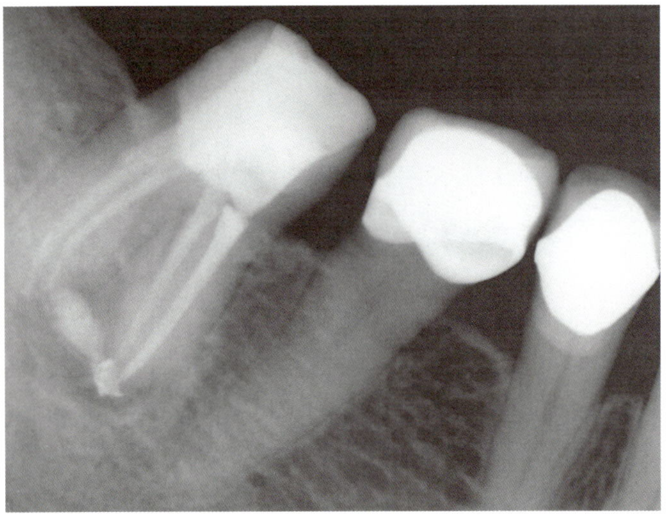

그림 9-12 GP와 AH26을 이용하여 근관충전을 한 상태이다.

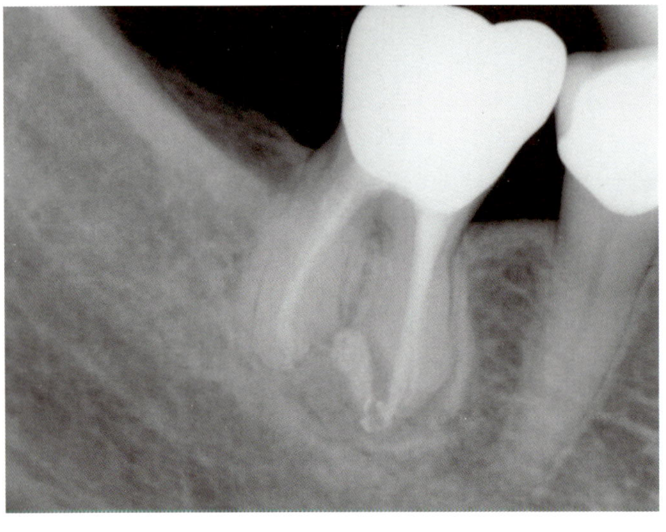

그림 9-13 최종 보철물을 장착하였다.

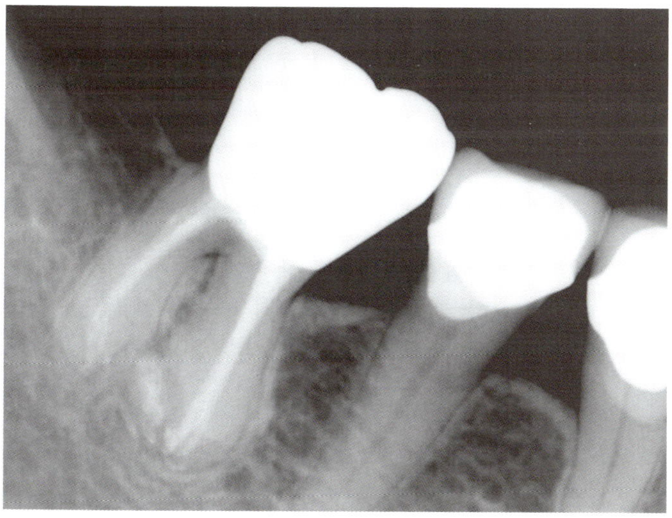

그림 9-14 최종 보철물 장착후 2년 6개월의 방사선 사진으로 치근단 주위 병소가 치유된 것을 볼 수 있다.

**＊ 다근관 치아의 재근관치료**

모든 근관을 제거하고 치료하는 것이 원칙
이겠으나 간혹 치근단이 깨끗하고 치수강을
열고 들어갔을 때 코어의 변연누출이 없고
근관 입구의 GP 충전상태가 깨끗한 근관은
남겨두고 원인이 되는 치근만 치료하기도
한다. 위의 환자는 치관부위에 광범위한 코
아가 되어있고 floor도 깊고 입도 크게 벌
어지지 않아 어려움이 있어 원인이 확실한
근심 근관만 치료한 증례이다.

Case 3

## 광범위한 치경부 아말감 수복에 의한 치근단 농양 (59세, 남)

주소: 잇몸에 볼록한 게 나와 있어요.

Key wards: gumboil, large periapical abscess, 부근관

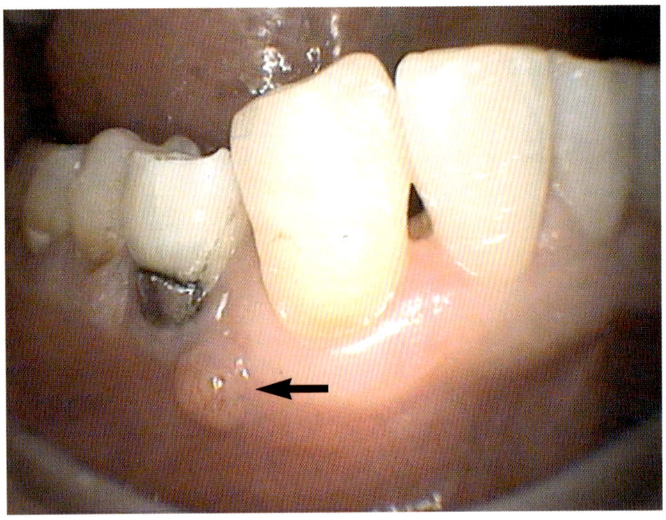

그림 9-15 내원 첫날 촬영한 임상사진에서 #45 치경부 치은 연하까지 깊게 충전된 아말감과 gumboil (화살표)을 볼 수 있다.

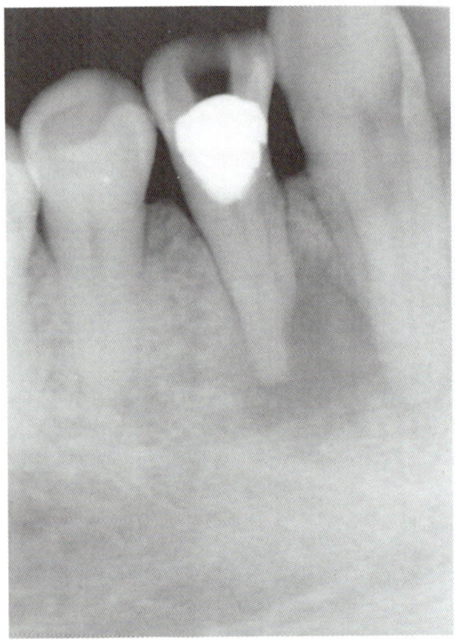

그림 9-16 협측 치경부에 광범위하게 수복된 아말감으로 인하여 근관입구를 찾는데 어려움이 많았다. 치수강을 오픈하고 근관 입구를 찾는 과정에 여러 장의 방사선사진을 촬영함으로써 천공을 예방할 수 있다.

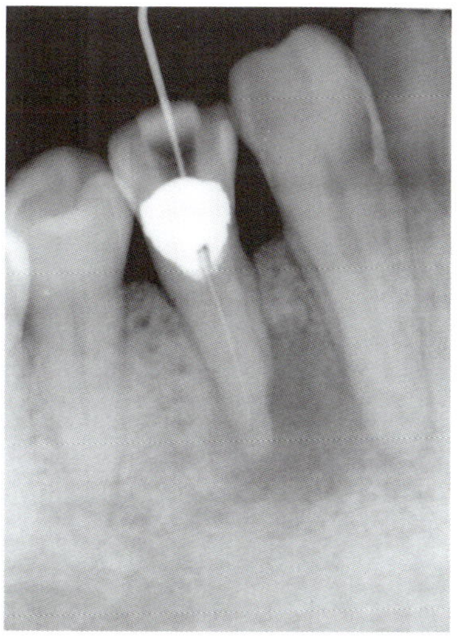

그림 9-17 근관입구를 찾아 근관장을 측정하였다. 방사선사진상에서 근관이 두 개 있을 것처럼 보이나 굵은 근관 하나에만 파일이 들어갔다.

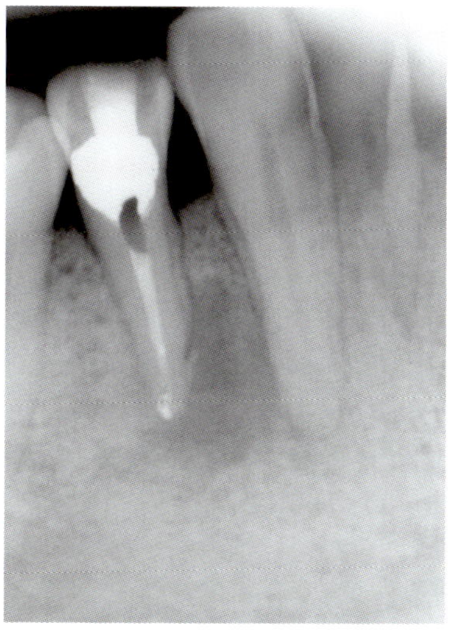

그림 9-18 열연화수직가압법으로 근관충전 후 사진에서 apical 1/3부위의 충전상태가 희미해 보인다.

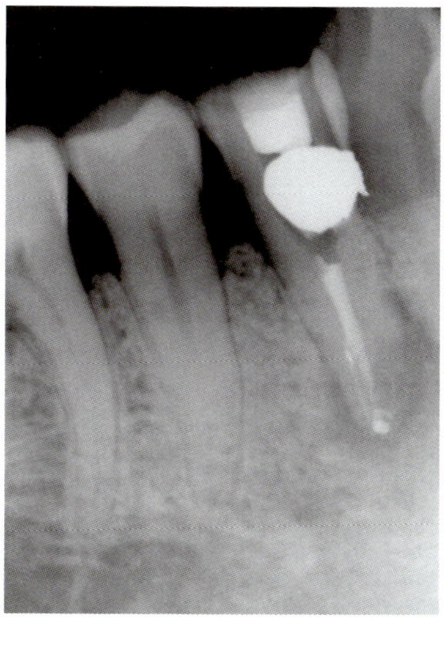

그림 9-19 수평 각도를 바꾸어 방사선사진을 촬영한 결과 실러로 채워진 부근관이 관찰된다.

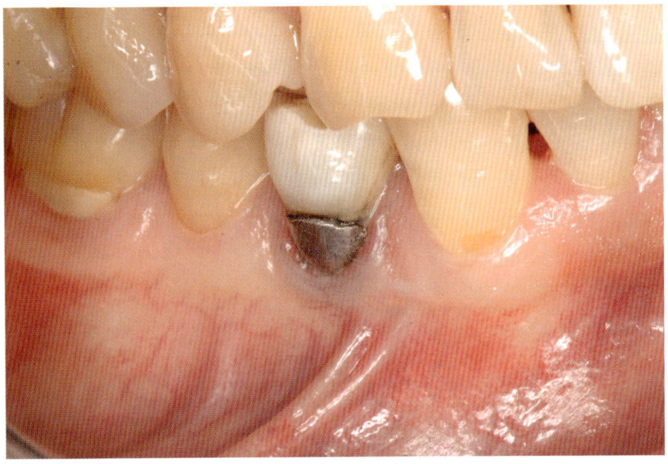

그림 9-20 근관충전 후 임상사진으로 gumboil이 소실되었다.

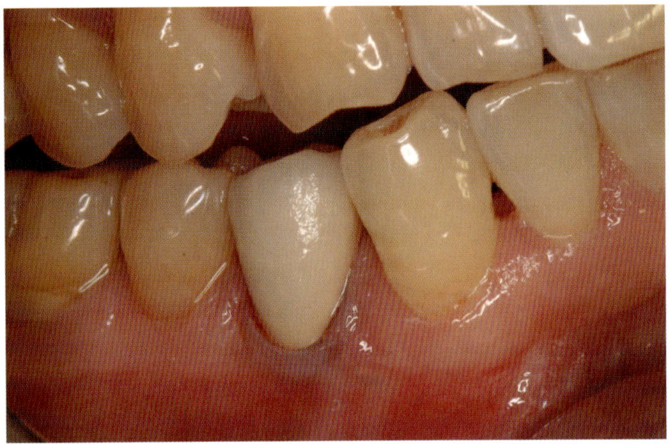

그림 9-21 최종 보철물을 장착하였다. 환자가 원하여 밝은 치아 색으로 결정하였다.

Case 4

## 변위된 위치의 치근단공 (59세, 남)

주소: 치아가 검게 보여요.

Key words: 치아변색, MTA, 치근단공

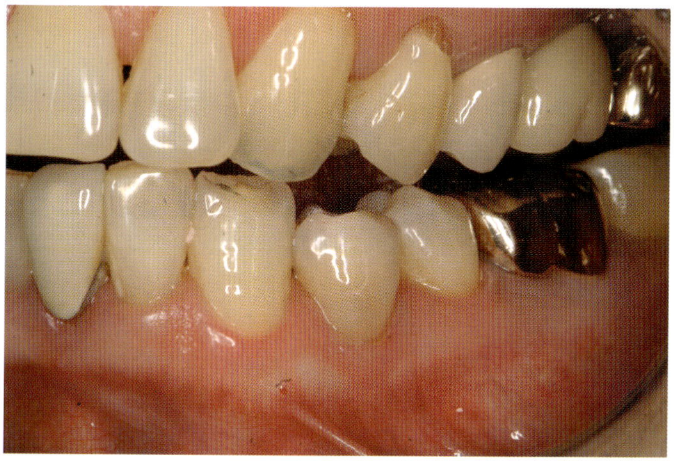

그림 9-22 #34 치아가 grayish하게 변색된 초진 임상사진.

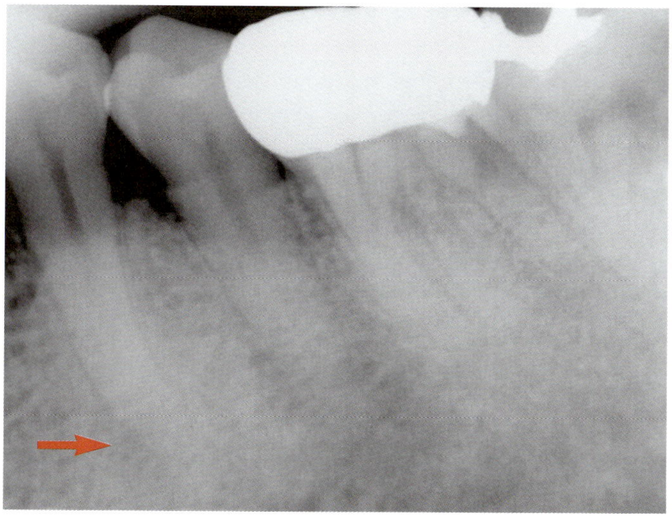

그림 9-23 #34 apical 1/3부위 치근의 근심 치조골에 병소가 확인된다(화살표).

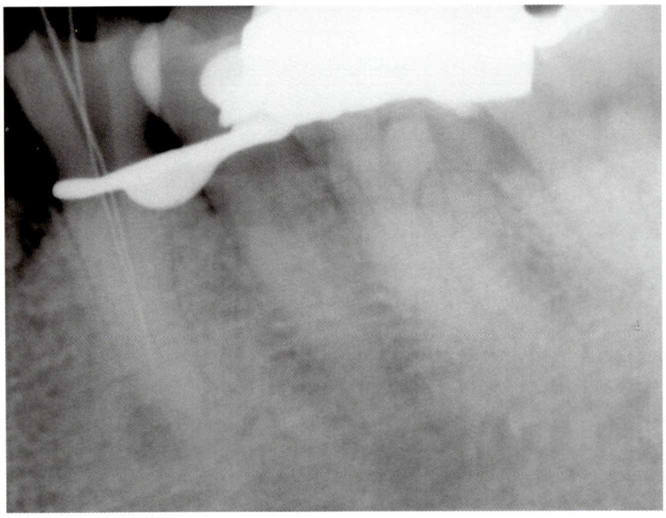

그림 9-24 주근관이 치근단의 중심으로 향하지 않고 위와 같이 편측으로 변위되면서 진행하여, 방사선 사진 상에서는 under된 것처럼 보이나 근관장측정기 상에서 apex 사인을 보이므로 근관장 측정시 이를 고려하여 작업장을 결정해야 한다.

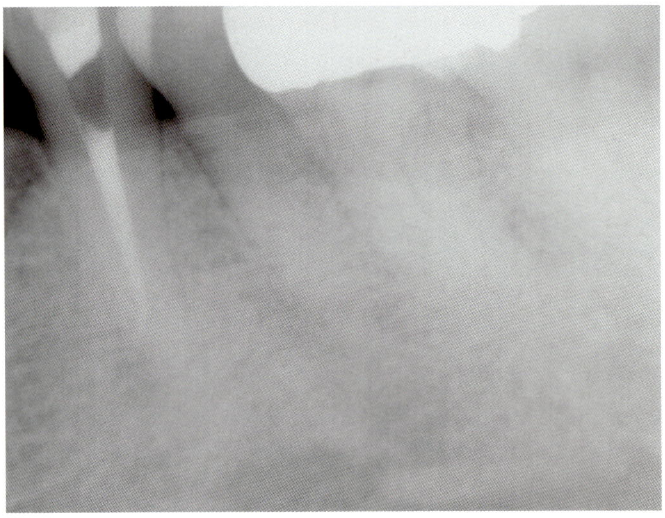

그림 9-25 OrthoMTA로 근관충전을 마친 방사선 사진.

* 상기환자는 소구치와 대구치 부위 설측에 광범위하게 심한 torus가 형성되어 있어 방사선상에서 치근단 부위가 선명하지 않아 답답하게 보인다. 치근단 부위에 대한 확신이 없었으므로 추후 apicoectomy의 가능성을 열어두고 MTA로 충전하였다.

Case 5

## 주근관과 부근관을 넘어간 실러의 흡수 (51세, 남)

주소: 보철제거 후 임플란트를 하기 원해요.

Key wards: 실러 흡수, 부근관

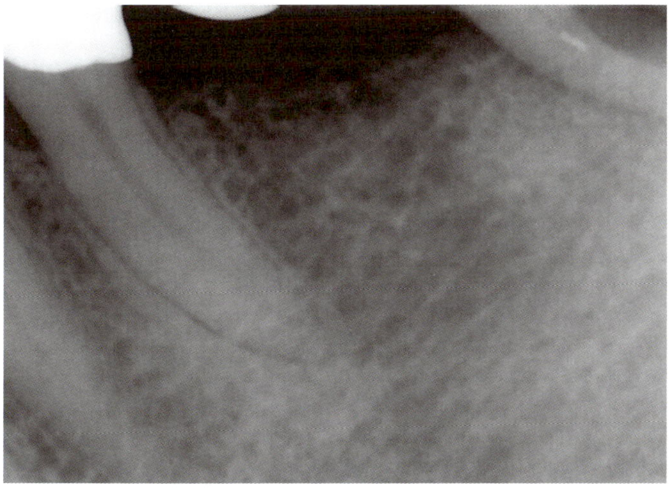

그림 9-26 초진 방사선사진으로 #37 치아가 심한 치주질환으로 발치할 상황이다.

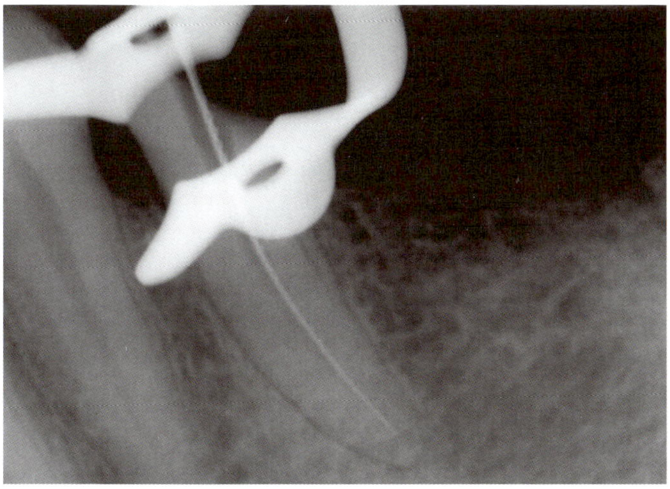

그림 9-27 보철물 제거를 했을 때, 심한 치아 우식이 관찰되어 근관치료를 시행하였다.

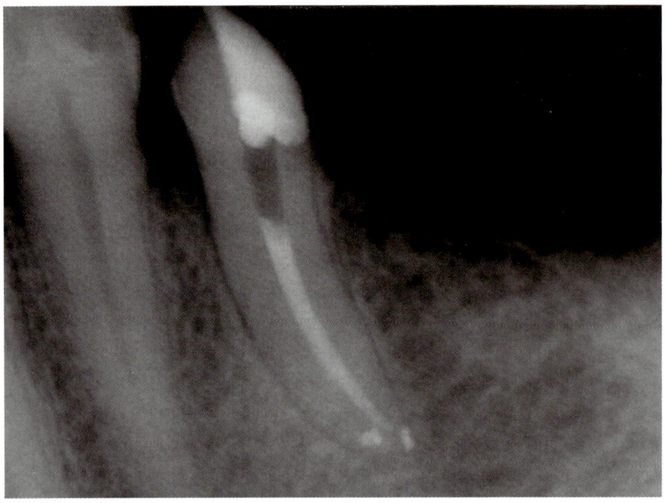

그림 9-28 근관충전 후 실러가 주근관공과 부근관공 밖으로 넘어간 것이 확인된다.

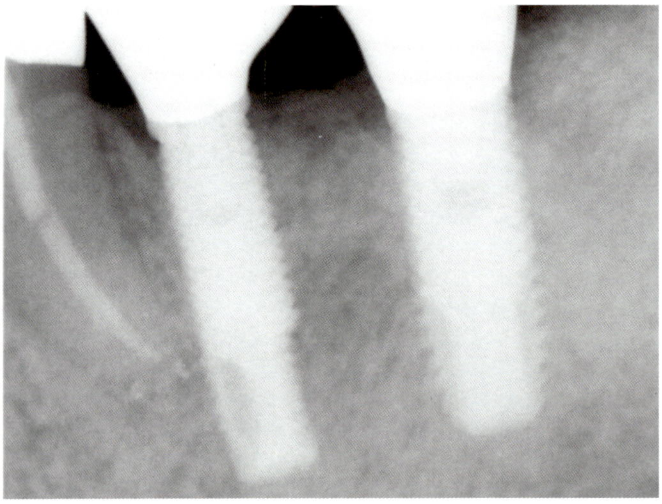

그림 9-29 구치부는 임플란트를 식립하였다. Curved 된 치아 후방에 임플란트를 식립할 경우 치근에 닿지 않도록 방사선사진을 확인하면서 식립을 해야 한다.

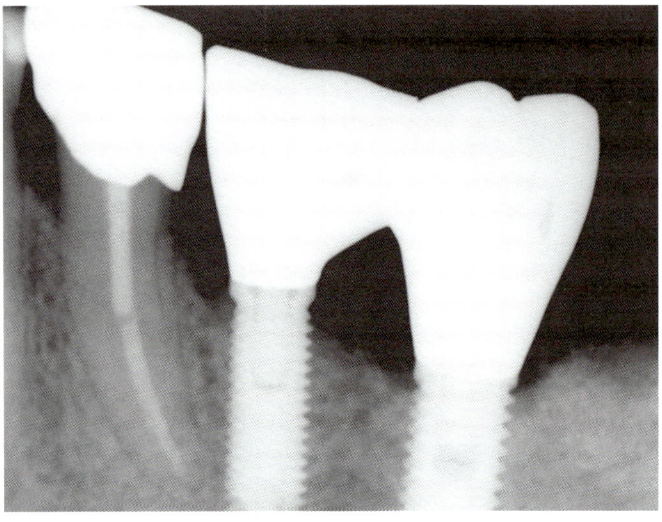

그림 9-30 근관치료 후 약 3년이 경과된 방사선사진으로서, 근단공을 넘어갔던 실러가 흡수된 것을 볼 수 있다. 일반적으로 약간의 실러가 근단공을 넘어간 것에 대하여 너무 염려할 필요는 없는 것 같다.

# Part 02
## 레이저를 이용한 자연치아살리기

# Part 02 레이저를 이용한 자연치아살리기 (Laser-aided dentistry)

Chapter 1. 레이저를 이용한 근관치료(Laser-aided endodontics)
Chapter 2. 레이저를 이용한 치주치료(Laser-aided periodontics)

현대 치과임상은 'fast, easier, and higher dentistry' 라는 방향으로 나아가고 있고 'minimally invasive dentistry' 를 추구하고 있다. 환자와 술자가 모두 안전하고 편리하면서 빠르고 질 높은 의료를 원하므로 거기에 맞는 'high technology' 가 요구되고 있다. 그런 테크놀로지중의 하나로 레이저치료는 메디칼 영역에서는 이미 일반적인 치료로 각광을 받고 있다. 치과계에서도 레이저의 사용이 증가하고 있지만 구강조직의 구조적인 특성상 치과 레이저의 개발, 연구 및 임상적 활용이 의료계에 비해 미흡한 것이 사실이다. 치과임상은 근관치료와 치주치료가 많은 부분을 차지하게 되는데, 치과 레이저는 이러한 근관내의 미세하고 복잡한 근관시스템과 깊은 치주낭을 포함한 치주질환의 영역에 접근하기 위하여 독특한 구조와 기능을 가지고 있어야 한다. 치과 레이저는 물, 혈액 그리고 하이드록시아파타이트 등에서의 적절한 흡수율과 안정성이 보장된 조직 침투력, 근관과 치주낭과 같은 복잡하고 독특한 구조 내에서 충분한 파워를 나타낼 수 있어야 한다. 이러한 조건을 만족시키기 위해서는 좀 더 체계적이고 지속적인 치과 레이저의 연구와 개발이 필요한 것이 사실이다.

여기서는 치과계에서 사용되고 있는 많은 레이저 가운데, 1994년에 개발된 치과 레이저로서 비교적 오랫동안 사용되어 온 Nd-YAP(1,340nm) laser (Lokki YAP, 프랑스)를 사용하였다. 이 레이저의 특징은 고출력을 가지고 있고 안전한 조직침투력(100um)과 맥동성 방출을 보이며, 직경이 220㎛와 320㎛인 두 가지 광섬유가 있어 근관내 뿐만 아니라 깊은 치주낭과 치근 이개부와 같은 부위에도 접근이 용이하여 강력한 bactericidal effect를 보이는데 있다.

# Chapter 1. 레이저를 이용한 근관치료 (Laser-aided endodontics)

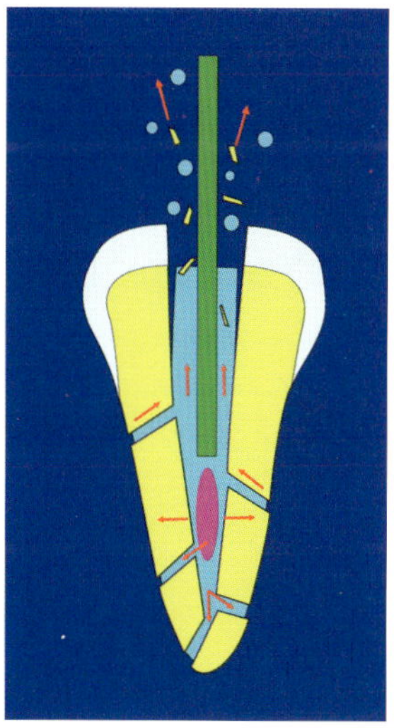

그림 1 Nd-YAP 레이저의 근관세척 및 소독의 모식도.

성공적인 근관치료를 위한 가장 중요한 부분은 복잡한 근관 시스템으로부터 모든 잔사와 세균을 철저히 제거하는 근관세척 및 소독과정이라 할 수 있다. Blum과 Abadie는 manual preparation 단독보다는 subsonic device와 레이저를 함께 사용했을 경우 가장 근관세척 효과가 우수하였다고 보고하면서 레이저가 근관세척에 중요한 작용을 한다고 보고하였다[1]. 이와 같이 근관세척 중에 레이저를 사용하면 열 효과(thermal effect), 물리적 효과(mechanical effect) 및 광화학 효과(photochemical effect)에 의해 근관내 박테리아 뿐 만 아니라 유기물과 무기질 잔사가 충분히 제거된다. 특히 물리적 효과 중 광음파 효과(photoacoustic effect)와 공동현상 효과(cavitation effect)에 의해 파일이 접근할 수 없는 복잡한 근관계 내의 충분한 소독이 이루어진다. 그리고 열 효과와 광화학 효과에 의해 NaOCl의 약물 효과가 극대화 된다[2,3](그림 1).

Periradicular inflammatory diseases는 근관내의 세균의 증식에 의한다. 근관내 세균은 근관벽, lateral canal, delta, 부근관 등에만 존재하는 것이 아니라 주변의 상아세관내로 침투해 들어간다. 이와 같이 근관치료 실패의 주된 원인은 상아세관내의 세균이라 할 수 있는데, 특히 Enterococus faecalis는 매우 쉽고 빠르게 외측 상아세관을 침투할 수 있고, 다른 미생물들과 성공적으로 경쟁할 수 있는 능력을 가졌을 뿐 아니라 감소된 영양 상태에서도 생존과 증식이 가능하다[4](그림 2).

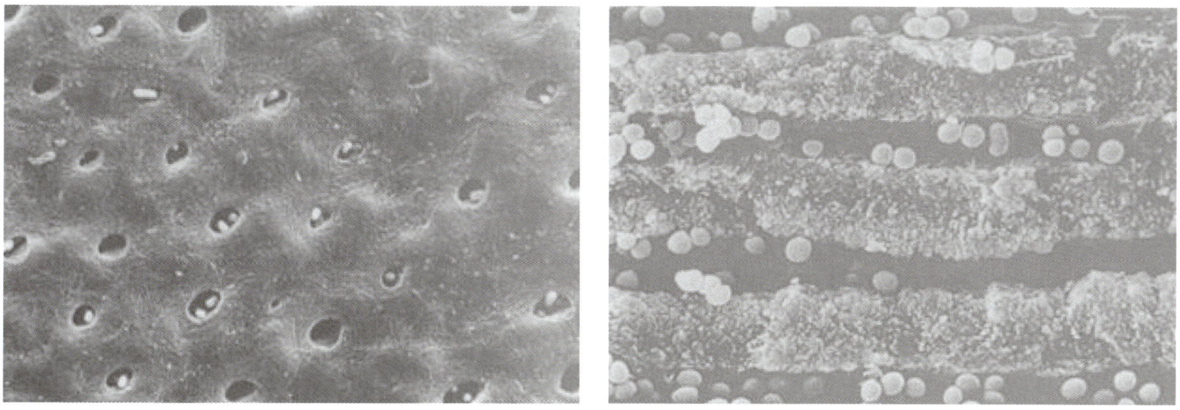

그림 2 상아세관내에 존재하는 세균(사진은 임상치의학 레이저, A. Moritz, p246, 252에서 인용함)

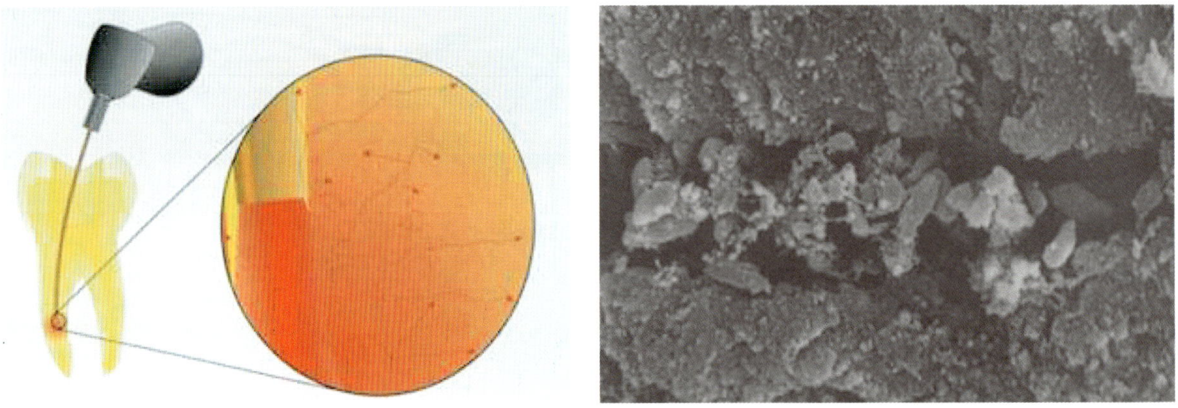

그림 3  레이저의 조사와 상아세관내에서의 살균효과(사진은 임상치의학 레이저, A. Moritz, p257, 270에서 인용함)

레이저를 조사하면 세균의 세포벽의 변화를 일으켜 살균효과(bactericidal effect)를 얻는다. 이 효과는 박테리아 세포벽내의 갑작스런 수분 증발로 주변 정상세포를 과열시키지 않으면서 순간적으로 세균를 파괴할 수 있다. 레이저 빛에 대한 세균의 반응은 세포의 상태, 레이저 빛의 파장 길이, 강도, 적용시간 등에 영향을 받으며, 광화학 반응이 중요하게 작용한다. Odor T M 등[5]에 의하면 chemical disinfectants는 상아세관내로 100㎛ 정도 침투하는 반면, 박테리아는 1,100㎛ 정도 침투하므로, 상아질 세관내로 1,000㎛ 이상 침투할 수 있는 파장영역과 파워를 가진 레이저만이 세균을 제거하는데 응용될 수 있다고 하였다[6](그림 3).

완전한 근관세척과 소독은 근관충전의 성공을 위한 준비단계이다. 레이저를 이용하여 근관충전할 때, 먼저 Lentulo를 이용하여 Zinc oxide based sealer(예, Z.O.B seal, Meta Biomed, 청주, 한국)를 근관내에 넣고 레이저를 조사한다. 레이저 조사시 강력한 에너지에 의해 sealer가 부근관을 비롯한 복잡한 근관 시스템으로 밀려들어간다(두 번째). 그 후 master cone을 넣고 System B와 Obtura를 이용하여 근관충전을 마무리 한다. 단, AH26과 같은 레진계통의 sealer는 레이저에 의해 변성이 일어나므로 사용하면 안된다(그림 4).

근관치료시 레이저의 활용이 증대되는 추세이지만 더욱 많은 연구가 필요하다. 치수내 온도상승에 의한 미세구조의 변화 및 부작용 가능성, 근관내 smear layer의 제거효과 정도, 근관 및 상아세관의 멸균 효과 정도, 레이저 치료 후 근관충전 완성도의 현미경적 관찰, 레이저의 파장길이에 따른 적절한 에너지와 적용시간, 그리고 치근단의 재생과 관계있는 섬유아세포의 활성을 생물학적으로 조절하는 문제 등 연구할 부분이 많이 있다고 사료된다.

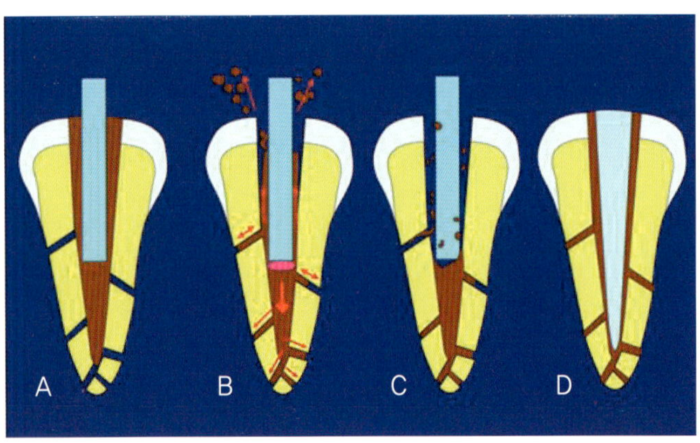


그림 4  레이저를 이용한 3차원적 근관충전 모식도
A. 근관내 실러를 넣고 화이버를 삽입한다.
B. 화이버를 치근단에서 2mm 떨어진 상태에서 처음 조사
C. 조사 후 실러가 부근관내로 밀려 들어간 상태
D. GP cone으로 충전

## Case 1

## 레이저의 cavitation effect; 근관소독의 극대화(42세, 남)

주소: 상악 어금니가 아프고 불편해요

Key words: GP 제거하기, 레이저, 근관내 소독

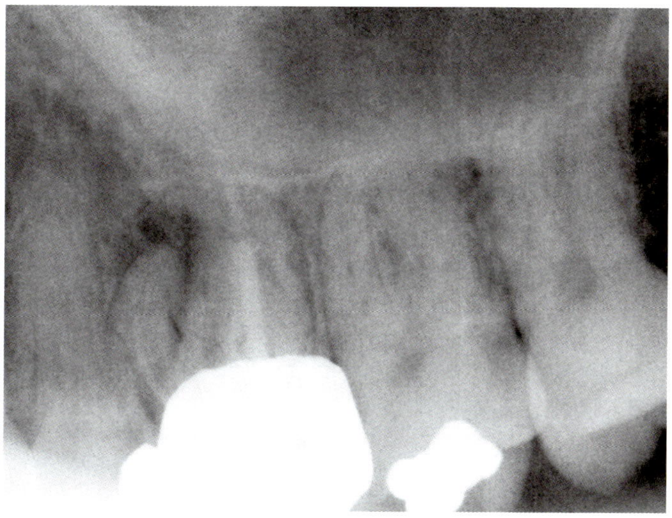

그림 1-1 초진 방사선사진으로, MB canal에 큰 병소를 보이고 있다.

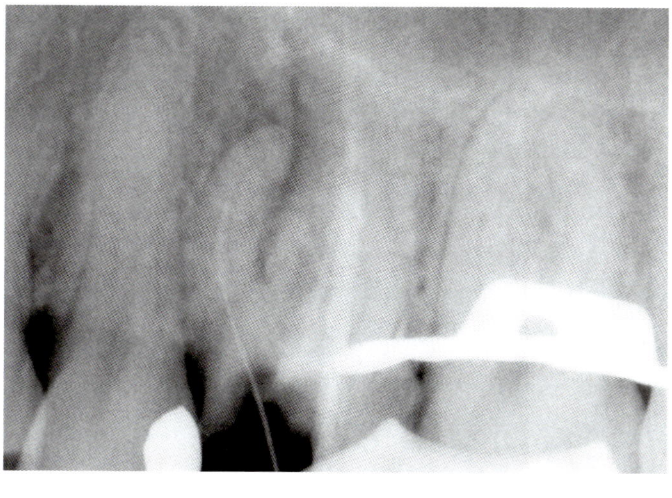

그림 1-2 GP 제거를 시도하고 있다.

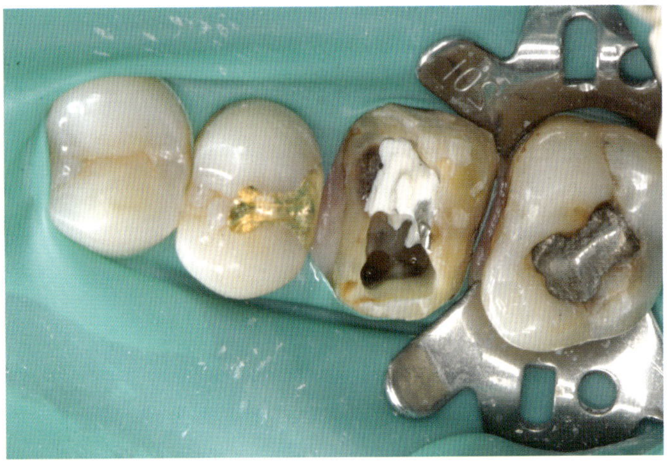

그림 1-3 구개측 근관은 코아 재료로 막혀있고 병소와 관련이 없으므로 그대로 두고 MB canal만 근관개방을 하였다.

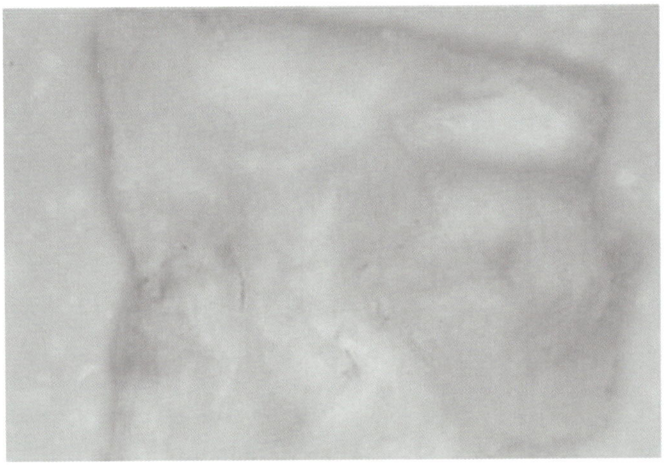

그림 1-4 레이저를 이용하여 근관내를 소독할 때 근관내의 NaOCl이 다른 곳으로 튀는 것을 방지하기 위해 근관 입구를 거즈나 cotton으로 막고 레이저를 조사하게 되는데, 하얀 색 cotton이 위와 같이 지저분하게 변했다. 레이저의 cavitation effect를 간접적으로 잘 보여주고 있다.

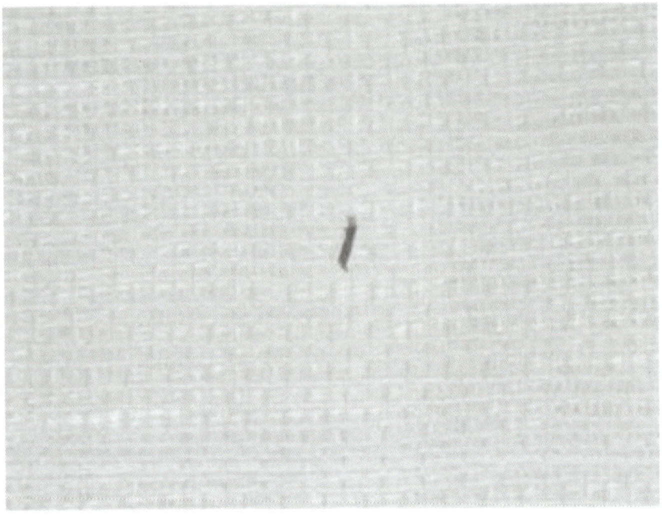

그림 1-5 근관내를 소독하기 위해 레이저를 조사하는 과정에서 근관 내에 남아 있던 GP가 떨어져 나오기도 한다. 레이저의 cavitation effect에 의한 것으로 사료된다.

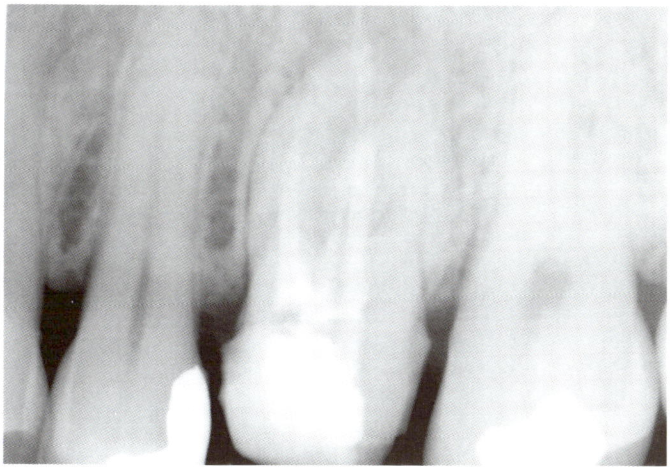

그림 1-6 아픈 증상은 사라지고 불편한 증상도 사라져 MB canal의 근관충전을 시행 하였다.

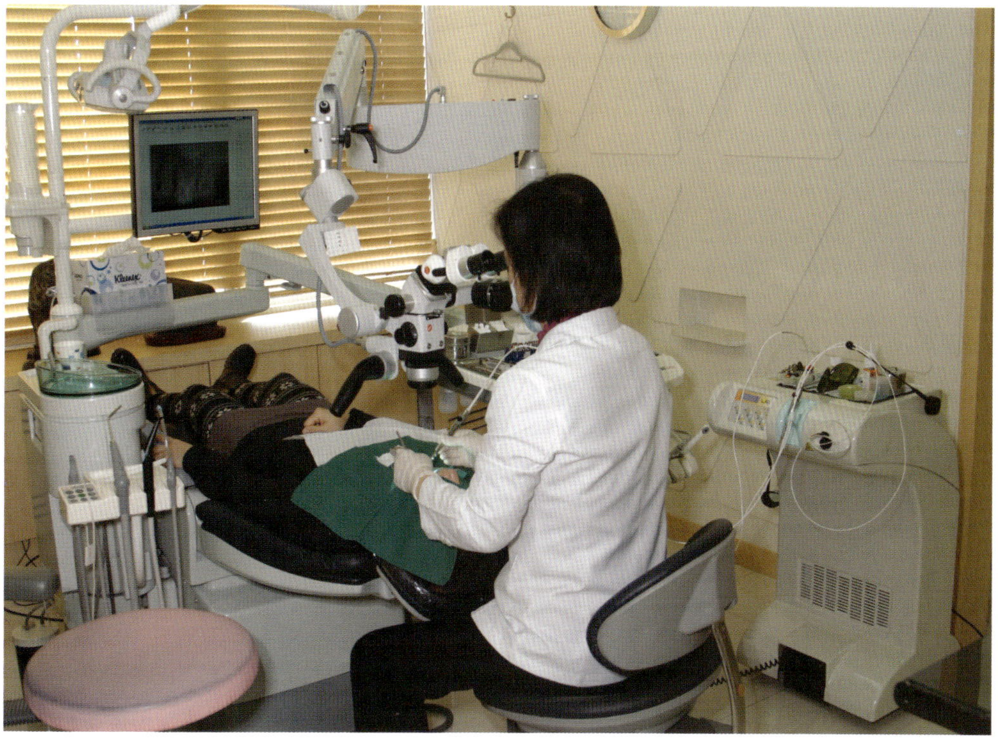

박선희 원장이 레이저와 미세현미경을 이용하여 근관치료를 하는 모습

Case 2

## 레이저를 이용한 근관치료 sequence (51세, 남)

주소: 이가 시리고 아파요.
Key wards: 레이저, 근관충전

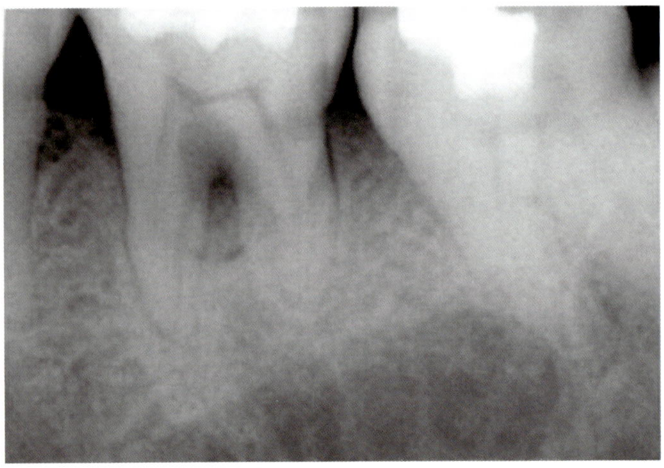

그림 1-7 초진 방사선사진으로 치근이개부의 병소가 관찰된다.

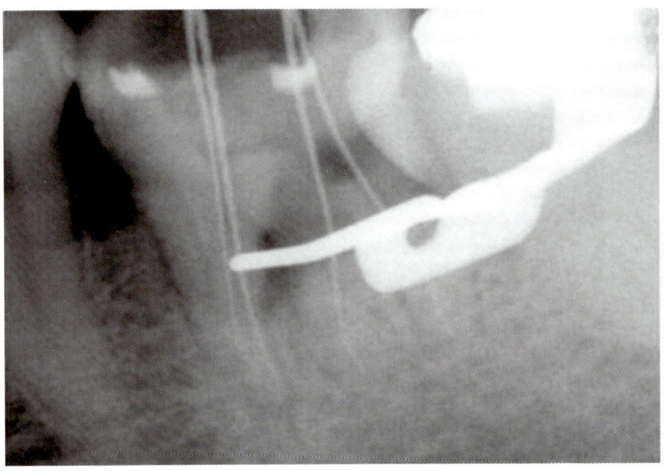

그림 1-8 근관장 측정 후 근관확대, 근관성형, 근관 세척을 시행하였다.

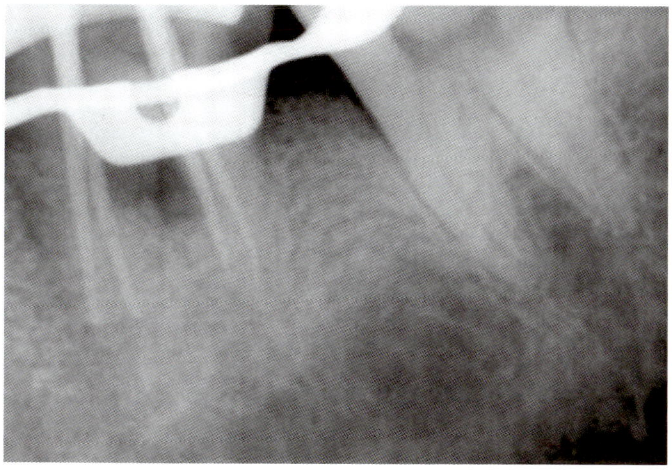

그림 1-9 Master cone을 넣고 GP의 적합성을 확인한다.

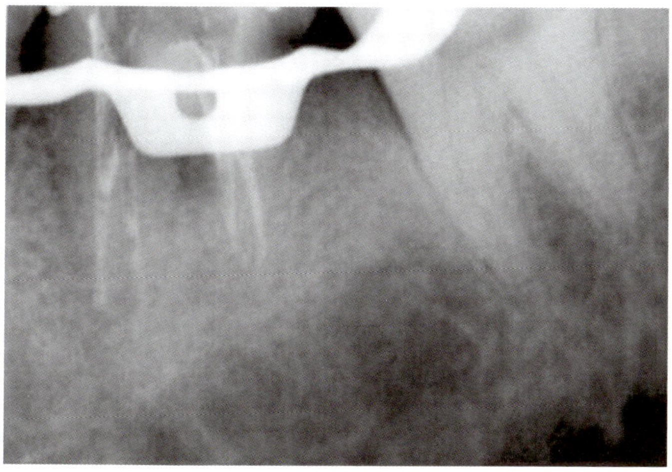

그림 1-10 Lentulo를 이용하여 실러를 근관 내에 넣는다.

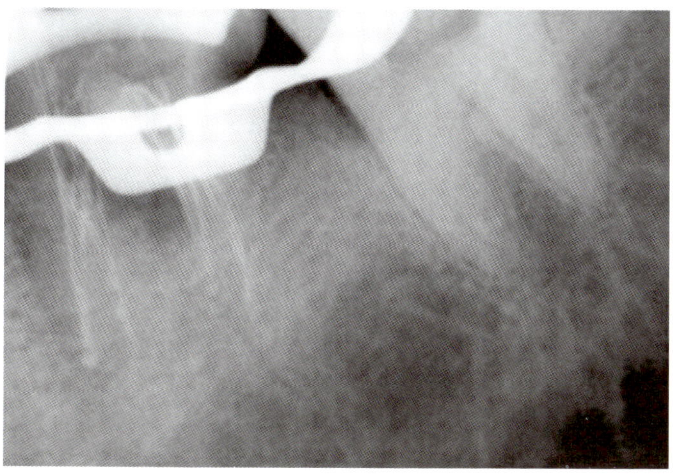

그림 1-11 실러를 넣은 근관 내에 레이저를 조사하면 실러가 부근관과 같은 복잡한 canal system에 골고루 밀려 들어간다. 이때 Zinc oxide based sealer (예, Z.O.B seal, Meta Biomed. 청주, 한국)를 사용하였으며, AH26과 같은 resin based sealer를 사용할 경우 검게 타므로 사용해서는 안된다.

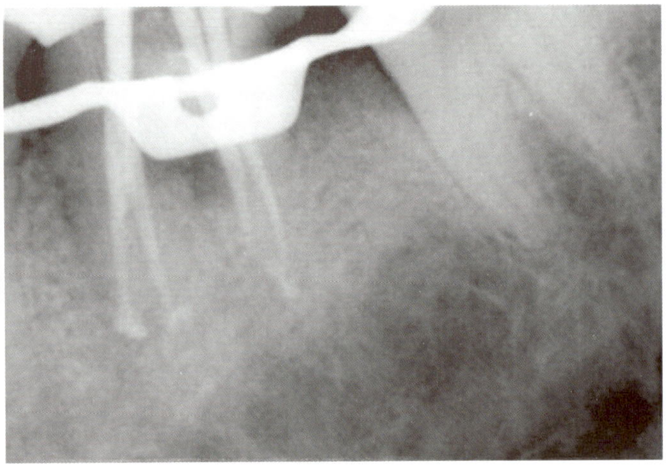

그림 1-12 Master cone을 넣은 상태로 치근단 부위에 실러가 확실히 충전되고 있는 것을 관찰할 수 있다.

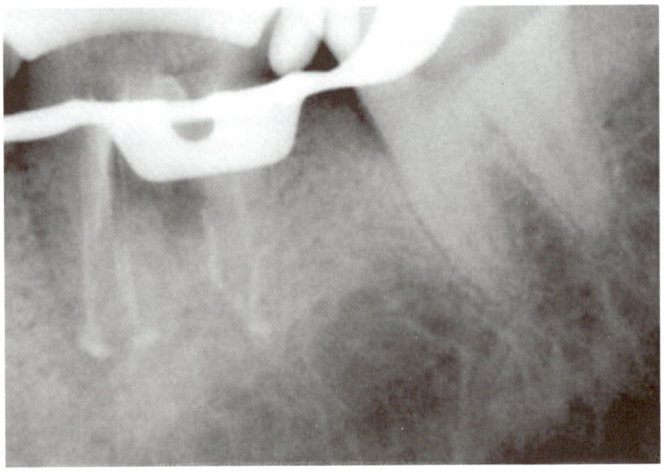

그림 1-13 System B와 condenser를 사용하여 치근단부위를 down-packing한 상태이다.

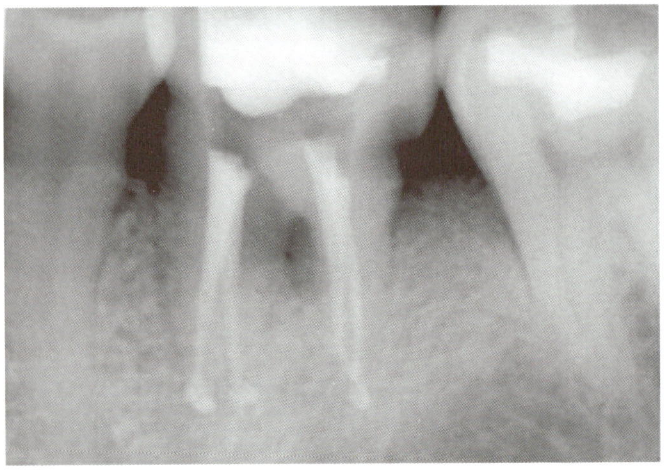

그림 1-14 Obtura를 이용하여 나머지 부분을 GP로 back-fill하여 근관충전을 한 상태로 치근단 부위의 복잡한 canal system의 근관충전이 확실하게 이루어진 것을 관찰할 수 있다.

Case 3

## 치근단 부위에서 분지된 근관의 충전 (65세, 여)

주소: 찬 음식, 뜨거운 음식에 다 아파요.

Key words: 치근단 분지, 레이저

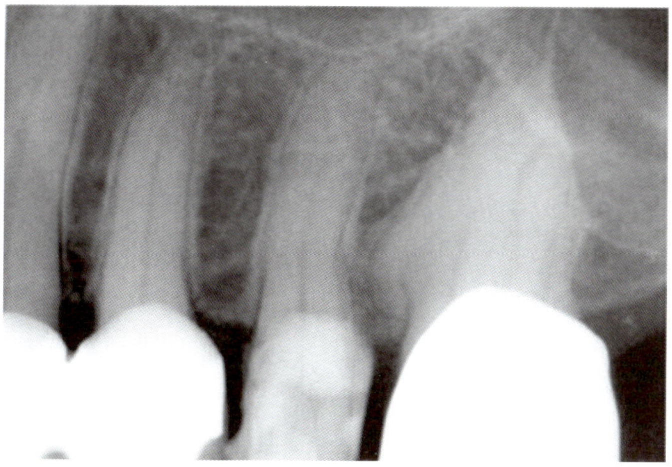

그림 1-15 보철물 제거 후 방사선사진.

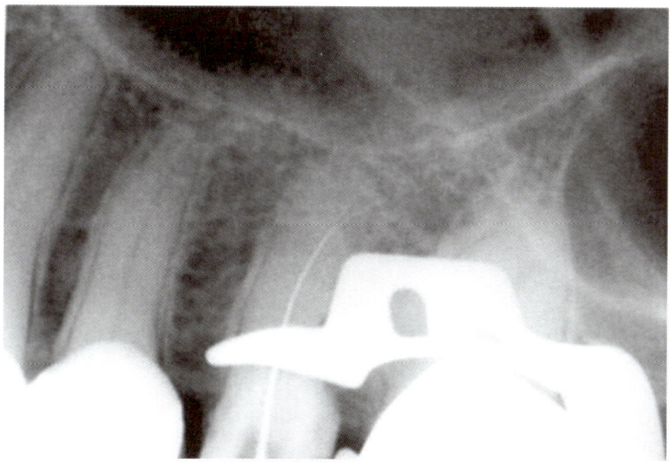

그림 1-16 치근의 apical 1/3부위에서 근관이 분지된 것을 확인 할 수 있다.

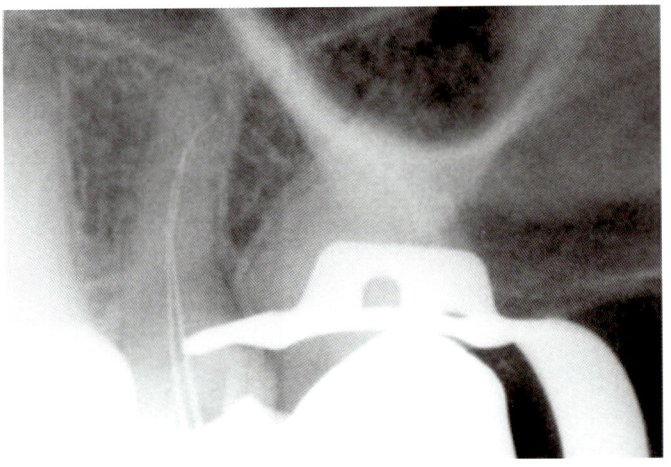

그림 1-17 수평각도를 변경하여 촬영한 방사선사진.

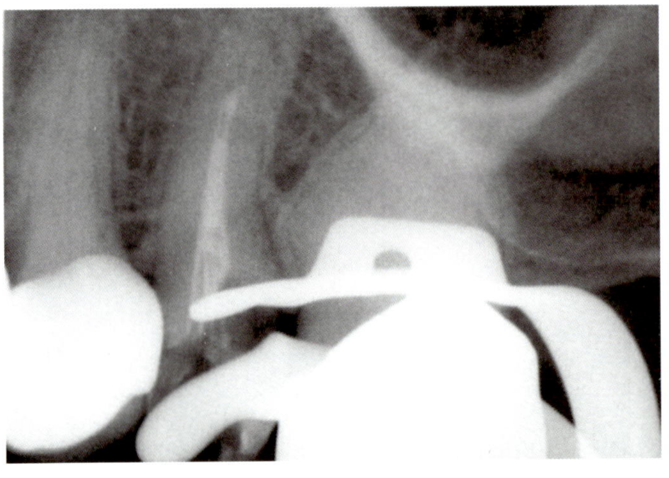

그림 1-18 근관충전 시 Lertulo를 이용하여 실러를 근관내벽에 바르듯이 근관에 넣은 후 촬영한 방사선 사진.

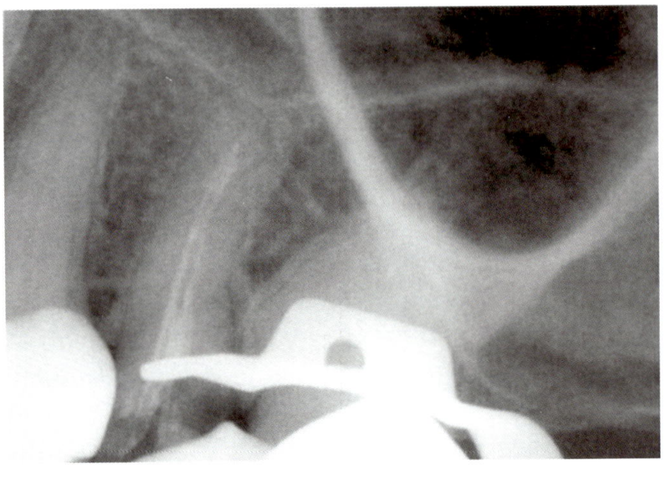

그림 1-19 레이저 파이버를 근관 내에 넣고 레이저를 조사한 후 촬영한 방사선사진에서 실러가 분지된 근관 입구까지 밀려 들어간 것을 확인할 수 있다.

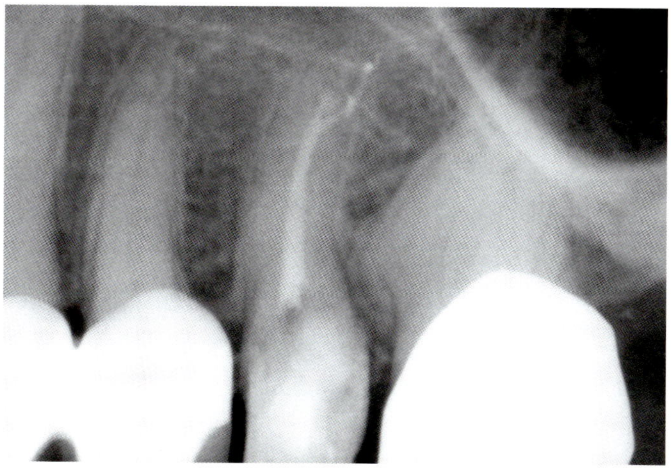

그림 1-20 열연화수직가압법으로 근관충전을 마무리한 상태이다.

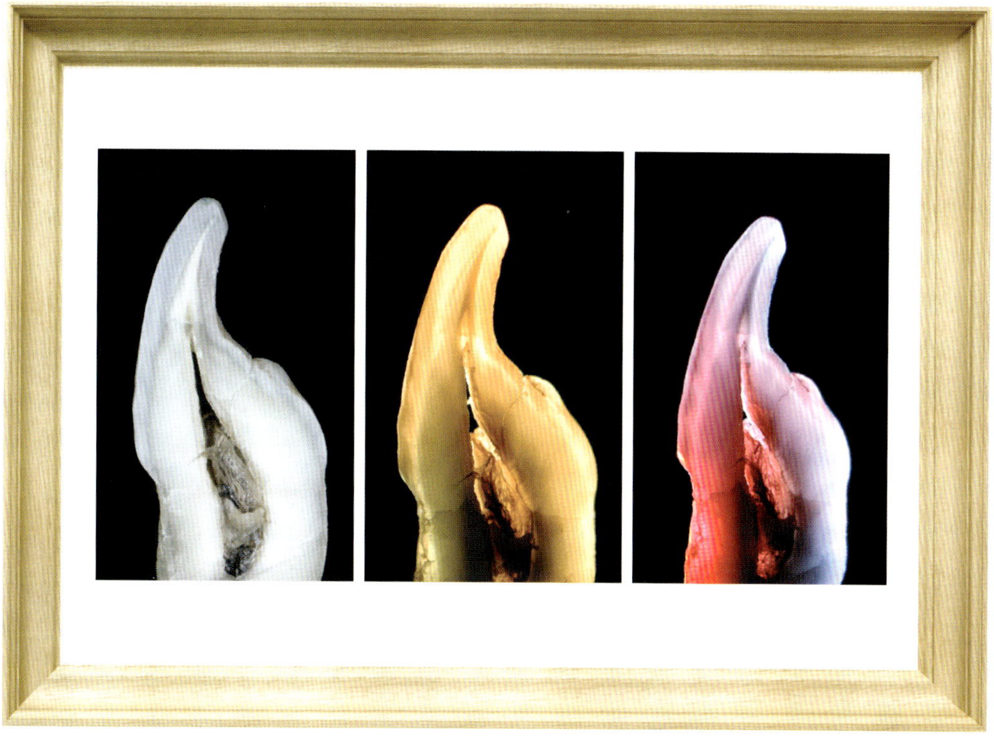

# I 복잡한 근관시스템 (부근관, lateral canal, isthmus 등)이 있는 치아

Case 1

## 재근관치료 시 레이저의 활용 (48세, 여)

주소: 상악 우측 치아에 볼록한 것이 발생하였는데, 발치하지 않고 치료하고 싶어요.

Key words: Gumboil, 재근관치료, 레이저, 부근관

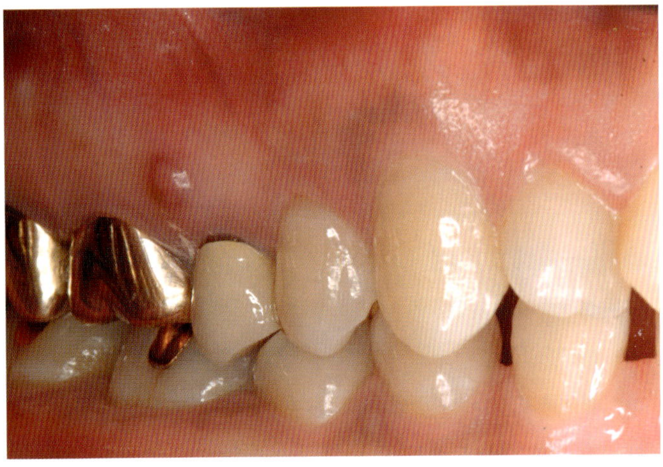

그림 1-1 치료 받았던 치과에서 재치료가 어려워 쓸 때까지 쓰라는 말을 들었으며, 지인의 소개를 받고 본원에 내원하였다. 상악 우측 제2소구치의 협측에 gumboil이 관찰되었다.

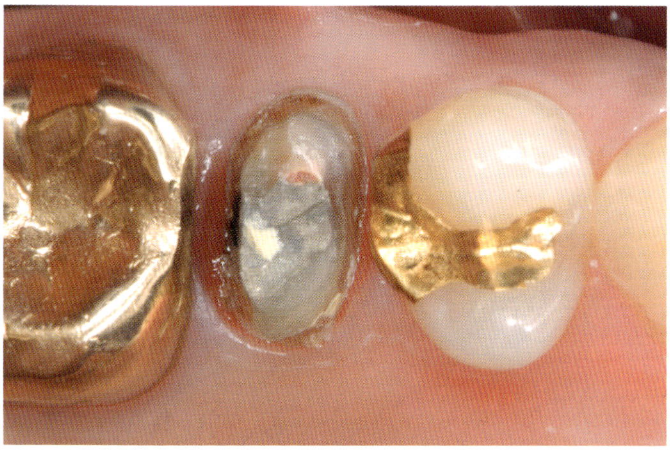

그림 1-2 보철물 제거 후의 모습으로 아말감으로 코아가 되어 있다.

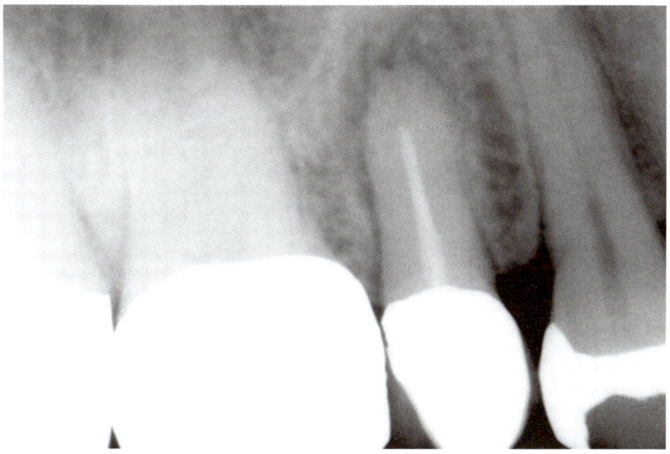

그림 1-3 방사선사진에서 불충분한 근관충전 상태와 치근단 병소가 관찰 되었다. 치근단의 원심부에 치근면을 따라 병소가 형성된 것으로 보아 이 부위에 부근관의 존재를 예측할 수 있다.

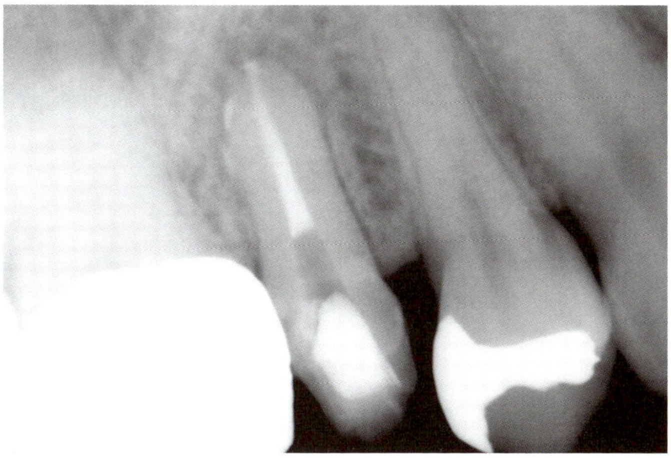

그림 1-4 GP를 제거하고 레이저를 이용하여 근관내 멸균과 충전을 한 모습이다. 치근의 apical 과 middle 1/3 부위에 두 군데의 부근관공 밖으로 실러가 밀려 나온 것을 확인 할 수 있다.

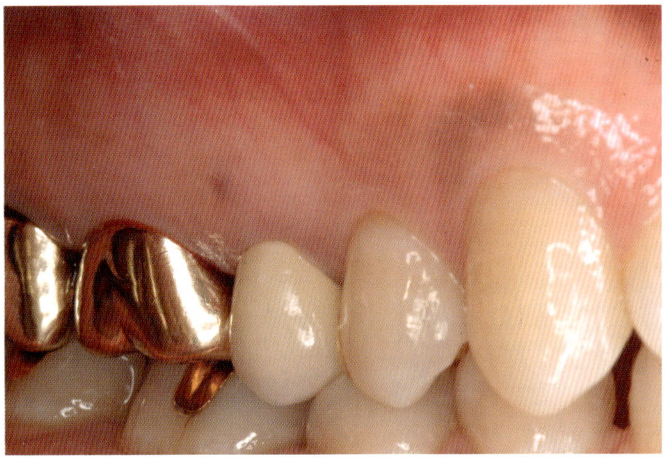

그림 1-5 PFM 보철이 완성된 후 1개월이 지난 모습으로 gumboil이 사라진 것을 확인할 수 있다. 이 환자는 다니던 치과에서 재 치료가 어렵다는 말에 절망한 상태로 본원에 내원하였는데, 발치하지 않고 재치료가 성공적으로 끝나자 너무 기뻐하였다.

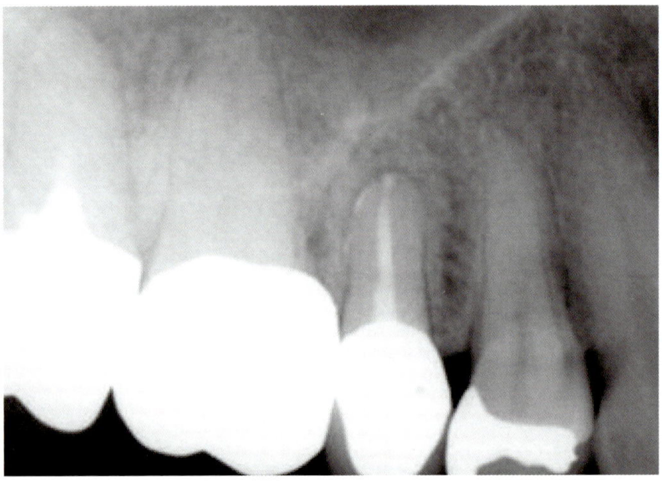

그림 1-6 치료 후 1년 경과된 방사선사진으로 치근 주위의 병소가 소실되고 치조 백선이 명확하게 형성된 것을 확인 할 수 있다.

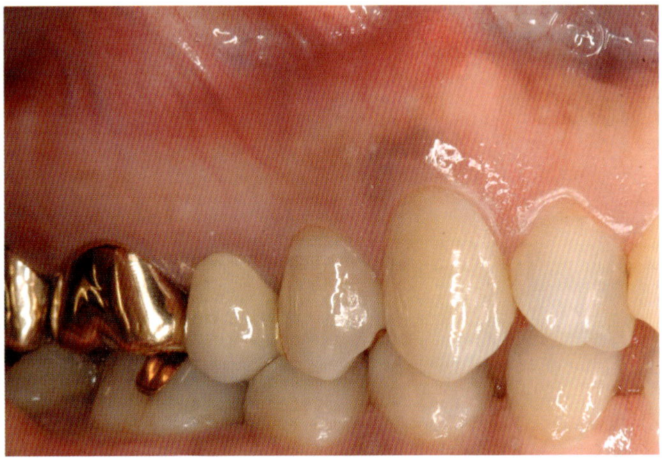

그림 1-7 치료 후 1년 경과된 구강 사진으로 gumboil이 깨끗하게 치유되고 건강한 잇몸 상태를 확인할 수 있으며 기능적으로도 아무 불편감 없이 정상적으로 잘 사용하고 있었다.

Case 2

## Lateral canal이 있는 치아의 근관세척과 충전(59세, 여)

주소: 하악 좌측 제1대구치의 동통

Key words: Lateral canal, 레이저

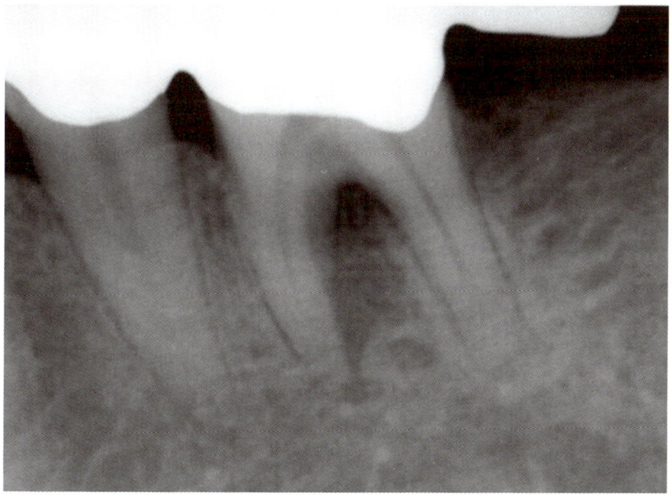

그림 1-8 위암수술을 한 환자로서 하악 좌측 제1 대구치의 이개부와 근심치근 주위에 광범위한 병소를 가지고 있다. 상악 제2대구치의 정출을 방지하기 위해 cantilever bridge로 보철 수복이 되어 있는 상태이다.

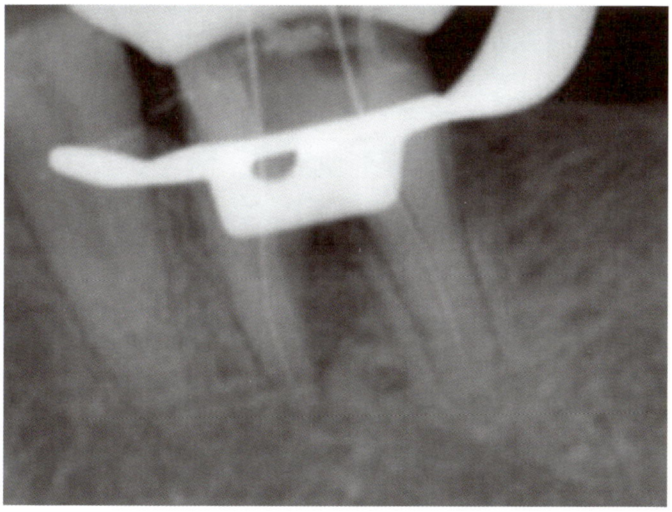

그림 1-9 보철물을 제거한 후 근관치료를 시행하였다. NiTi 파일로 근관을 확대하고 레이저를 이용하여 근관 내를 소독하였다.

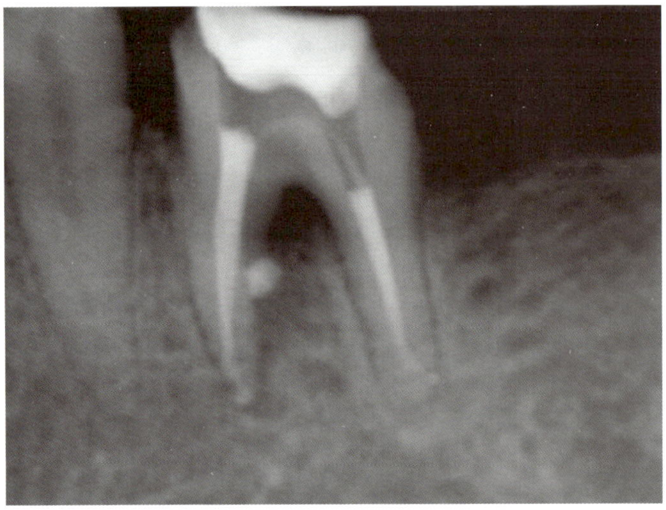

그림 1-10 System B와 Obtura를 이용하여 열연화 수직가압법으로 근관충전한 방사선사진에서 치근의 중간 부위에 있는 lateral canal이 실러로 충전된 것을 확인할 수 있다. 이와 같이 치근단공 주위가 아닌 엉뚱한 부위에 병소가 있을 때에는 부근관의 존재 가능성을 염두에 두고 NaOCl을 충분히 soaking 하는 등 소독을 철저히 시행해야 한다.

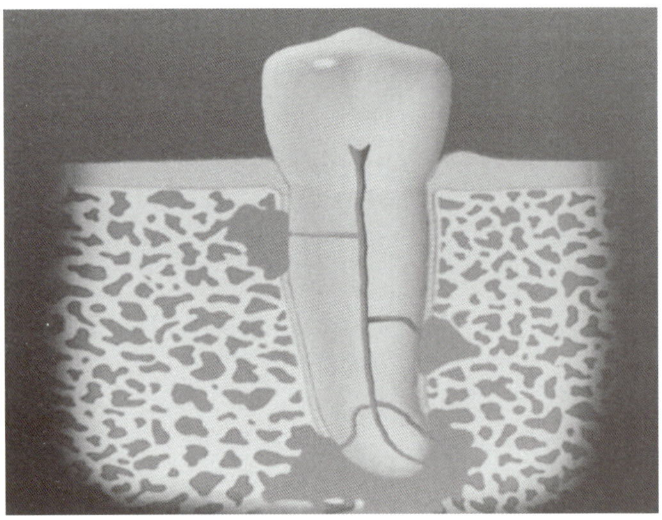

그림 1-11 Lateral canal의 모식도로서 근관소독과 충전이 어렵고 재발의 가능성이 높다(사진은 Pathways of the pulp, 8 edition, p238에서 인용함).

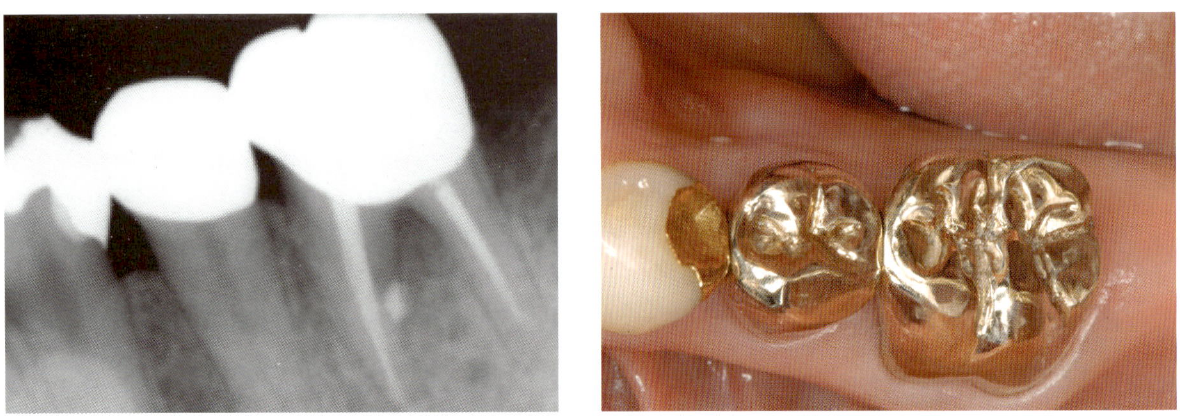

그림 1-12 근관치료 후 3개월이 지난 상태로서 초진상태와 비교했을 때 치근이개부와 근심치근 주위에 광범위한 방사선 투과성 병소가 치유된 것을 확인 할 수 있다. 저작기능은 정상상태가 되었다. 환자는 위암수술환자로 제2대구치의 임플란트 치료를 원하지 않았다.

Case 3

## Isthmus가 있는 치아의 성공적인 근관치료(25세, 남)

주소: 어금니가 심하게 아파요.

Key words: isthmus, Nd-YAP laser

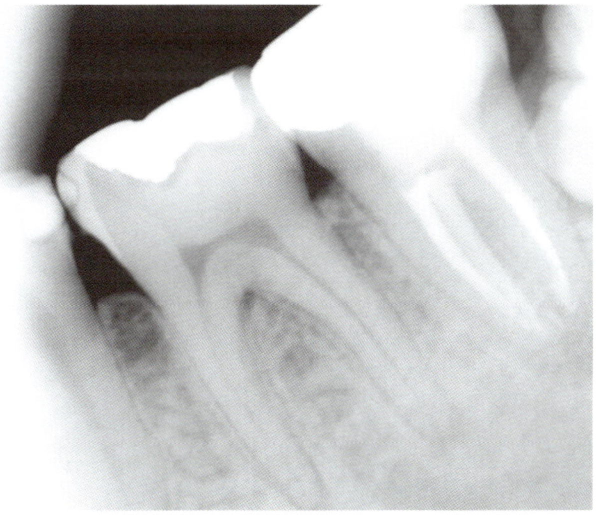

그림 1-13 초진 방사선사진으로 #36 치아의 수복물 하방에 충치가 보이고 양쪽 치근단 주위에 병소를 확인 할 수 있다. #37 치아에도 치근단 병소가 보이나 이는 만성 염증 상태이므로 환자가 호소하는 동통의 직접적인 원인은 아니다. 이와 같이 이웃한 치아에 병소가 있을 경우 감별 진단에 유의해야 한다. 상기 환자의 경우와 같이 원인 치아의 우식이나 치근단 병소가 명확히 보일 때는 상관없으나, 간혹 이런 원인 요인들이 방사선사진 상에 나타나지 않으면서 이웃한 치아에 병소가 있을 때는 오진하기가 쉽다. 타진, 온도 자극 테스트, bite stick 테스트 등을 통하여 정확하게 원인 치아를 감별해야 한다.

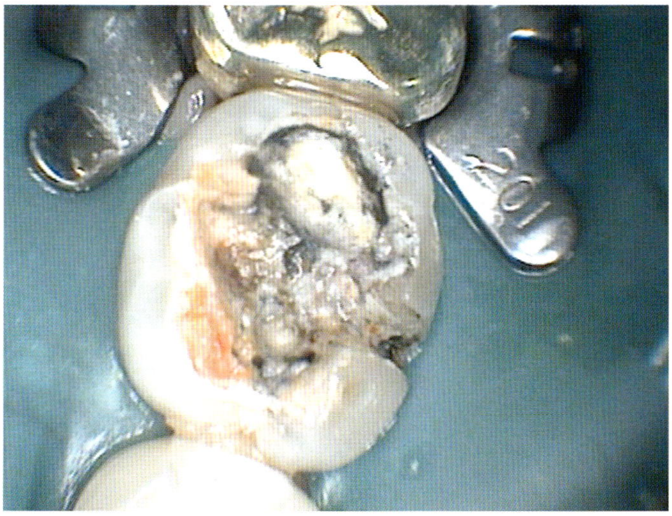

그림 1-14 #36의 골드 인레이를 제거 한 상태로서 우식이 심하게 진행 된 것을 확인 할 수 있다.

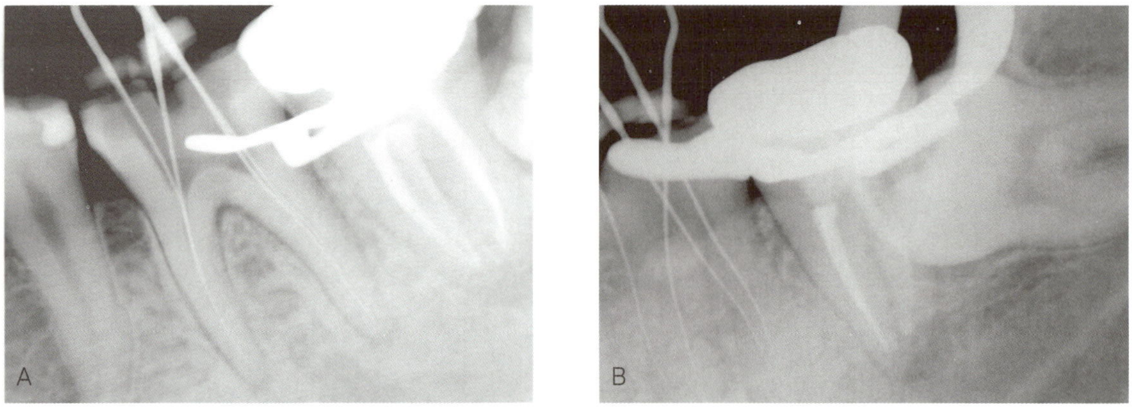

그림 1-15 A. 전자 근관장 측정기를 이용하여 근관장을 측정한 후 파일을 넣고 방사선사진을 촬영하여 근첨부까지 잘 들어갔는지 확인한다. #10 K file을 넣고 촬영하였는데 간혹 파일이 너무 가늘기 때문에 근첨부에서의 파일의 위치가 명확하게 보이지 않을 때도 있다. 그럼에도 불구하고 초기에 방사선촬영을 하는 이유는 파일이 들어간 것을 통하여 근관의 형태나 만곡도 등을 확인함으로써 근관확대 시 예측되는 어려움을 미리 예측하고 대비할 수가 있기 때문이다. B. 방사선 촬영 시 cone의 수평 각도를 바꿔 촬영하면 위와 같이 모든 근관의 위치 관계를 확인할 수 있다.

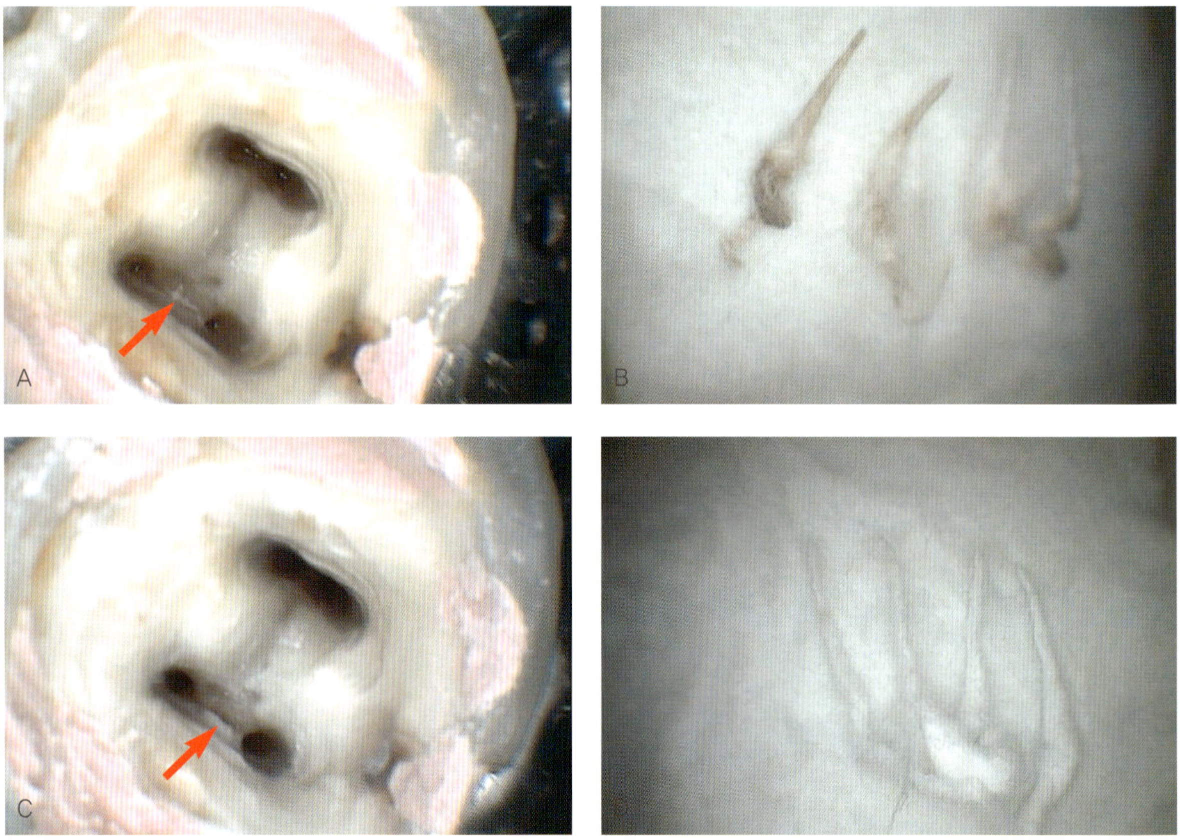

그림 1-16 A. 2개의 근심근관이 매우 얇은 isthmus로 연결 되어 있고, 2개의 원심근관은 isthmus로 연결되어 있는 것을 확인할 수 있다. 이렇듯 좁은 부위에 끼어 있는 치수조직은 제거하기가 매우 어렵다. B. 근관확대 후 근관 내에 소독된 솜을 넣고 다음 내원 시에 확인했더니 근관장을 따라 지저분한 양상을 보였다. C. Nd-YAP laser를 이용하여 isthmus 부위에 끼어 있는 치수 조직을 제거한 사진으로서 isthmus 부위의 좁은 공간이 검은 선으로 보이는 것을 확인할 수 있다. D. 레이저로 소독 한 후 근관 내에 소독된 솜을 넣고, 다음 내원 시에 확인 한 사진으로, 근관이 깨끗해진 것을 확인할 수 있다

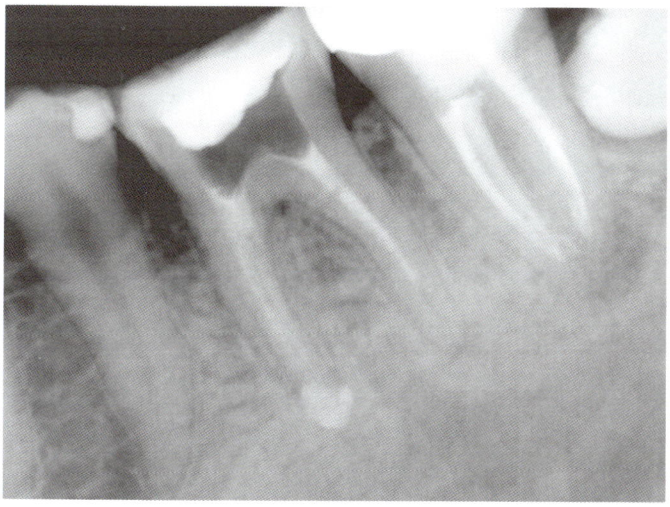

그림 1-17 근관 내에 넣어 두었던 솜을 확인한 결과, 근심근관의 middle 1/3부위에서 약간의 깨끗지 않은 부위가 확인되어 좀 더 근관확대 및 소독을 한 후 항균 효과를 얻기 위해 수산화칼슘재제를 넣었다.

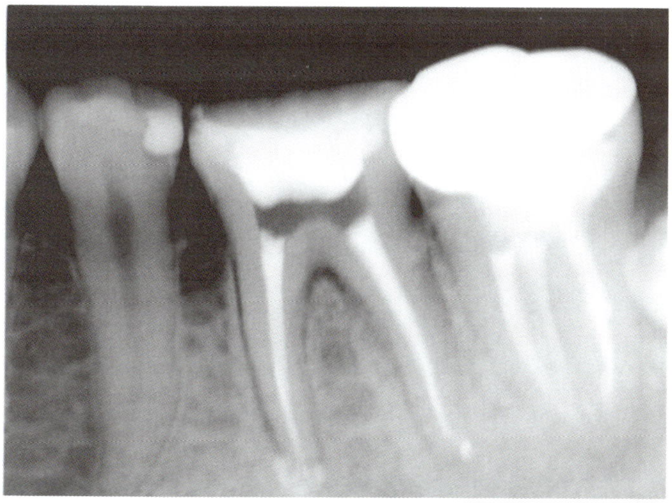

그림 1-18 10일 후 수산화칼슘재제를 제거하고 GP와 AH26으로 열연화수직가압으로 근관충전을 시행하였다.

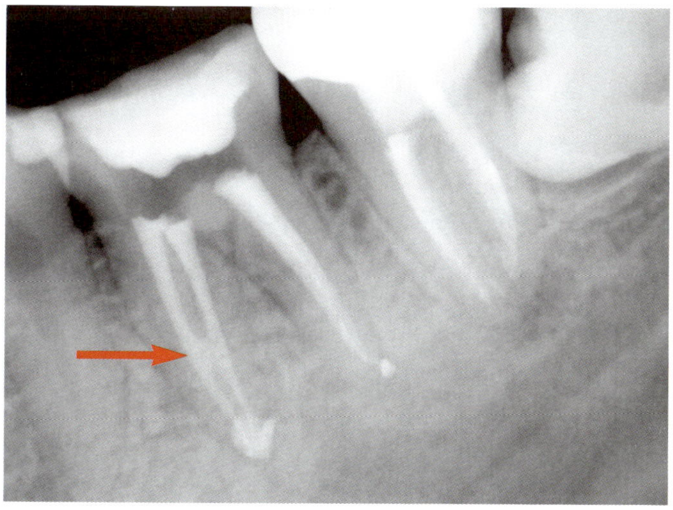

그림 1-19 각도를 달리 찍은 방사선사진으로 MBC와 MLC 사이에 bridge처럼 연결 된 복잡한 근관 형태를 확인할 수 있다(화살표). 근관 속에 넣어 두었던 솜이 지저분해 질 수 밖에 없었던 이유이기도 하다. 근심근단공 밖으로 밀려 나간 것은 수산화칼슘재제이며 나중에 흡수되므로 크게 염려하지 않아도 된다. #37 치아는 술자가 8년 전에 근관 치료 한 치아로 치근단 부위에 병소가 있는 것이 확인된다. 당시 차트에 isthmus가 존재하고 있음이 기록 되어 있고 해외 출국으로 치료 할 시간이 충분하지 않아 급하게 마무리 해야 해서 근관세척이 덜 되었던 것 같다. 오늘날처럼 레이저가 있었다면 훨씬 좋은 결과가 있지 않았을까 하는 아쉬움이 있다.

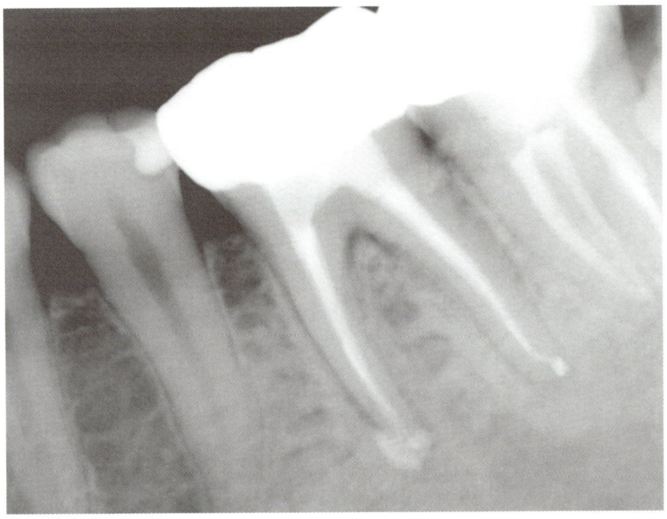

그림 1-20 근관 치료를 시작한 후 6주(근관충전 후 3주)경과 된 방사선사진으로서 치근단 병소의 치유가 진행되고 있는 것을 확인할 수 있으며 환자는 임상적으로 매우 편안해 함을 확인하였다.

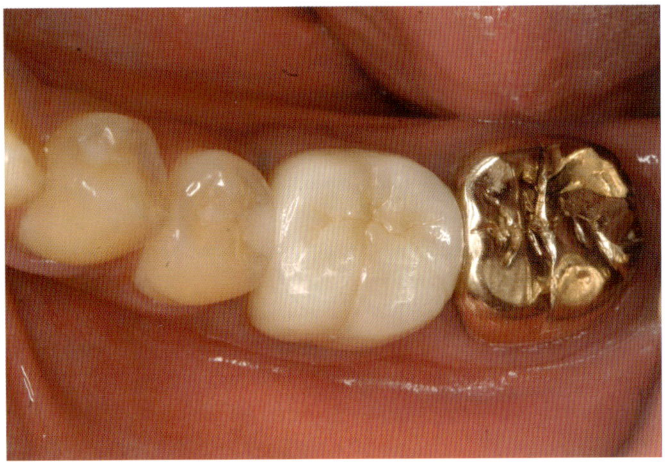

그림 1-21 심미적인 이유로 지르코니아 보철을 장착하였다.

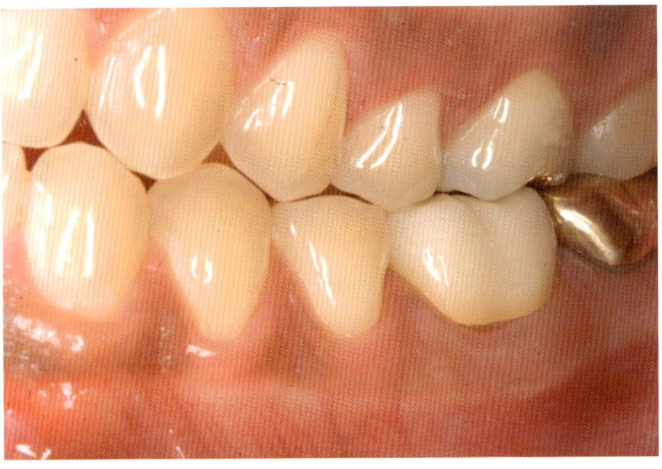

그림 1-22 최종보철 후 협측면

Case 4

## 복잡한 근관 시스템-isthmus(31세, 남)

주소: 어금니가 시려요.

Key words: marginal ridge, isthmus, laser

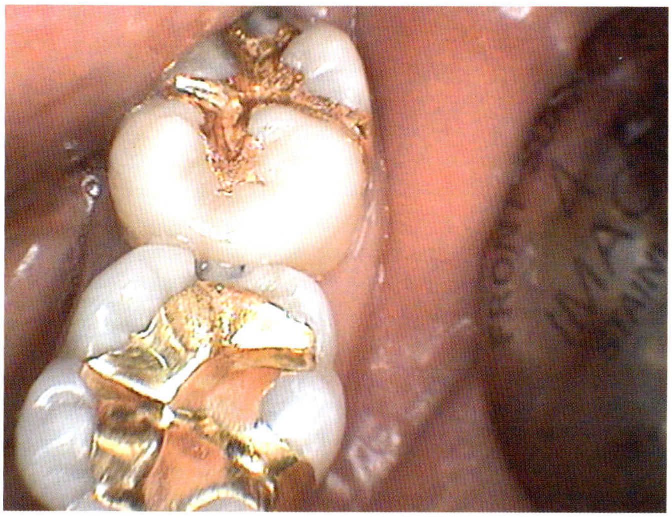

그림 1-23 초진 임상 사진에서 #36 치아의 distal marginal ridge가 깨져나간 것이 보이는데 이는 금 인레이 수복 시 건전한 상아질에 의해 지지 되지 못했던 부분이 파절된 것이다.

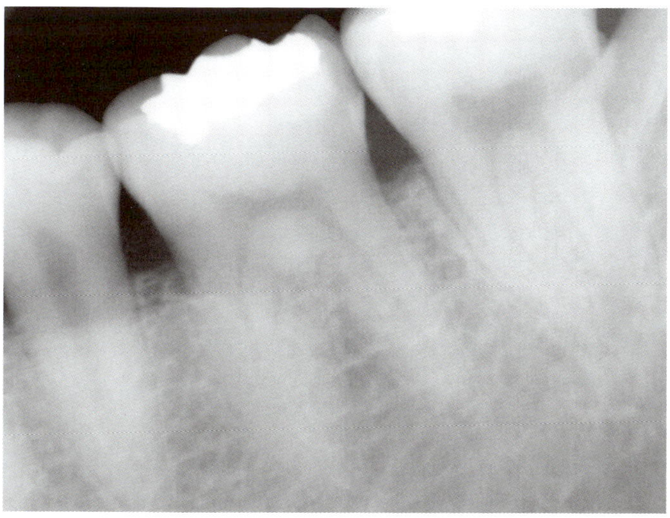

그림 1-24 초진 방사선사진 상에서 #36 원심면의 marginal ridge가 깨지고 그 하방으로 우식 병소가 있는 것을 볼 수 있다.

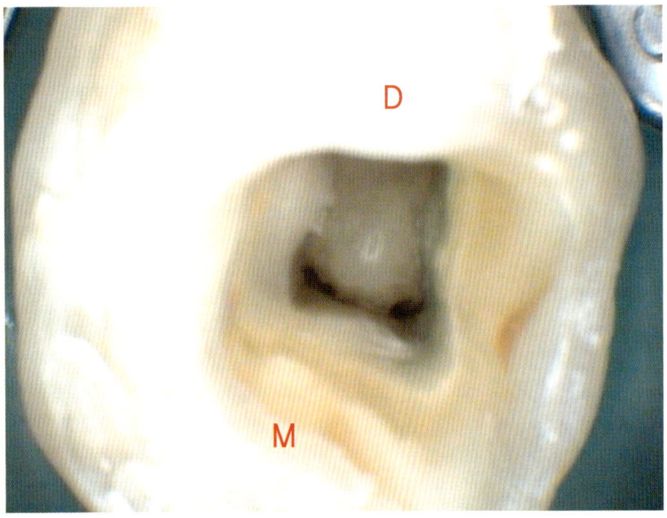


그림 1-25 치수강을 개방하니 근심측 근관 입구에 석회화 물질이 덮여있는 것이 보인다. 근심협측근관과 근심설측근관 사이에 파일이 들어가지 않는 매우 좁은 isthmus부위가 있으므로 근관확대 시 레이저를 이용하여 이 부위를 철저하게 cleansing하였다.

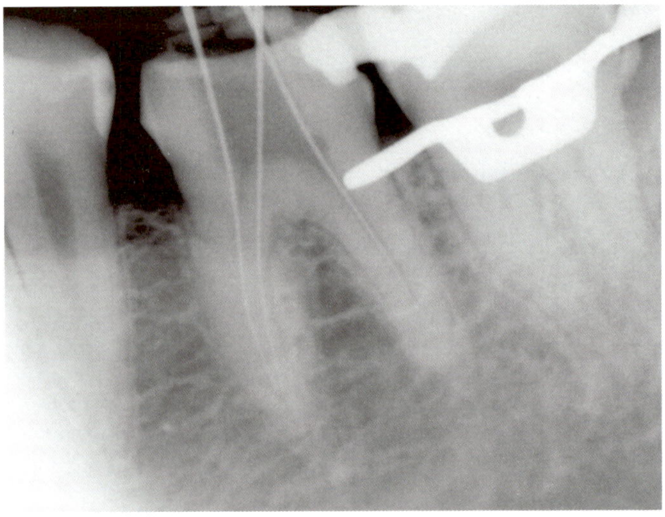

그림 1-26 전자 근관장 측정기로 작업장을 측정하고 방사선사진으로 확인하여야 한다.

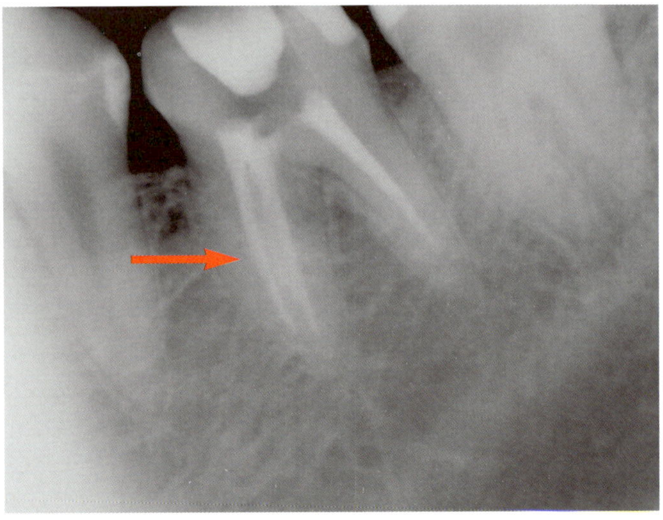

그림 1-27 열연화수직가압법으로 근관충전을 마친 상태로, 근심 치근관들 사이에 실러로 채워진 부분을 확인할 수 있다(화살표). 만일 이 부위의 치수 조직이 제거되지 않고 남아있게 된다면 근관치료의 실패요인이 될 것이다.

Case 5

## 근관확대시 치근 천공의 해결(73세, 남)

주소: 오른쪽 볼이 부었어요.

Key words: 석회화 근관, perforation, laser

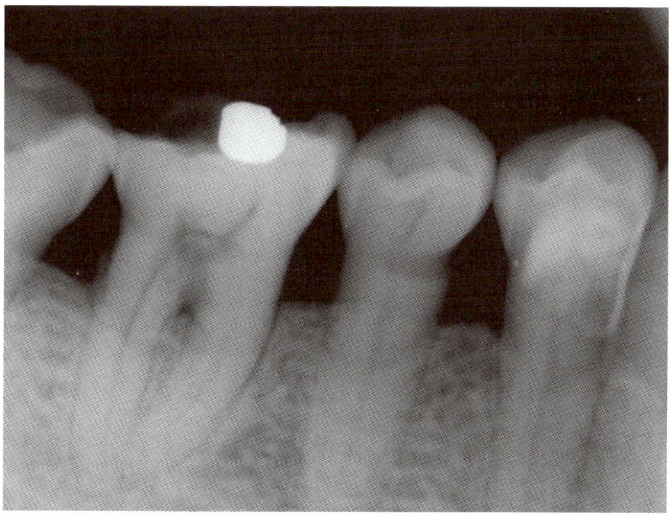

그림 1-28 초진 방사선사진에서 치수강과 근관입구 부위의 석회화로 인하여 치수강이 심하게 좁아져 있고 근관이 희미한 것이 관찰된다.

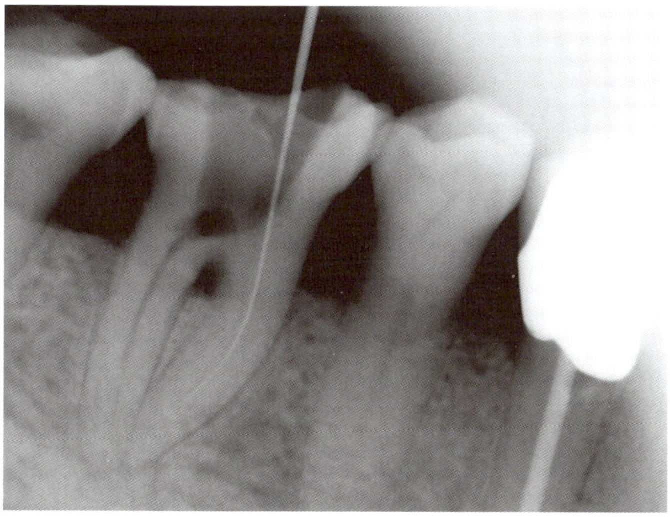

그림 1-29 3개의 근관 중 근심협측근관만 negotiation 되었고 근심설측근관과 원심근관 입구는 못 찾은 상태이며 레이저로 설측근관을 negotiation하는 과정에 천공이 발생하여 본 의원에 refer되어 온 환자이다.

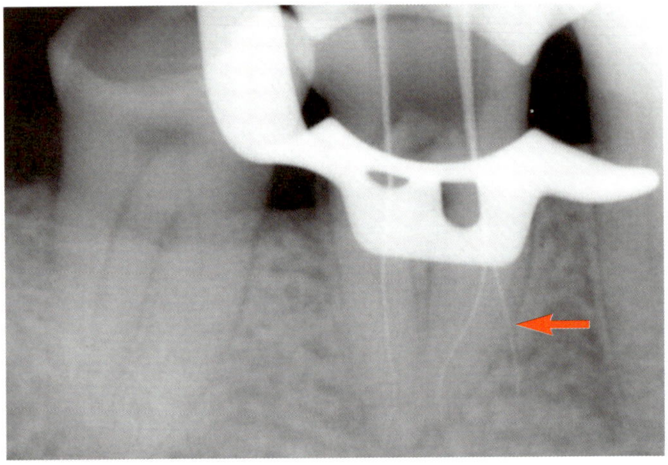

그림 1-30 레이저로 원심근관 입구를 찾아 들어갔고, 근심설측 부위로 새로운 길이 형성되어 천공된 것을 확인할 수 있다(화살표).

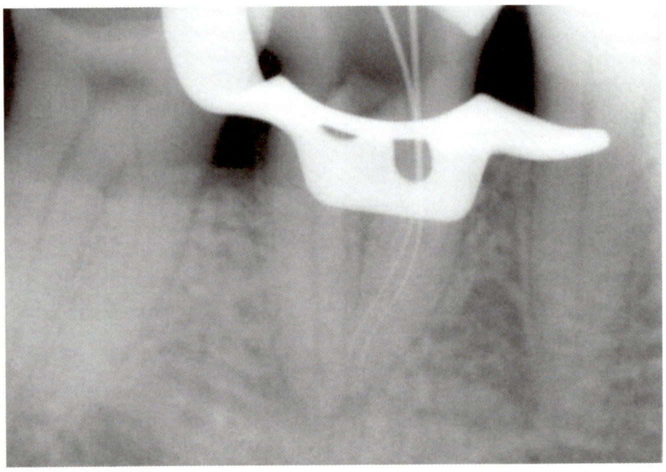

그림 1-31 근심설측근관을 찾아 바르게 들어간 방사선사진.

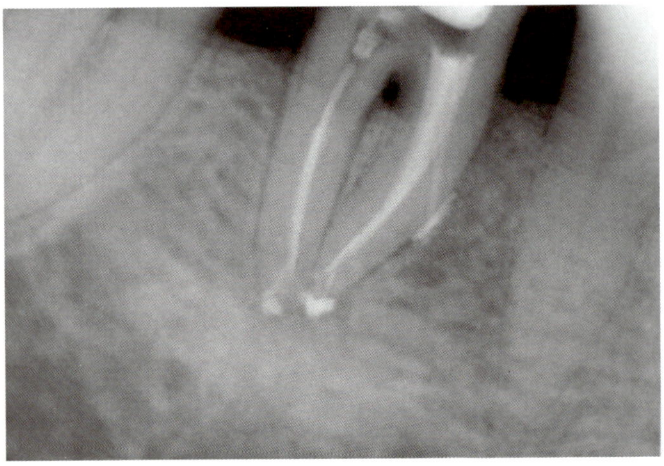

그림 1-32 잘못 형성된 근관을 충전하기 위하여 근관에 실러를 넣고 레이저를 조사하여 실러가 밀려들어가도록 한 후 열연화수직가압법으로 근관충전을 하였다. 근관충전을 마친 상태로서 천공된 길로 실러가 밀려들어가 채워진 것을 확인 할 수 있다. 막힌 근관을 negotiation할 때는 중간 중간 방사선 촬영을 하면서 제대로 들어가고 있는지를 확인해야 이와 같은 일을 방지할 수 있다.

Case 6

## Bridge 지대치의 누공 치료(73세, 남)

주소: 잇몸에 좁쌀 같은 것이 생겼어요.

Key words: fistula, lateral canal, laser

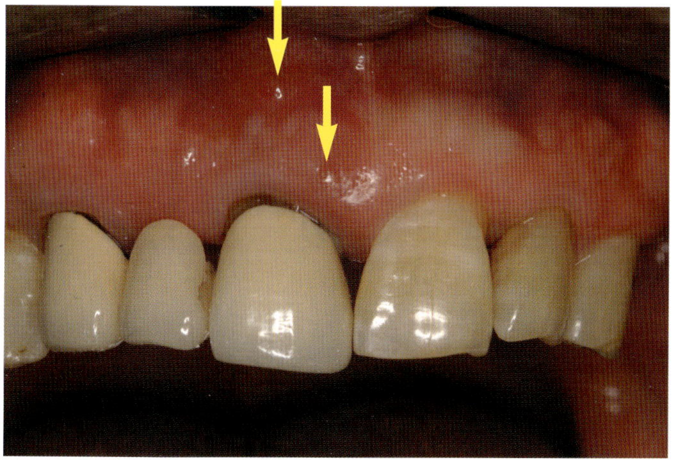

그림 1-33 초진 임상사진에서 #11 치아의 순측 잇몸에 두 개의 누공이 관찰된다(화살표).

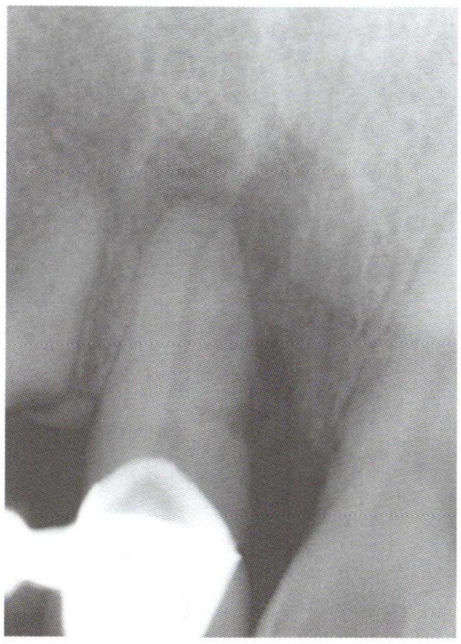

그림 1-34 초진 방사선사진에서 #11치아의 근심 치간 치조골과 치근단 부위 병소를 확인할 수 있으며, 치근의 coronal 1/3 부위에 측방으로 형성된 굵은 부근관을 관찰할 수 있다.

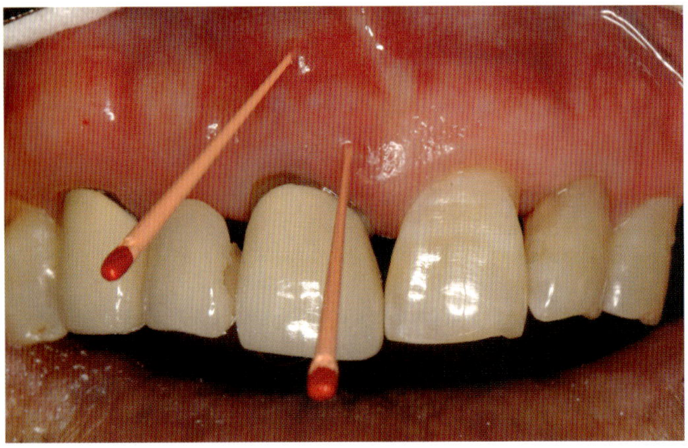

그림 1-35 GP cone을 누공에 넣고 origin을 확인하였다.

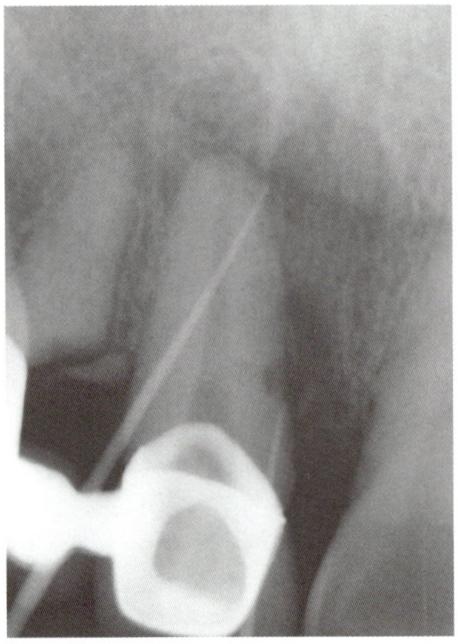

그림 1-36 누공에 GP cone을 넣고 방사선 촬영하면 누공의 origin을 확인 할 수 있다.

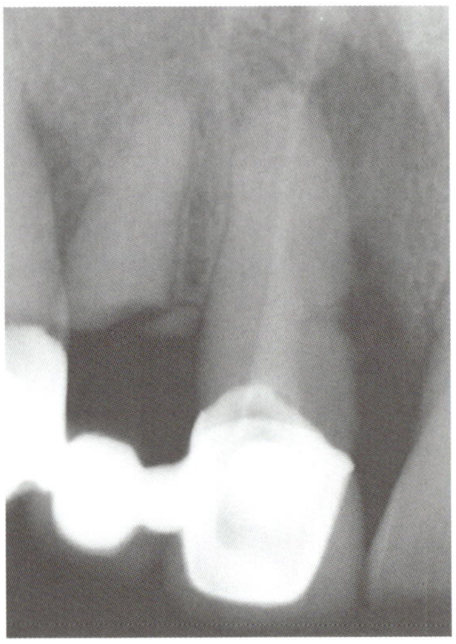

그림 1-37 근관 확대 및 세척 시 레이저를 사용하여 철저히 소독한 후 2주간 수산화칼슘재제를 충전하였다.

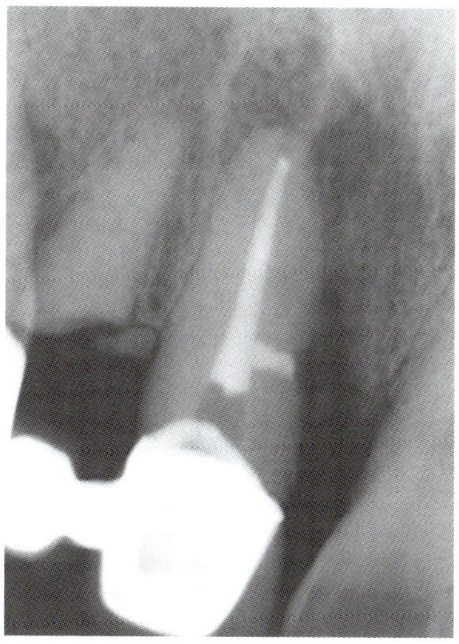

그림 1-38 GP cone을 사용하여 열연화수직가압법으로 근관충전을 한 방사선사진.

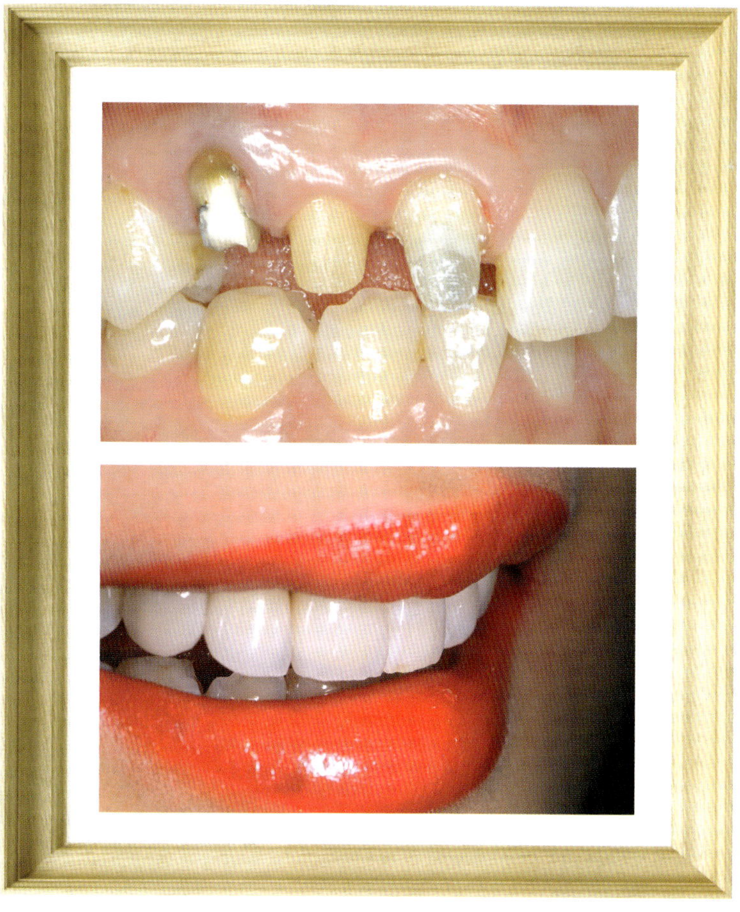

Case 7

## Crack에 의한 치조골 파괴(44세, 남)

주소: 아프고 부어서 씹지를 못하겠어요.

Key words: vertical movement, crack, C-shape canal, 골재생

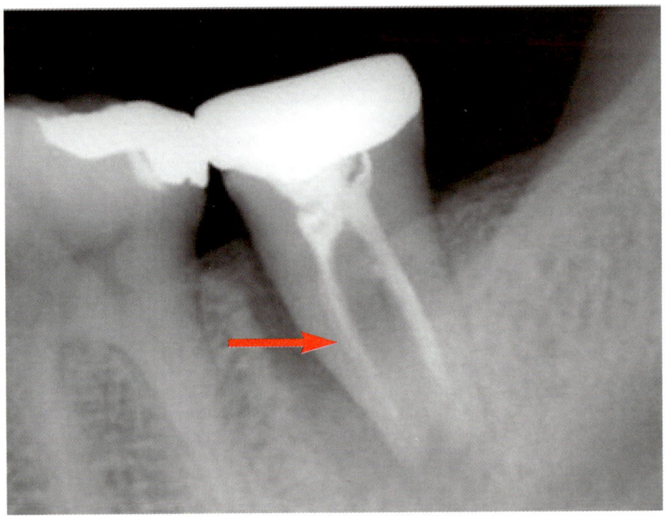

그림 1-39 초진 방사선사진에서 치근단주위의 병소와 근심치근면을 따라 존재하는 광범위한 골파괴를 확인할 수 있다. 근심치근에 충전이 안 된 근관도 관찰할 수 있다(화살표).

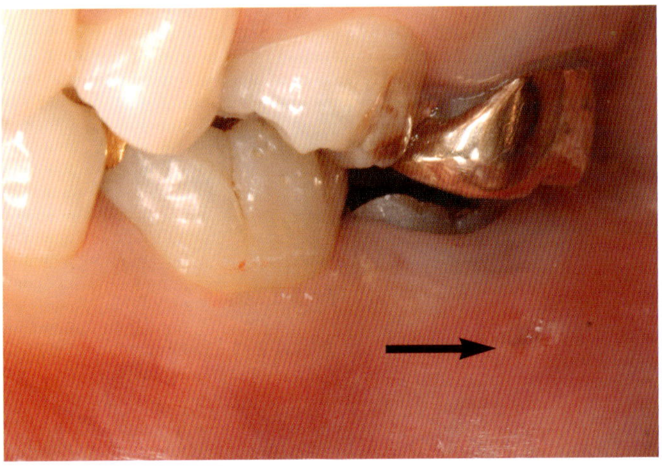

그림 1-40 보철물을 제거한 상태로서 치질도 부족하고 협측면에 누공이 관찰된다(화살표).

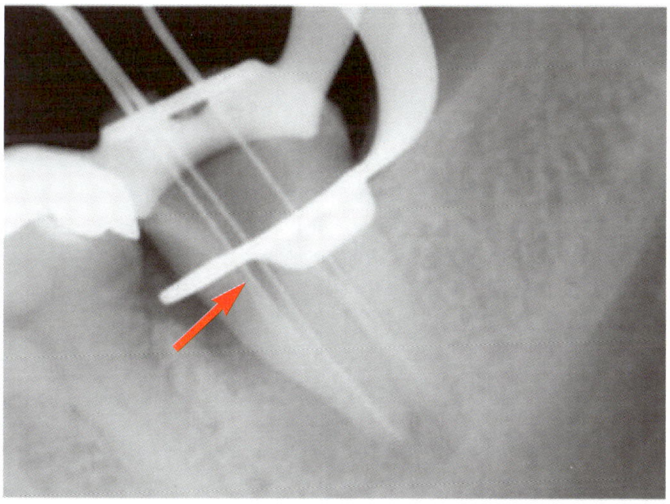

그림 1-41 GP 제거하고 재 근관치료를 시도하였다. C-shape 근관으로서, 치료가 덜 되었던 근심설측근관을 찾아 파일로 확인한 방사선사진이다(화살표).

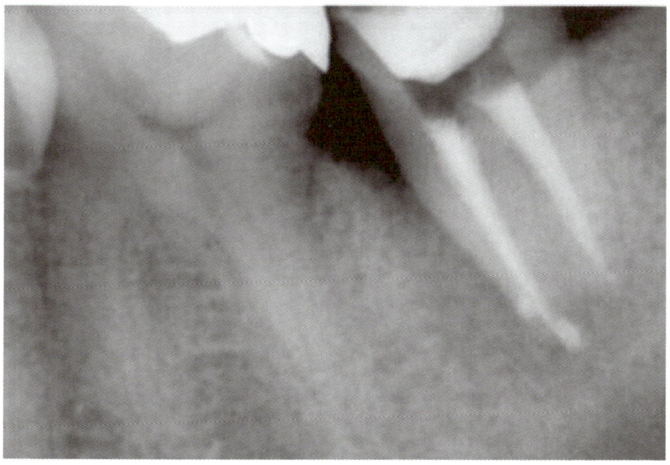

그림 1-42 근관충전 후 방사선사진.

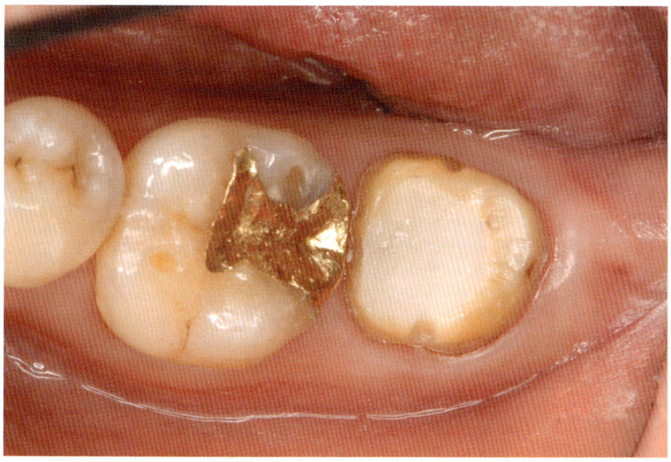

그림 1-43 치아삭제 후의 구강내 사진으로 누공도 사라지고 건강한 치주상태를 보여주고 있다. 치관의 길이가 불충분하여 협측과 설측에 retention groove를 형성한 것을 볼 수 있다.

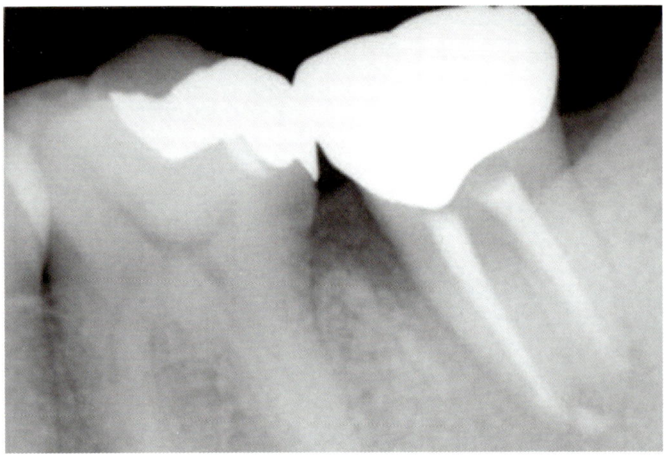

**그림 1-44** 근관충전 후 4개월 경과된 방사선사진으로 치근 주위에 bone remodeling이 되고 있다.

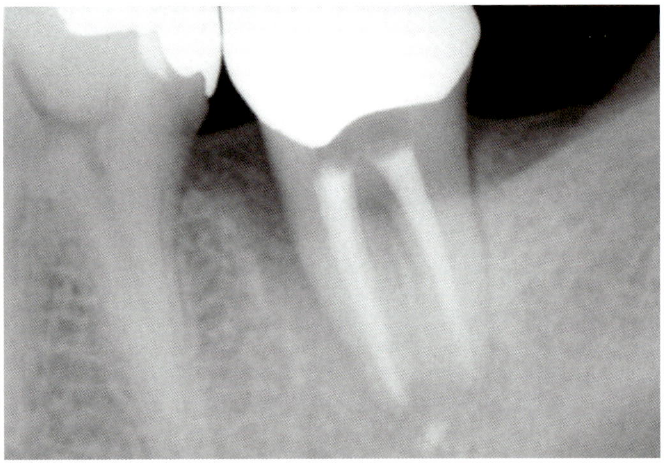

**그림 1-45** 근관충전 후 1년 2개월 경과된 방사선사진으로 치근 주위로 골재생이 이루어지는 것을 관찰할 수 있다.

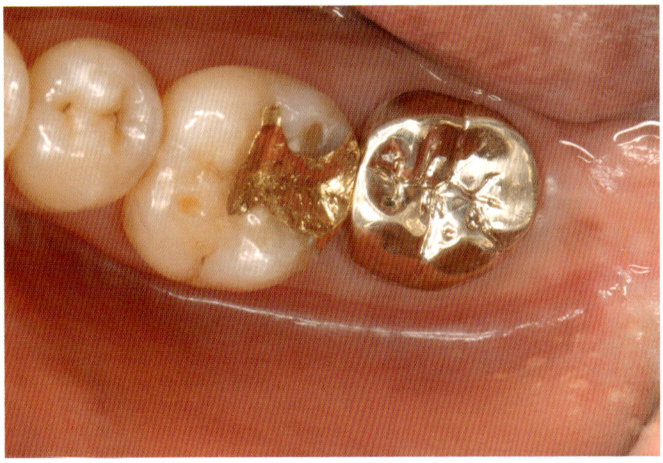

**그림 1-46** 기능적으로 잘 쓰고 있지만 crack이 있는 치아인 동시에 협측골이 흡수되어 있는 상태이므로 계속적인 관찰이 요구된다.

# II 골치 아픈 석회화 근관의 솔루션

Case 1

## 석회화 근관 해결하기(39세, 여)

주소: 하악 우측 제1대구치가 너무 아프고 불편해요.
Key words: 석회화 근관, 레이저

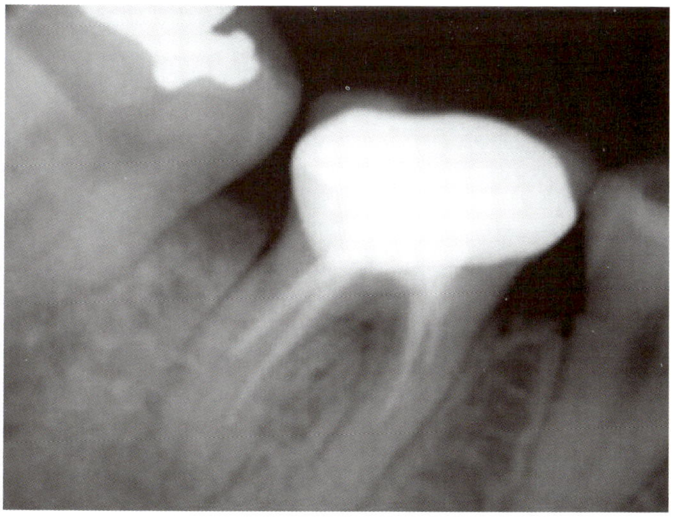

그림 2-1 초진 방사선사진으로서 근관치료가 제대로 되어있지 않은 상태이다. 발치하지 않고 치료하기를 원했다.

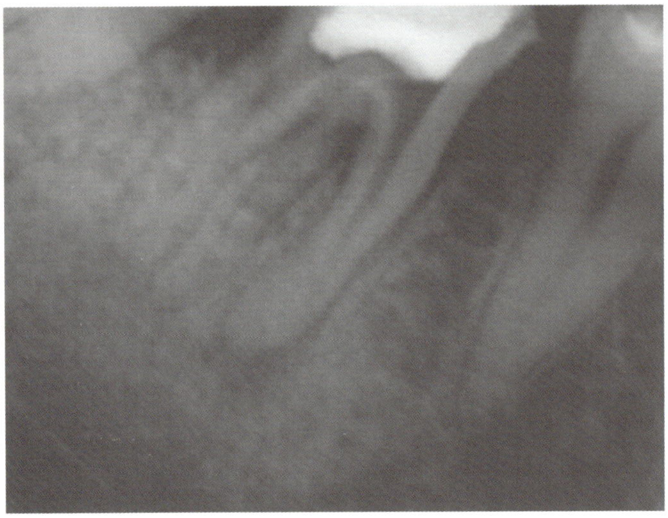

그림 2-2 레이저을 이용하여 석회화되어 막힌 근관을 개통하였으며, NaOCl 하에서 레이저를 조사하면서 Ni-Ti 파일로 적절한 근관확대를 시행하였다.

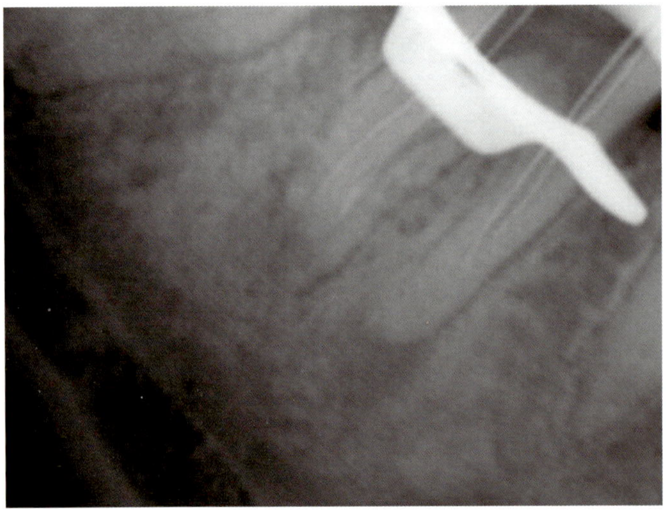

그림 2-3 4개의 근관 중 distobuccal canal을 제외한 3개의 근관이 막힌 상태를 보여주며, 치근단 주위에 비교적 큰 병소를 관찰할 수 있다.

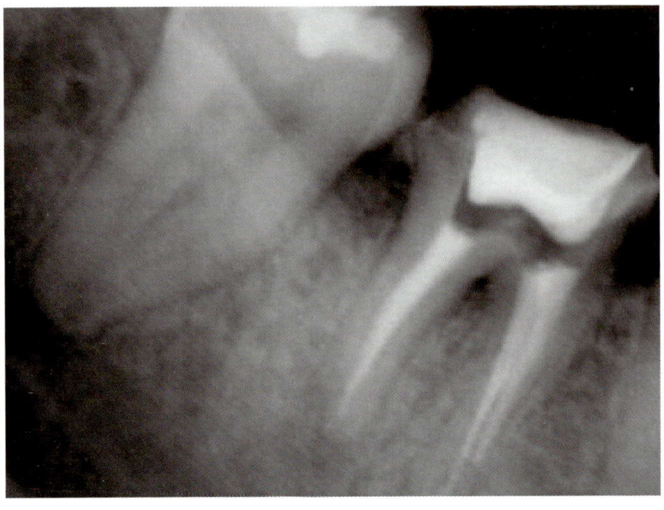

그림 2-4 Nd-YAP레이저를 이용해 근관내를 멸균소독 후 근관충전을 시행하였다. 근관충전시 근관내에 실러를 넣고 레이저를 조사한 후 가압근관충전을 하면 부근관 등 복잡한 근관계로 실러가 밀려들어가 빈틈 없는 충전이 가능하다. System B와 Obtura를 이용하여 열연화수직가압법으로 근관충전을 한 상태이다.

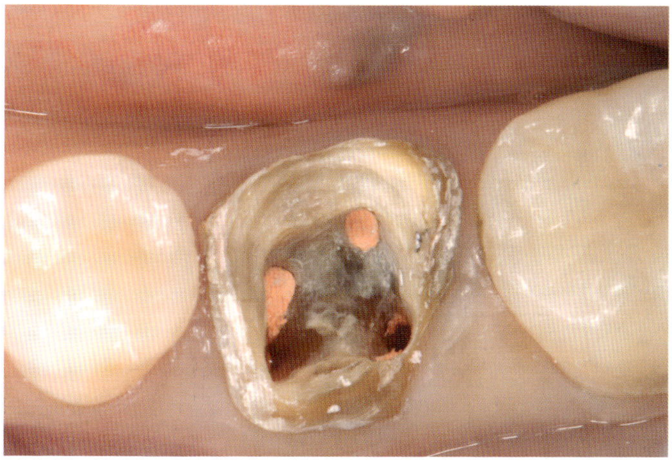

그림 2-5 근관 입구까지 GP로 충전한 후 포스트 할 부분은 system B tip을 이용하여 다시 GP를 제거하여 post room을 형성하였다.

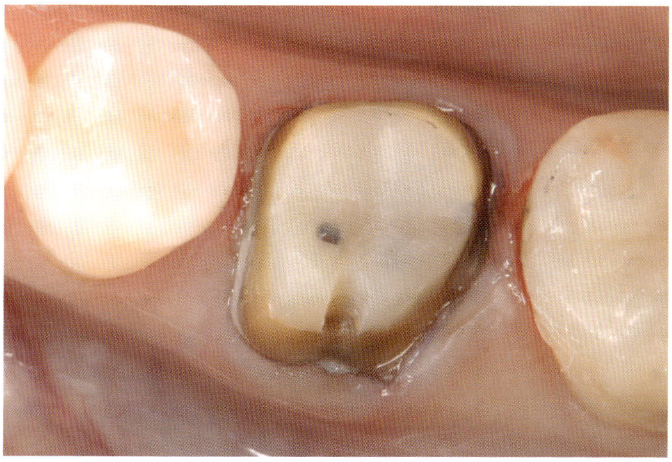

그림 2-6 포스트와 레진코아를 한 후 치아삭제를 시행하였다.

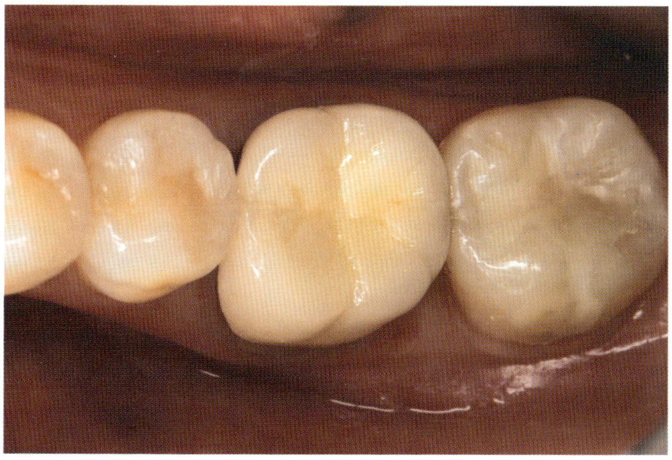

그림 2-7 포셀린으로 보철을 완성하였다. 초진시의 모든 동통과 불편함이 소실되었다.

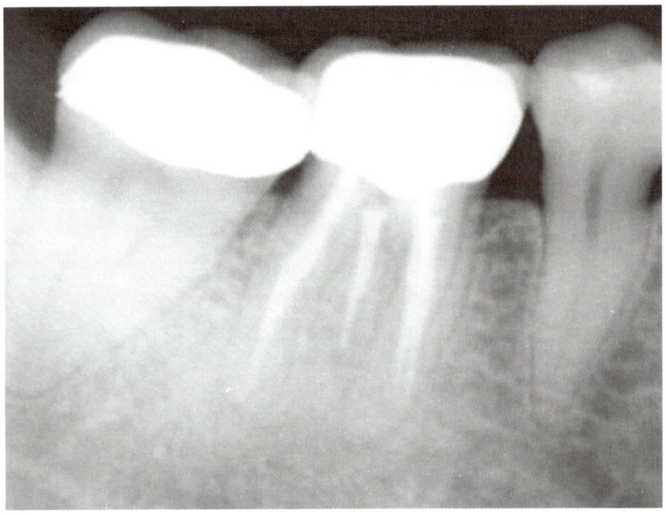

그림 2-8 보철 치료 후 6년 이상이 경과된 방사선 사진으로 치근단 부위의 병소가 거의 사라졌고 저작 기능을 잘 하고 있다.

*** 석회화 근관 해결하는 방법**

1) Rigid한 K 파일(#10K 또는 #15K)을 이용하여 근관내에서 파일을 돌리지 말고 꾹꾹 찔러보면서 끈적이는 느낌이 드는 곳을 손끝의 감각을 느끼면서 찾아낸다. 일단 찾았으면 NaOCl 하에서 상하로 조금씩 움직여 본다. 근관이라면 파일끝이 살짝 꽂힌 상태에서 손가락으로 튕겼을 때 탱글탱글 튕겨지게 된다. 이 상태에서 파일을 빼내지 말고 조금씩 위아래로 힘을 주어가면서 전진한다. 많은 경우 짧은 구간만 막혀 있어서 이 부위만 개통되면 근첨부까지 쉽게 도달할 수 있다. 막힌 부위에서 파일을 돌릴 경우 근관이 아닌 다른 길을 만들게 되고 천공시킬 가능성이 있으므로 주의해야 한다.

2) 레이저를 이용하면 좀 더 쉽게 막힌 근관을 개통시킬 수 있다. Nd-YAP 레이저의 220 ㎛ 굵기 파이버 팁을 막힌 근관 부위에 대고 레이저를 조사하면 근관을 막고 있던 유기조직이 타면서 미세한 공간이 생기고 NaOCl에 의해 용해되므로 파일을 밀어 넣을 수가 있다.

3) 방사선사진을 찍어 확인하면서 파일이 제대로 근관을 따라 들어가고 있는지 확인해야 한다.

Case 2

## 치수기원의 골결손을 보이며 근관이 막혀 있는 치아의 치료(53세, 여)

주소: 치아 안쪽으로 잇몸에 볼록한게 나와 있고, 음식 먹기가 불편해요.

Key words: 석회화 근관, gumboil, 레이저

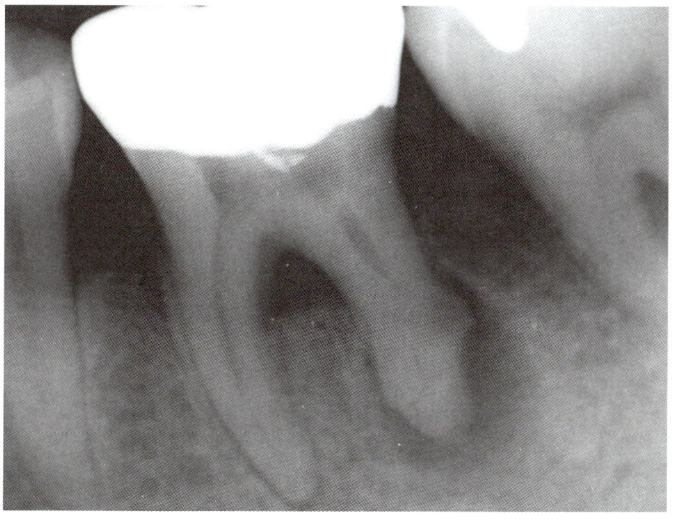

그림 2-9 초진 방사선사진으로 근심치근관과 원심치근관의 middle 1/3부위에서 근관이 막혀 있는 양상이 관찰된다. 원심치근단 주위에 광범위한 병소가 있고, 치근의 형태가 기형적인 모양을 보이고 있다. 구강 내에서는 설측 치은에 gumboil이 관찰되었다.

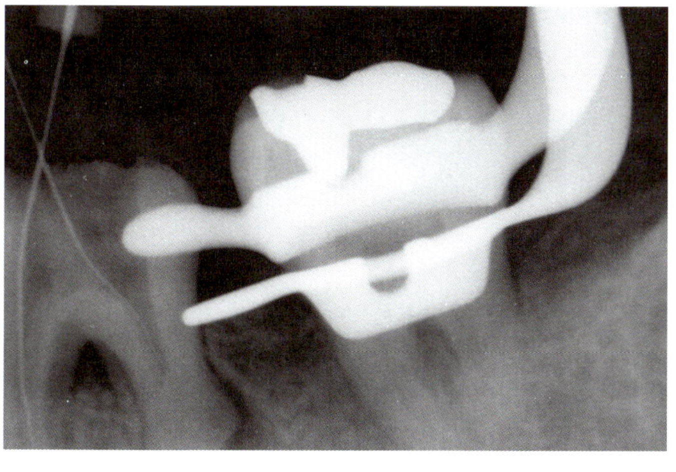

그림 2-10 원심과 근심 치근 모두에서 근관이 막혀 있는 모습을 보여주고 있다.

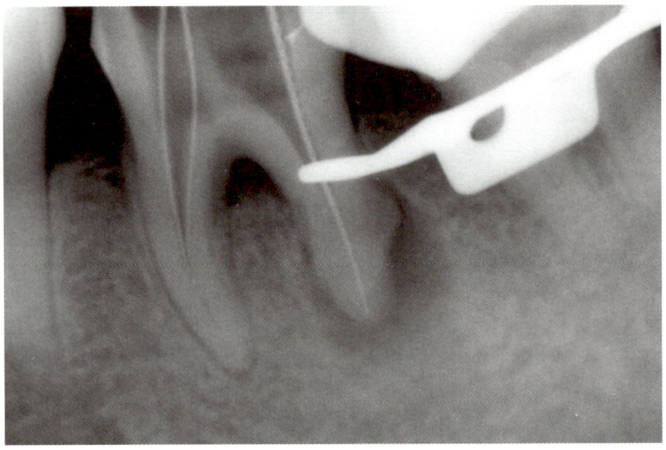

**그림 2-11** 레이저를 이용하여 원심근관을 치근단 끝까지 negotiation 할 수가 있었다. 하지만 근심근관은 더 이상 negotiation이 되지 않았다. 원심근관을 개방하였더니 근관을 통하여 serous한 exudate가 비교적 많이 나왔다.

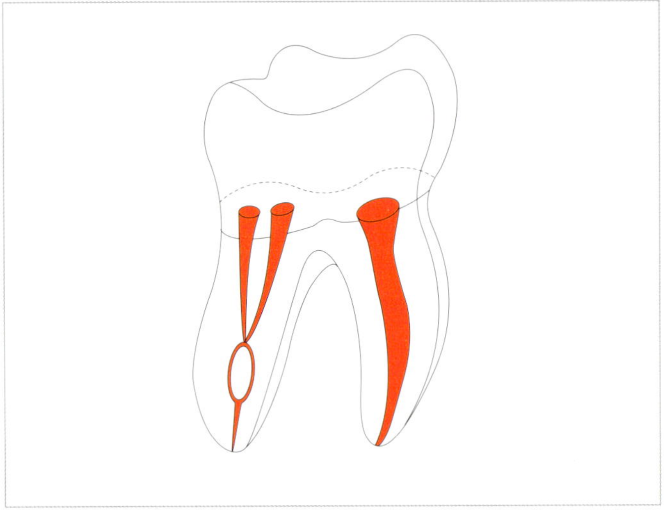

**그림 2-12** 근심근관에서는 서로 다른 방향에서 들어간 두 개의 파일이 한 군데서 만나고는 더 이상 전진하지 않고 방사선사진에서도 이 부위의 검은 선이 끊겨 있는 것으로 보아, 그림과 같은 근관 형태를 하고 있는 것으로 추측된다. 즉, 근관의 middle 1/3 부분에서 가늘게 분지 되었다가 apical 1/3 부위에서 다시 합쳐지는 것으로 생각된다. 이 분지부를 찾아 들어갈 수 없었으므로 그 상부까지만 근관확대 및 소독을 철저히 하여 근관치료를 마무리 할 수 밖에 없었다.

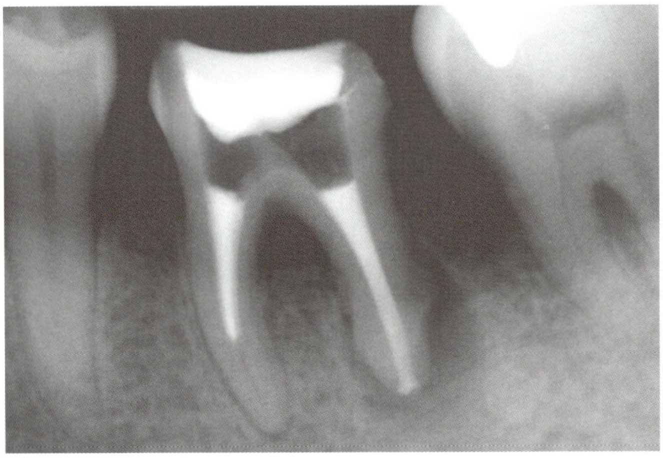

**그림 2-13** 레이저로 근관내 세척을 충분히 하여 근관내가 깨끗해진 것을 확인한 후에 근관충전을 시행하였다. 근심근관은 파일이 들어가는 곳 까지만 근관충전을 하고 지켜보기로 하였다.

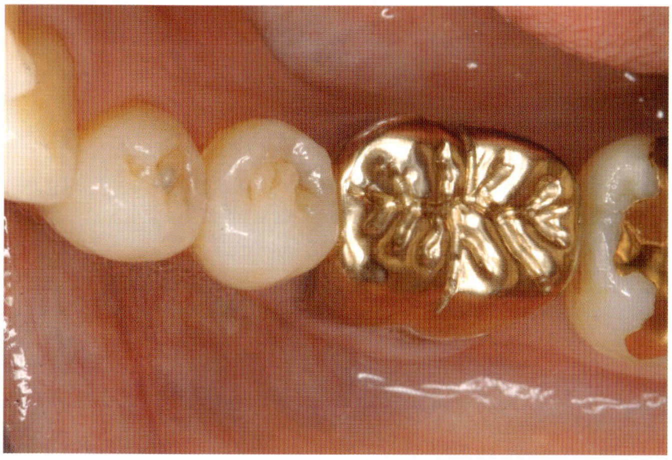

그림 2-14 골드 크라운 보철치료를 하였고, 환자는 저작 시 만족함을 보였다.

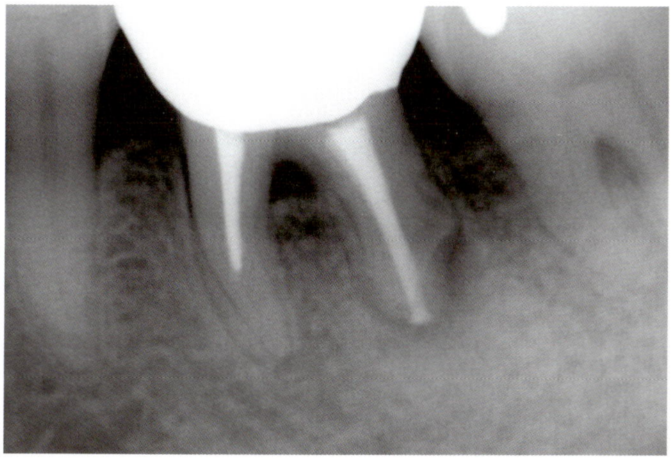

그림 2-15 근관충전 후 3개월 지난 방사선사진으로서 치근단 병소가 많이 호전된 것을 관찰할 수가 있었다. 치수기원 병변인 경우에는 근관치료만 성공적으로 된다면 치주인대의 재생기능에 의해 치조골이 개선된다.

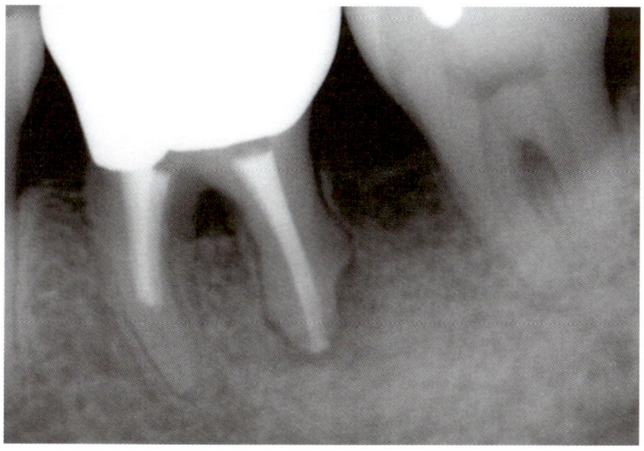

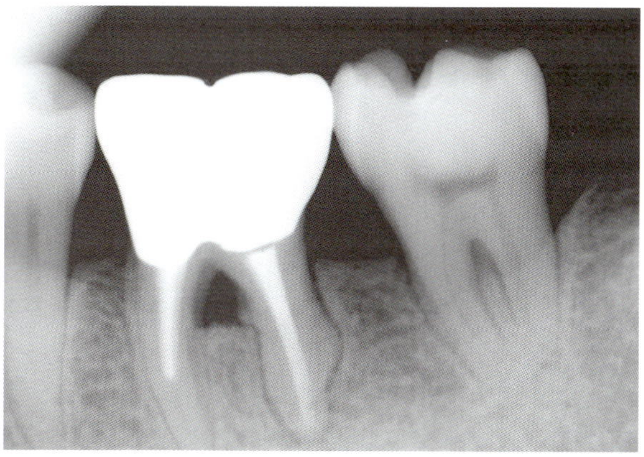

그림 2-16 근관충전 후 약 9개월과 5년 6개월이 경과한 방사선사진으로서 치근단 부위가 정상 소견을 보이고, 임상적으로도 기능을 잘 하고 있었다. 치근 주위에 고유치조골 모양의 상이 보이고 있다. 치주인대를 가지고 있는 자연치아가 임플란트보다 우수하므로 자연치아살리기를 위해 최선을 다하는 것이 중요하다.

Case 3

## 큰 size의 gumboil과 막힌 근관을 가진 치아의 재치료(47세, 여)

주소: 잇몸이 부어오르고 불편해요.

Key words: 막힌 근관, gumboil, 레이저, patency, 재치료

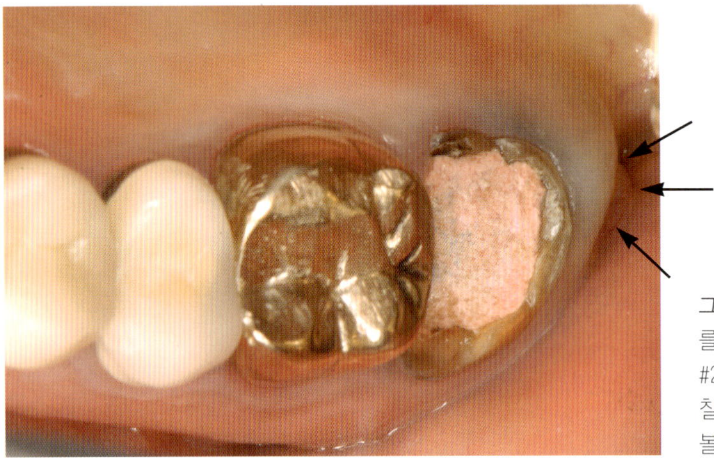

그림 2-17 초진 상태로서 다니던 치과에서 재치료를 시도하였으나 근관이 막혀 본원에 의뢰되었다. #27 후방에 콩알만한 제법 큰 크기의 gumboil이 관찰되었다(화살표). 구개측 치질이 많이 부족한 것을 볼 수 있다.

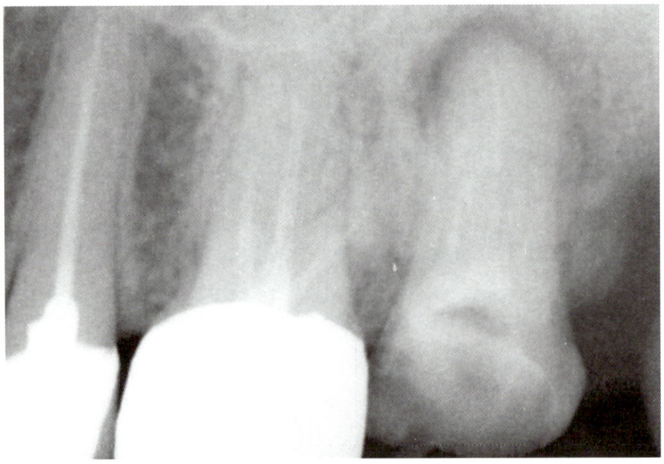

그림 2-18 초진 방사선사진으로 비교적 큰 치근단 병소가 보이고 근관치료가 되어있는 것을 볼 수 있다.

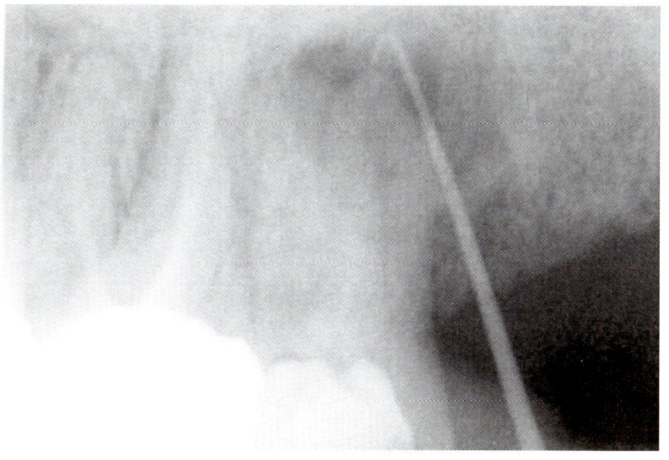

**그림 2-19** #27 후방의 tuberosity부위의 gumboil이 있는 부위로 GP cone을 집어넣었을 때 치근단 병소에 도달하였다.

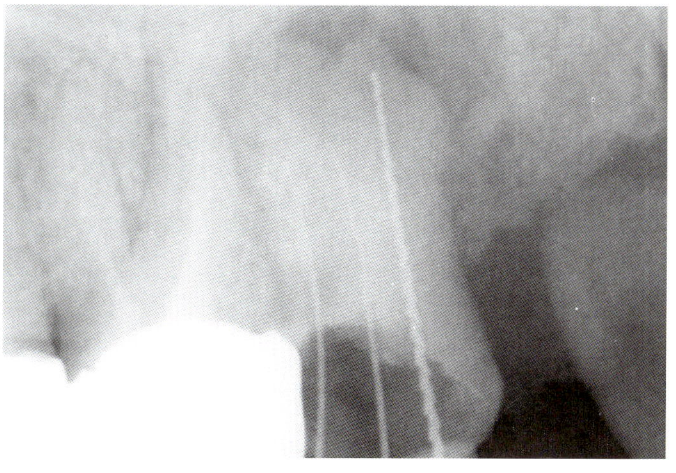

**그림 2-20** 세 개의 근관이 모두 막혀서 patency를 확보하지 못한 상태.

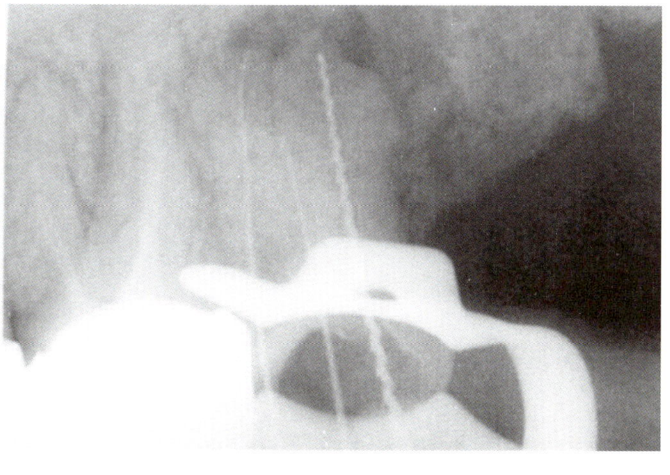

**그림 2-21** 레이저로 막힌 근관을 관통하여 근심협측 근단공과 구개측 근단공의 patency를 확보하였으나 원심협측 치근단공은 patency를 얻지 못하였다.

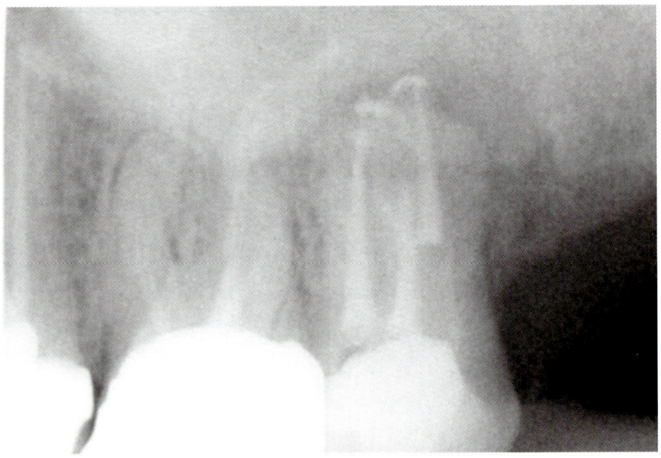

그림 2-22 근관충전이 완료된 상태로 근심협측 치근관과 구개측 치근관은 근단공 밖으로 실러가 넘어간 것을 확인할 수 있다. 근단공의 patency를 확보하고 근관내부를 레이저로 철저히 소독함으로써 gumboil이 치유되고 치근단주위의 병소가 치유되는 결과를 얻을 수 있었다.

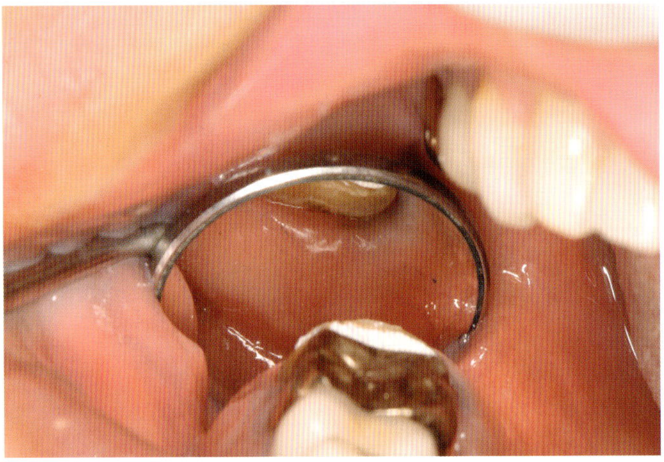

그림 2-23 Tuberosity부위에 있었던 공알만한 gumboil이 깨끗하게 치유된 것을 볼 수 있다.

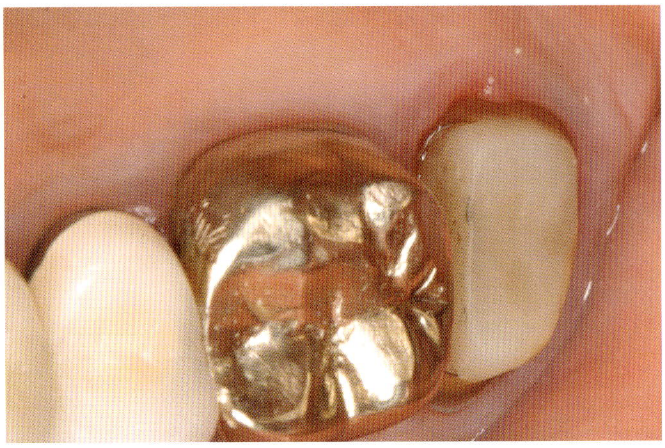

그림 2-24 치관연장술을 시행하고 잇몸이 치유되어 있는 상태이다.

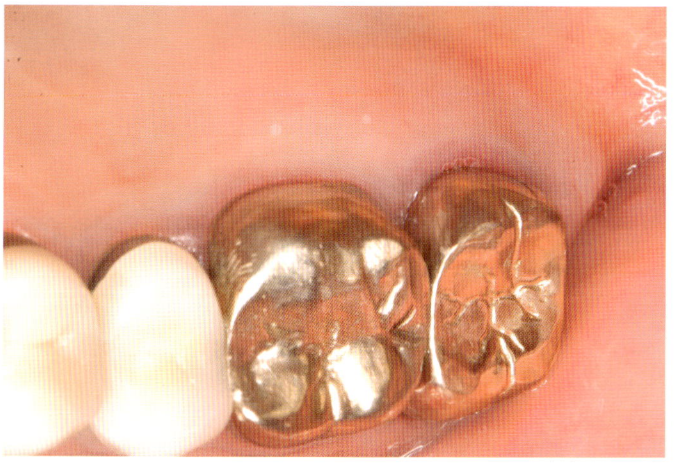

그림 2-25 최종 보철물 장착 후 2개월이 경과된 임상사진으로 정상적으로 사용하고 있다.

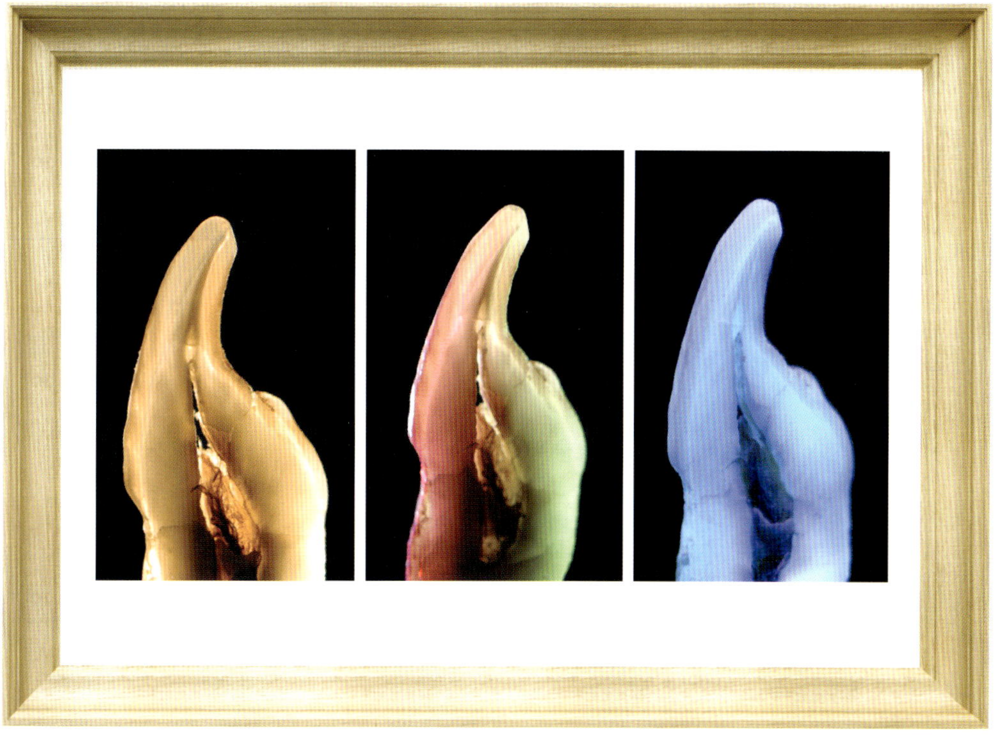

# III 포스트 제거와 막힌 근관 해결하기

Case 1

## 포스트 제거하고 막힌 근관 치료하기(49세, 여)

주소: 왼쪽 아래 치아가 많이 붓고 아파 씹을 수가 없어요.

Key words: 포스트제거, 치관확장술, 막힌 근관, 레이저

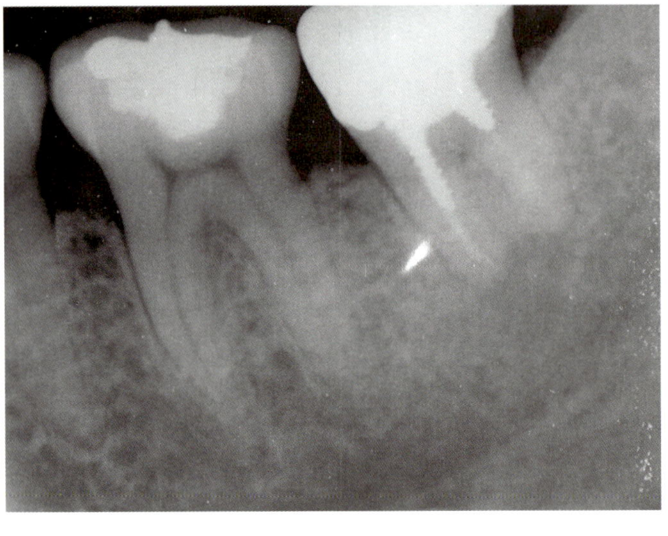

그림 3-1 초진 방사선사진으로 #37 치근단 주변에 큰 병소가 보인다. 근심과 원심근관에 포스트가 박혀 있고 그 중 근심근관에는 꽤 깊게 박혀있다.

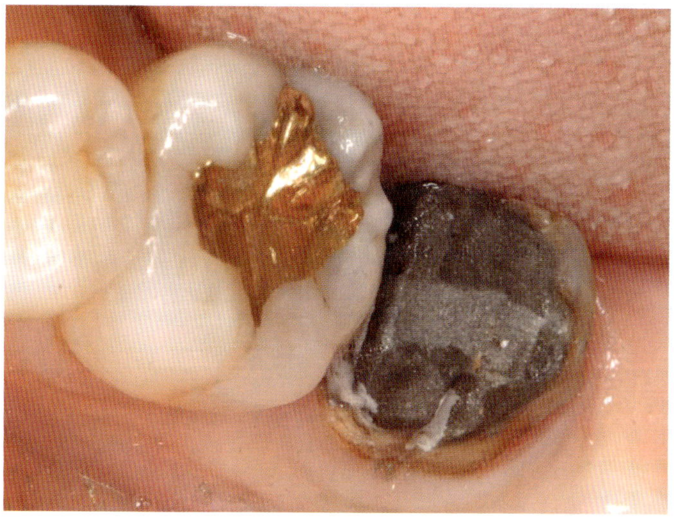

그림 3-2 골드크라운을 제거한 상태로서 광범위하게 코아가 되어있다. 특히 근심부위 수복물의 경계부위는 치은연하까지 연장되어 있어 예후가 좋지 않게 보인다.

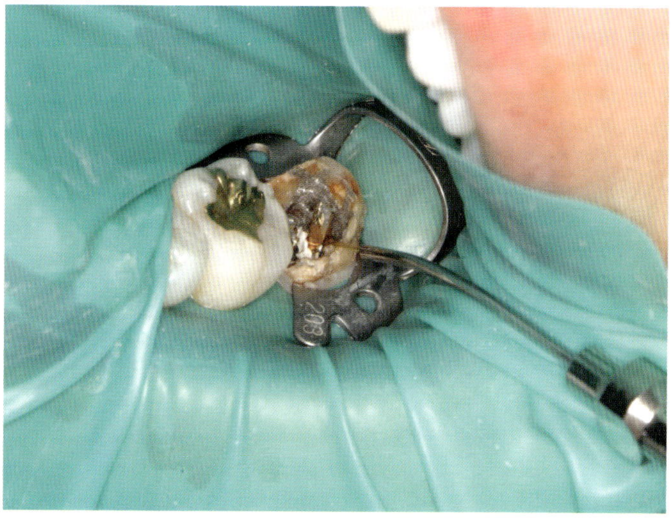

그림 3-3 코아를 조심스럽게 제거한 후, 포스트를 제거하기 위해 포스트 주위의 세멘트 부위에 레이저를 조사하였다.

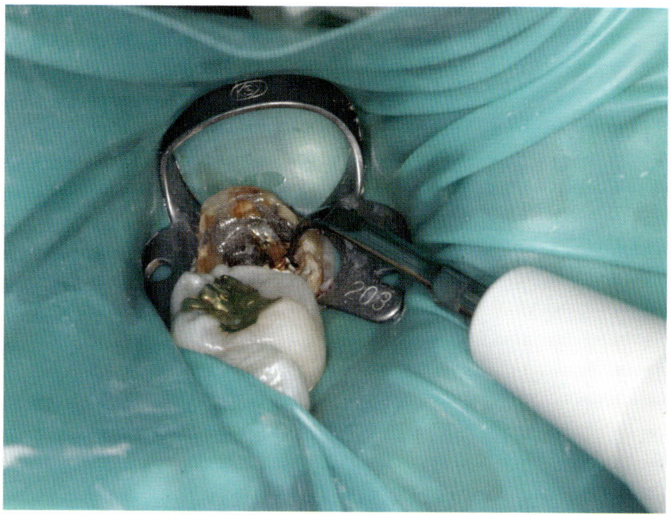

그림 3-4 레이저를 조사한 후 초음파 스케일러를 이용하여 포스트 주위에 진동을 준다. 이와 같이 레이저와 초음파 스케일러를 반복해서 수회 실시하면서 포스트의 움직임을 관찰한다. 움직임이 확인되면 포스트를 조심스럽게 돌려 제거한다.

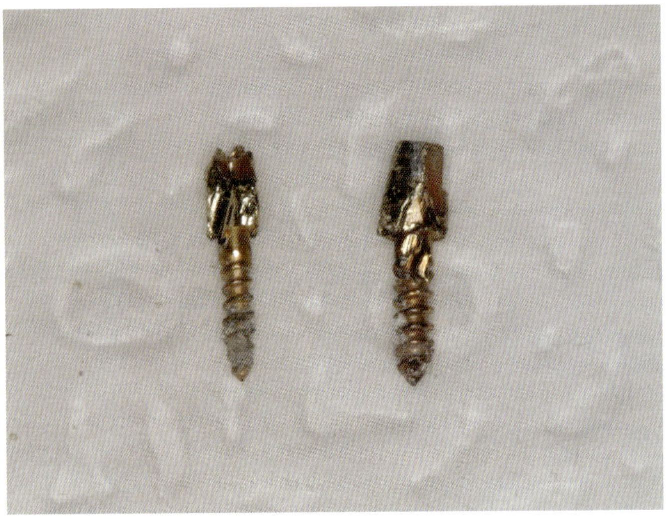

그림 3-5 두개의 포스트가 안전하게 제거 되었다.

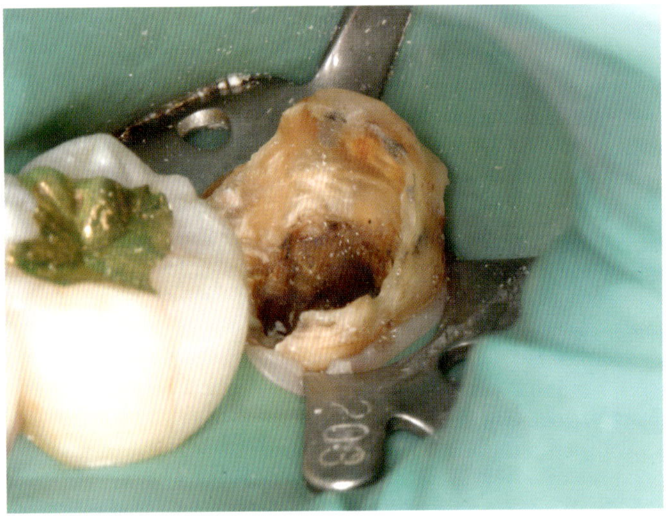

그림 3-6 포스트를 제거하고 치관부의 연화 상아질을 어느정도 제거한 상태로서 근심부의 치질이 거의 없는 것을 볼 수 있다. 특히 잔존 치질의 경계부위가 치은 연하로 위치하고 있다. 근관치료가 성공한 후 치관확장술이 필요하다.

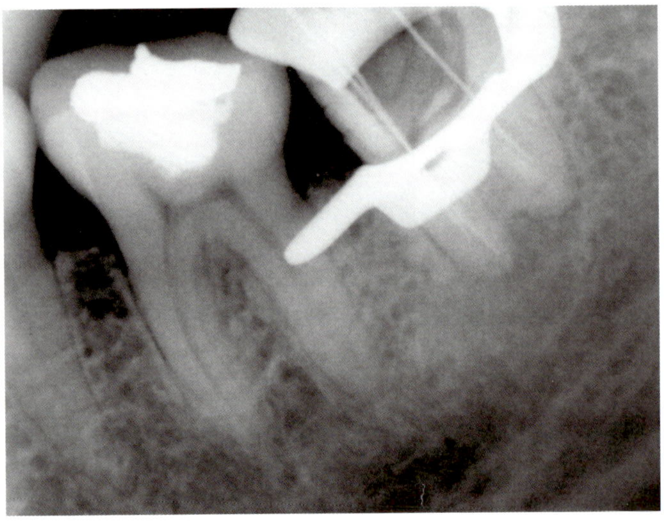

그림 3-7 병소의 원인이자 막혀 있었던 근심치근의 근관을 레이저를 이용하여 성공적으로 negotiation 하였다.

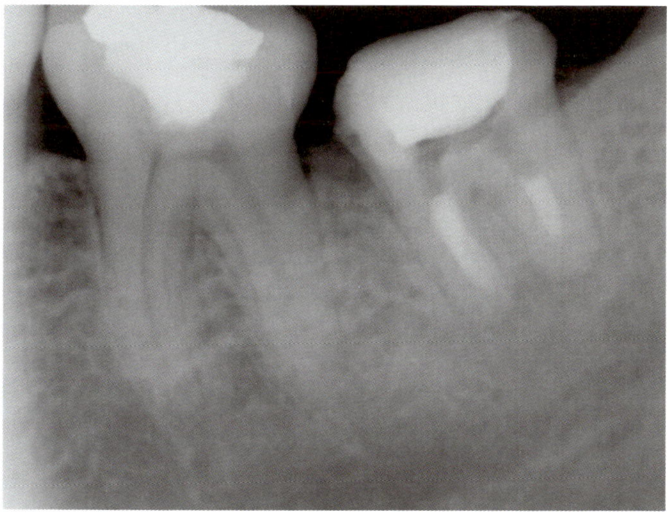

그림 3-8 환자가 임상적으로 불편함이 없고 근관내도 깨끗하여 열연화 수직가압법으로 근관을 충전하였다.

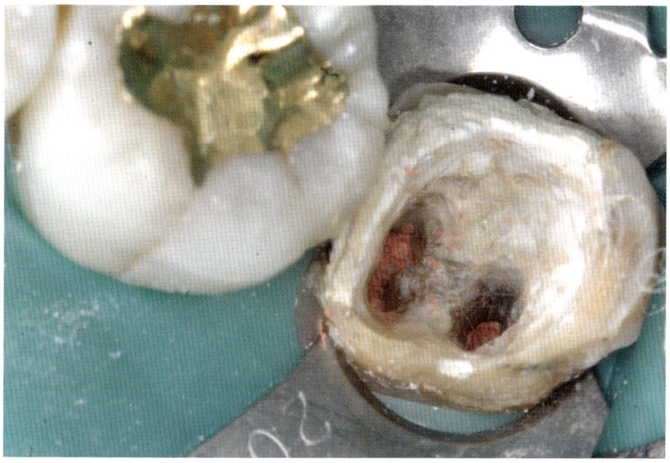

그림 3-9 근관내에 실러를 주입한 후 레이저를 조사하면 레이저에 의해 실러가 근관내에서 마치 사방으로 파편이 튀는 것처럼 골고루 근관벽과 부근관으로 퍼져 들어간다. 이 상태에서 System B와 Obtura를 이용하여 GP를 가압 근관충전함으로써 복잡한 근관계를 좀 더 철저하게 폐쇄시킬 수 있다.

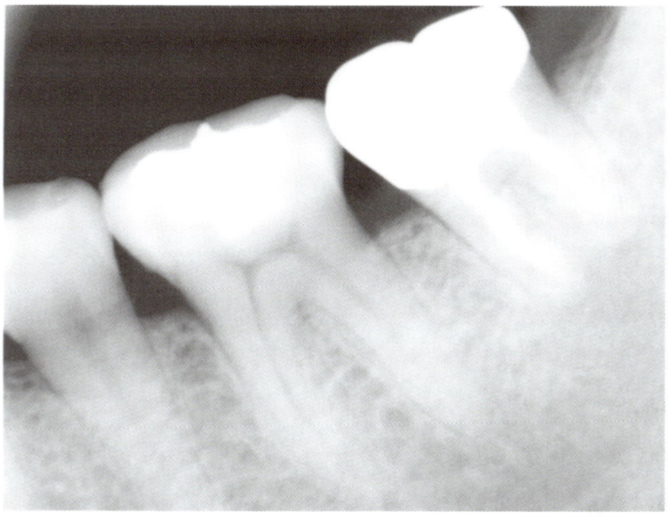

그림 3-10 추후 치관연장술을 시행하고 최종 보철물을 임시 시멘트로 부착 후 기능을 관찰한 후 방사선사진과 임상적으로 정상적인 상태가 확인되어 최종 시멘트로 접착하였다.

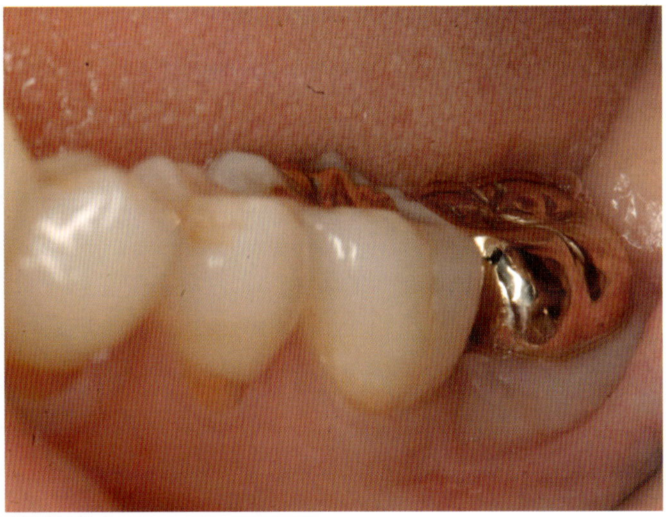

그림 3-11 최종 보철물을 장착한 상태로서 각화치은도 충분히 확보되어 보철적으로나 치주적으로 건강한 상태를 보이고 있다.

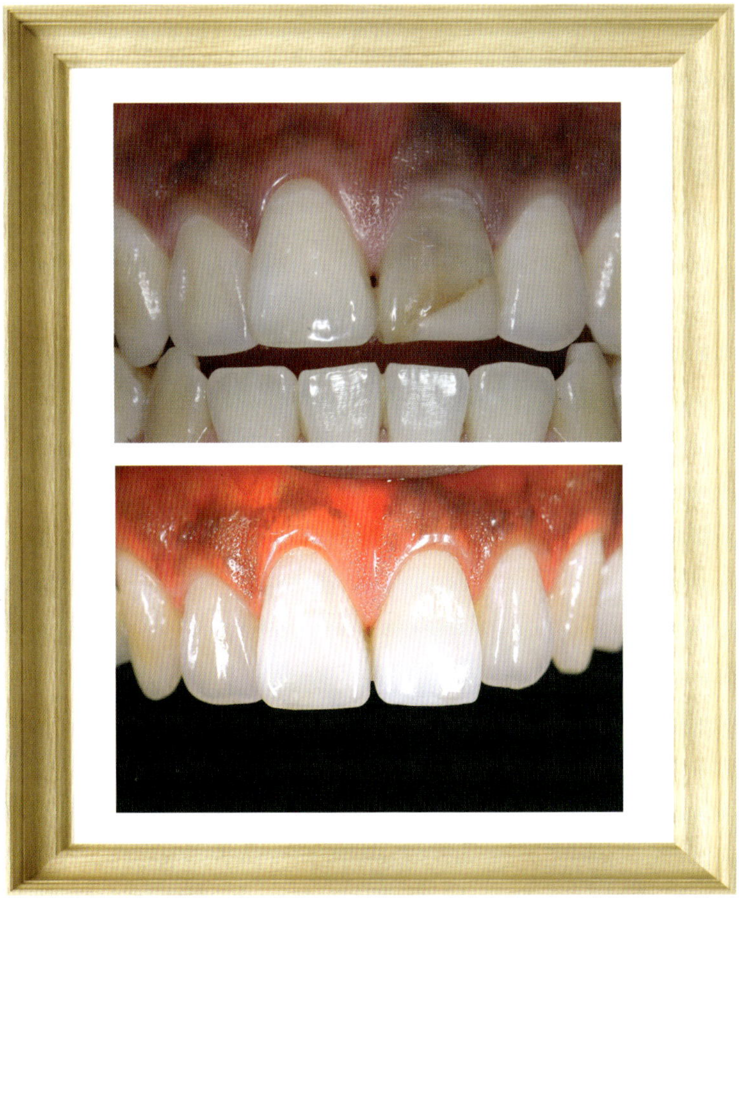

Case 2

## Casting post 제거하고 막힌 근관과 부근관 해결하기(49세, 여)

주소: 오른쪽 위 어금니가 너무 아파 잠을 잘 수가 없어요.

Key words: casting post, 치관확장술, 막힌 근관, 레이저

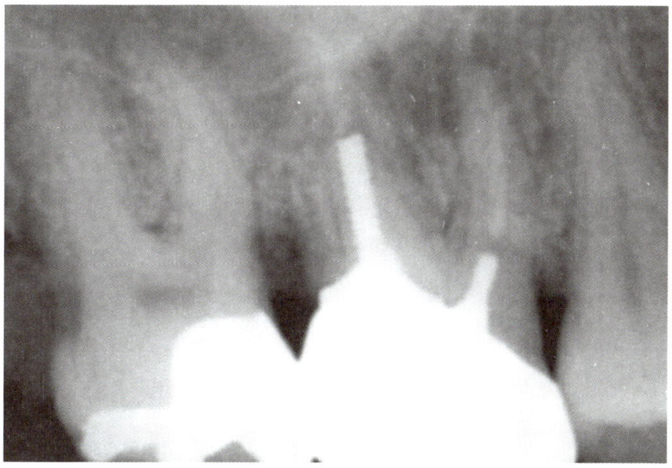

그림 3-12 상악 우측 제1대구치에서 동통을 느끼고, 원심부의 치주낭이 7mm로 측정되었다. 근심협측치근단 주위에 커다란 치근단 병소를 관찰할 수 있다. 대합치와 접촉시 심한 동통을 느끼고, 보철물 제거 후 재근관치료하는 것에 대해서 환자가 쉽게 결정하지 못하여, 내원 당일에는 일단 교합조절과 치주 소파술을 시행하고 투약을 한 후 관찰하기로 하였다.

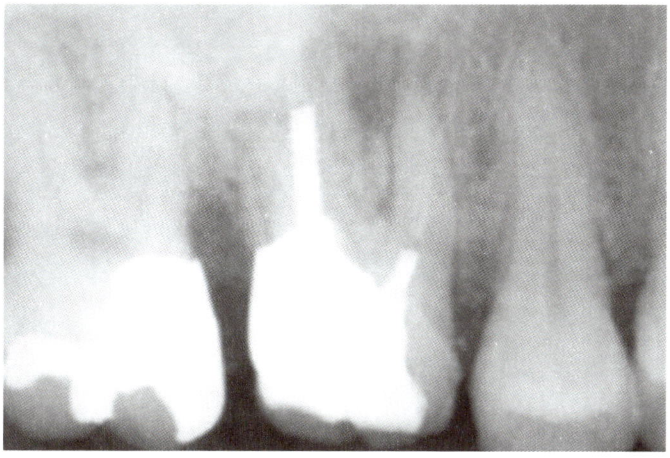

그림 3-13 다음날 내원했을 때, 증상이 호전되지 않고 심한 동통을 호소하여 acute apical periodontitis로 진단하고 포스트를 제거한 후 근관치료를 시행하기로 결정하였다. 원심부에 치간 치조골이 심하게 파괴된 것을 관찰 할 수 있다.

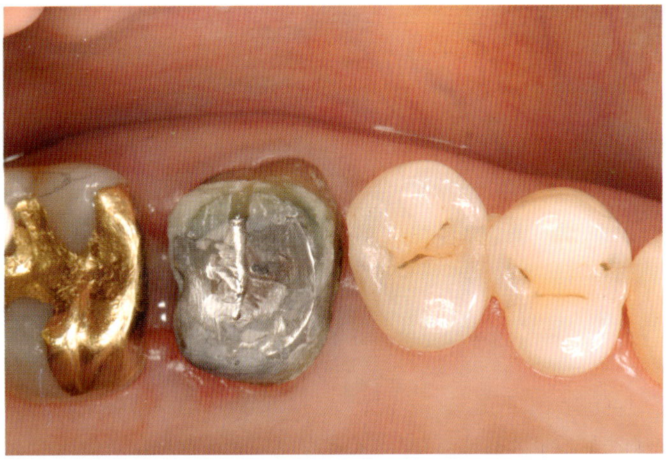

그림 3-14 보철물을 제거한 상태로서 원심부에 음식 축적으로 인하여 치간치은(interdental papilla)이 소실되어 정상적인 안부(col)를 관찰할 수 없다.

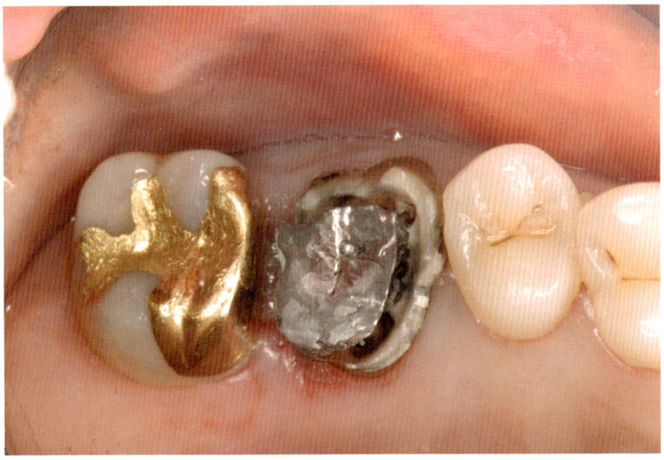

그림 3-15 캐스팅 포스트를 제거하기 위해 경계부의 치질을 삭제하고 레이저를 조사하기 위한 작은 구멍을 형성하였다. 로키얍 레이저와 초음파 스케일러를 번갈아 사용하면서 포스트의 움직임을 관찰하였다.

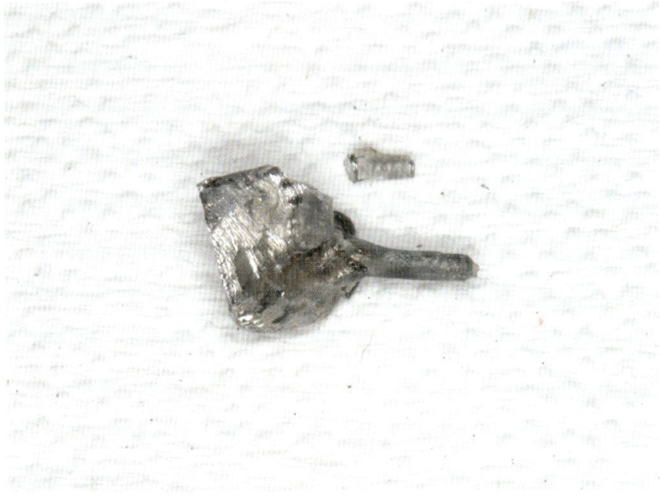

그림 3-16 캐스팅 포스트가 미세하게 움직이는 것을 느꼈을 때, divergence된 부분을 bur로 절단하여 포스트를 두부분으로 분리 제거하였다. 총 소요 시간은 약 40분정도 걸렸다.

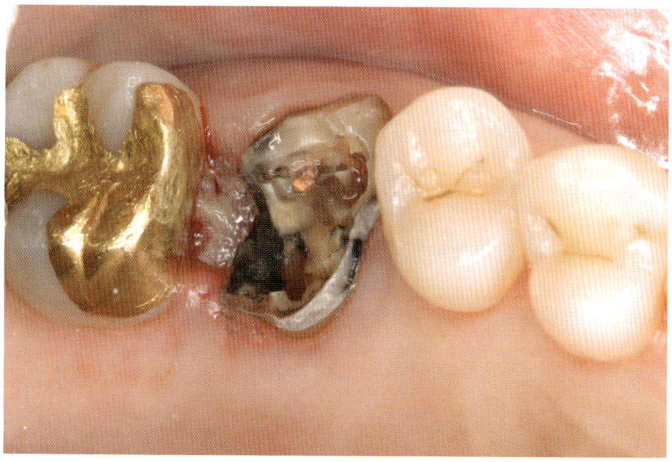

그림 3-17 포스트가 제거된 상태로서 원심부위에 우식이 심하고 치질이 많이 부족한 것을 볼 수 있다.

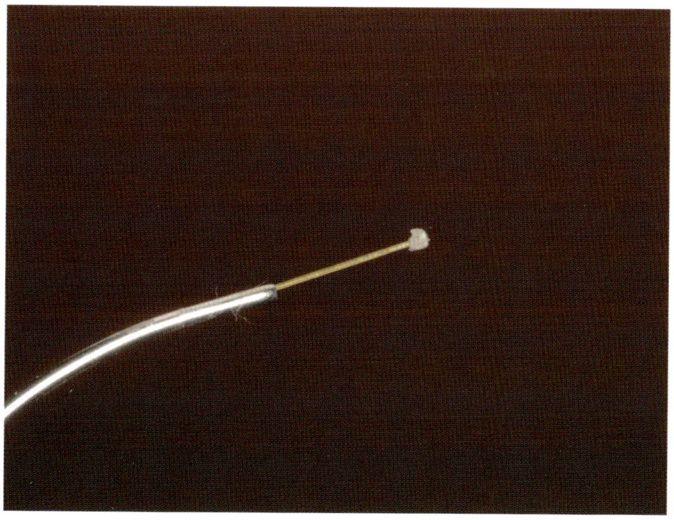

그림 3-18 포스트 제거 후 근심협측근관이 막혀 있어 파일이 들어가지 않으므로 막힌 부위에 레이저 파이버를 접촉시킨 상태에서 레이저를 조사하였다. 파이버 끝에 포스트 접착용 레진 세멘트로 보이는 물질이 붙어 나왔다. 이 장애물이 제거된 후 GP를 제거하여 무사히 근단공까지 도달하였다.

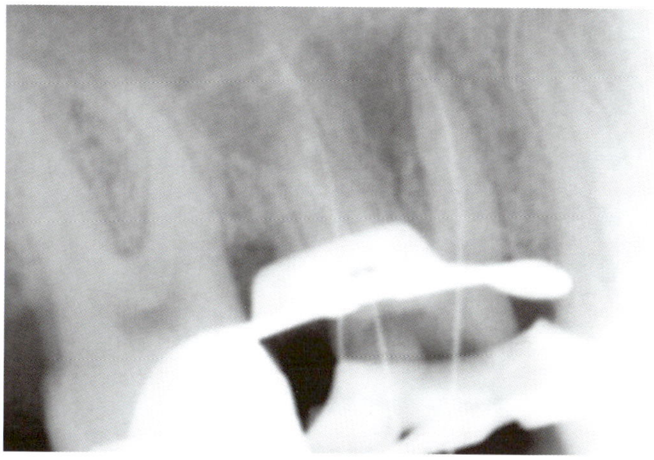

그림 3-19 막혀 있던 협측 근관을 모두 negotiation 한 방사선사진

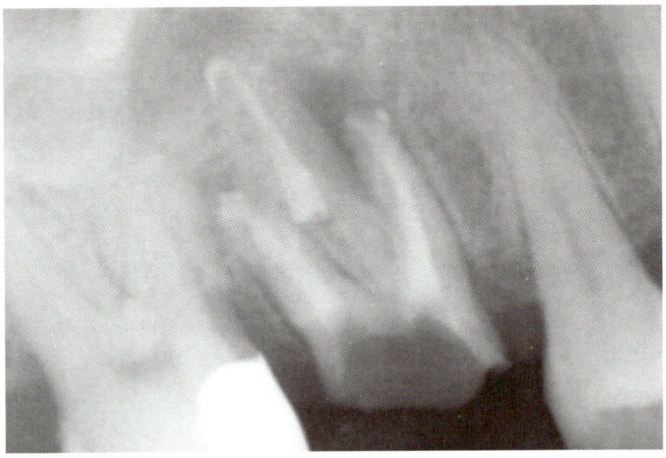

**그림 3-20** 레이저를 이용하여 근관세척과 근관충전을 한 방사선사진으로, 실러가 치근단공 밖으로 밀려나간 모양을 보면 3개의 치근단부위에서 근관계의 복잡한 해부학적 형태를 추측할 수 있다. 특히 심한동통의 원인이 되었던 근심협측근관에서 부근관을 비롯한 근관내부를 확실하게 소독 및 충전 해줌으로써 환자는 동통에서 해방되었다.

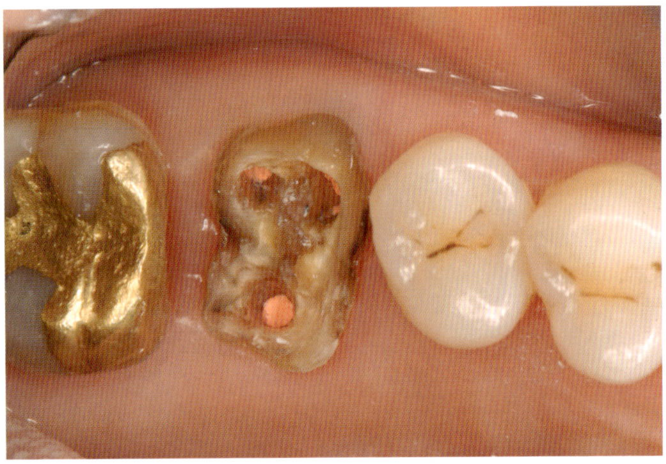

**그림 3-21** GP와 ZOE계통의 실러를 사용하였으며 로키얍 레이저를 이용하여 3차원적 근관충전을 시도하였다. System B와 Obtura를 이용하여 근관충전을 한 상태.

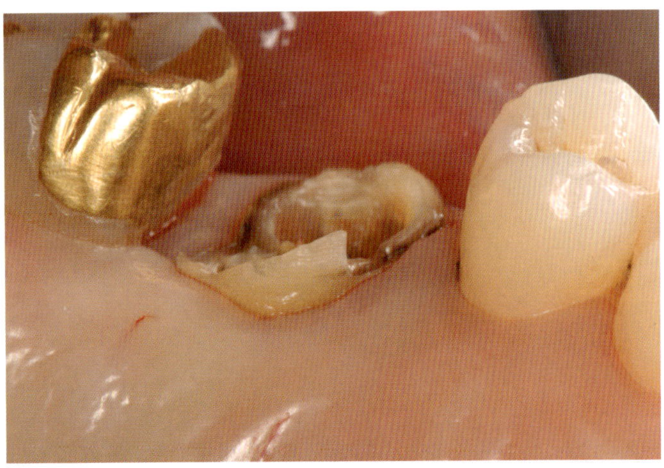

**그림 3-22** 근관충전은 성공적으로 마쳤지만 보철을 하기에는 치질이 턱없이 부족한 것을 볼 수 있다. 특히 근원심의 치질이 많이 부족하다.

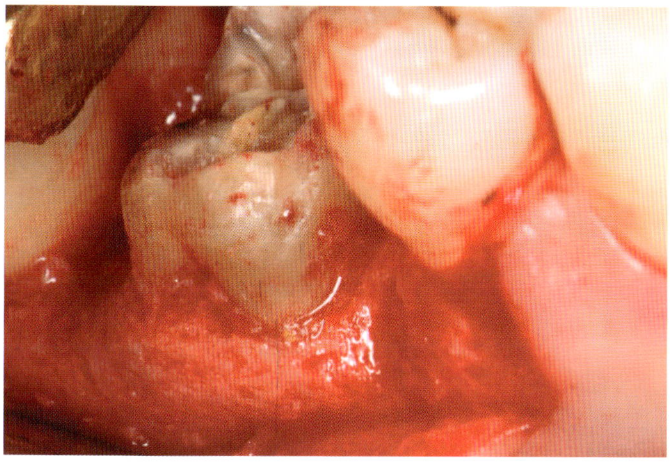

그림 3-23 치관확장술을 시행하였다. Ferrule effect를 얻기 위해 4mm 이상의 잔존치질을 확보해야 한다. 이때 치근이개부가 노출되지 않도록 조심해야한다.

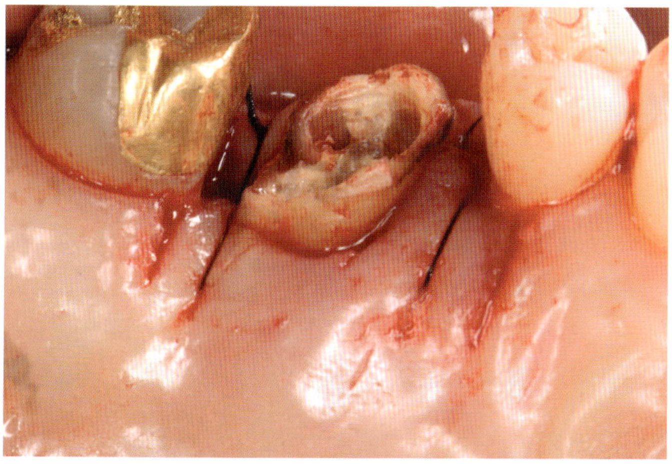

그림 3-24 치관확장술이 성공적으로 시행되었다. 보철물의 유지를 위해서는 최소한의 치질이 있어야 한다. 치관확장술을 위한 공식은 다음과 같다.
(Crown lengthening 4mm=biolongic width 2mm + gingival sulcus 1mm + ferrule 1mm)

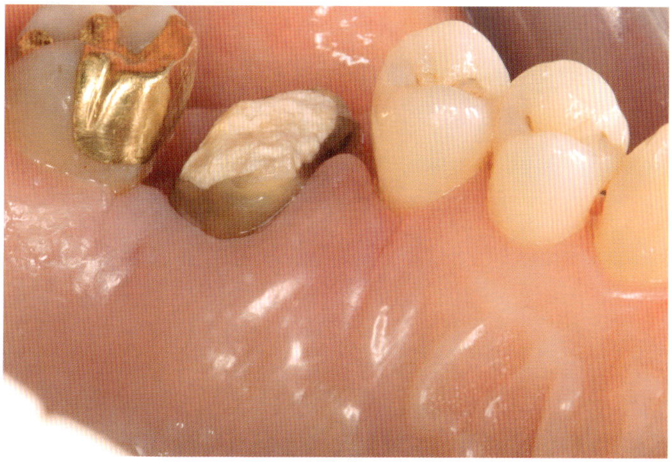

그림 3-25 치관연장술을 시행한 후 1개월이 경과한 상태로서 보철 유지를 위한 치질이 어느 정도 확보되었다.

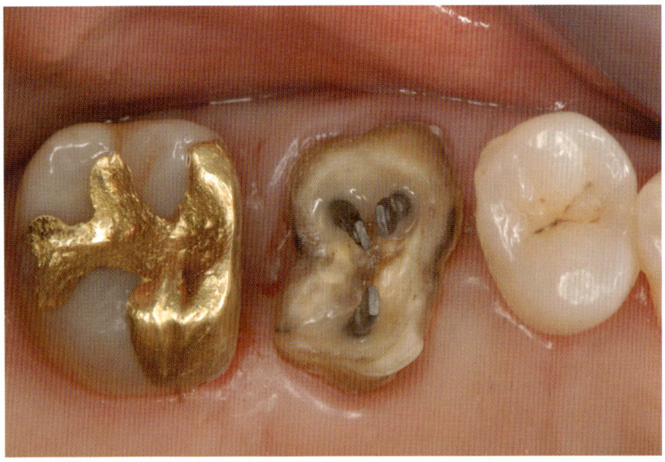

그림 3-26 Ferrule effect를 만족할 정도의 치질이 충분히 확보되었고, Casting post 대신 direct post and core로 하기로 결정하였다.

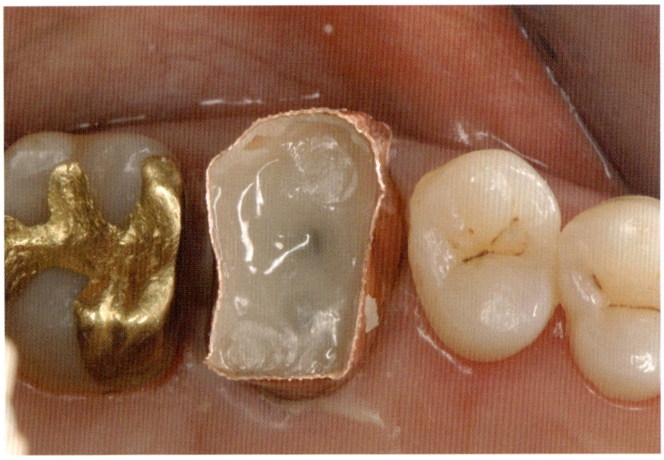

그림 3-27 알루미늄관을 이용하여 post and core를 시행하였다.

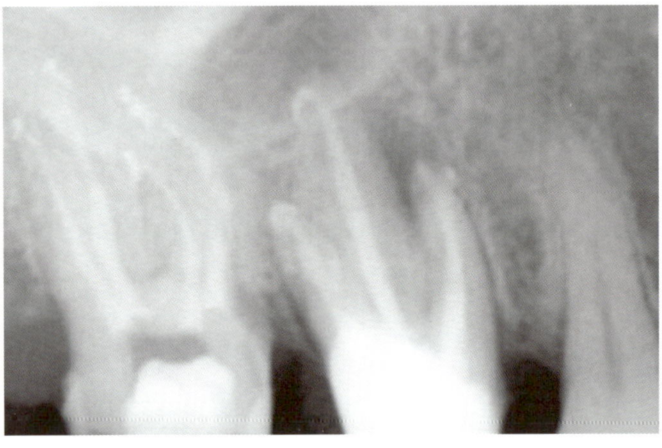

그림 3-28 제2 대구치도 냉온자극에 반응을 보여 근관치료를 시행하였다(2007.8.1).

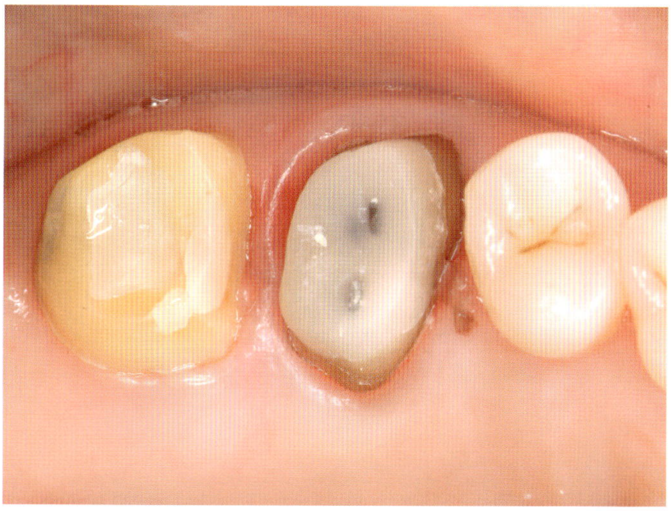

**그림 3-29** 제1, 2 대구치의 보철치료를 위한 치아삭제를 시행하였다.

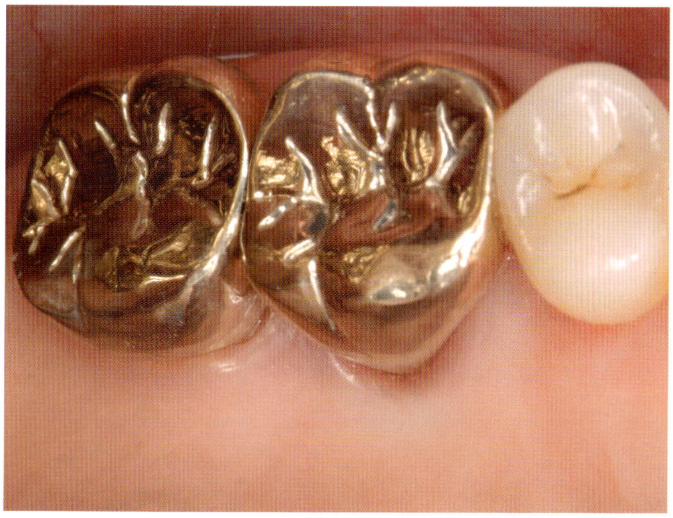

**그림 3-30** 제1, 2 대구치의 보철은 골드 크라운으로 장착하였다. 환자는 제1 대구치를 발치를 하지 않고 보철을 할 수 있는 것에 대하여 대단한 만족을 보였다.

*** 환상구효과(Ferrule effect)**

치근 파절이나 코어의 탈락을 방지하기 위해 치아의 4면 중 3면에서 치은연상에 최저 1mm 이상의 건전한 치질을 덮을 수 있도록 보철물을 제작하여야 한다. 이것이 지켜지지 않으면 코어의 변연 누출 및 치아 우식증의 발생으로 보철물이 탈락하게 된다.

# IV File separation시 레이저의 활용

Case 1

## Separation된 파일의 제거 (38세, 남)

주소: 근관치료 중에 파일이 부러졌어요.

Key words: bypass, 레이저

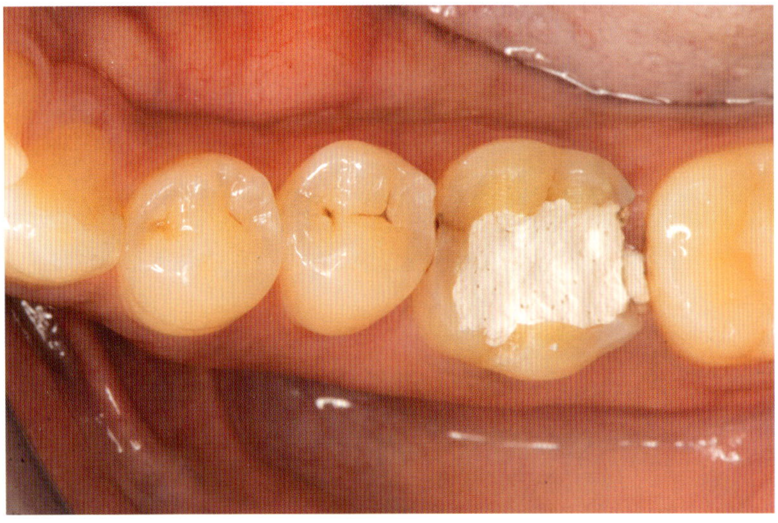

그림 4-1 타 치과에서 근관치료 중에 파일이 부러져 본원에 의뢰된 임상사진. Crack이 보이는 것으로 보아 이것과 연관되어 근관치료를 한 것으로 보 인다.

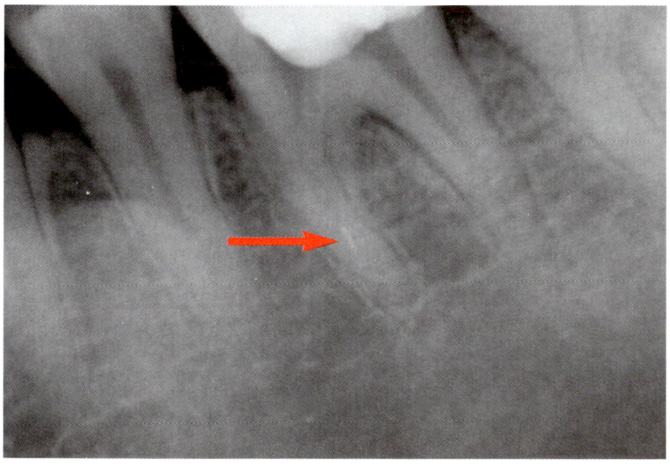

그림 4-2 근심 치근 중간에 부러진 파일이 관찰된다(화살표).

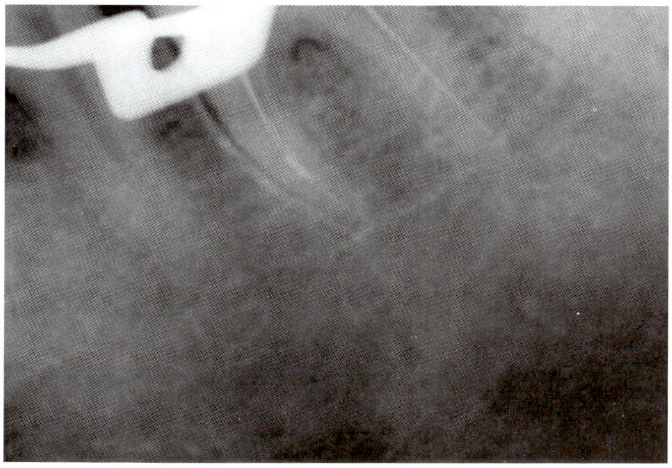

그림 4-3 Bypass를 시도하고 있는 과정이다.

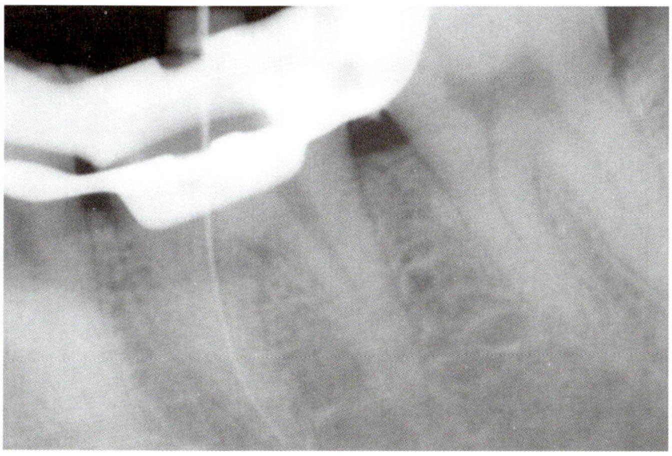

그림 4-4 Bypass가 된다면 제거가 안 된다고 해도 걱정할 필요가 없다. 이 증례에서는 운 좋게도 bypass하여 레이저로 소독하는 과정에서 부러진 파일이 제거 되었다. 이는 레이저의 공동현상 효과(cavitation effect)와 광음파효과(photoacoustic effect)에 의한 것으로 사료된다.

# V 치근 흡수가 있는 치아에서의 레이저 활용

Case 1

## 근관 내흡수와 외흡수가 있는 치아의 치료(27, 남)

주소: 앞니가 아프고 불편해요

Key words: 내흡수, 외흡수, MTA

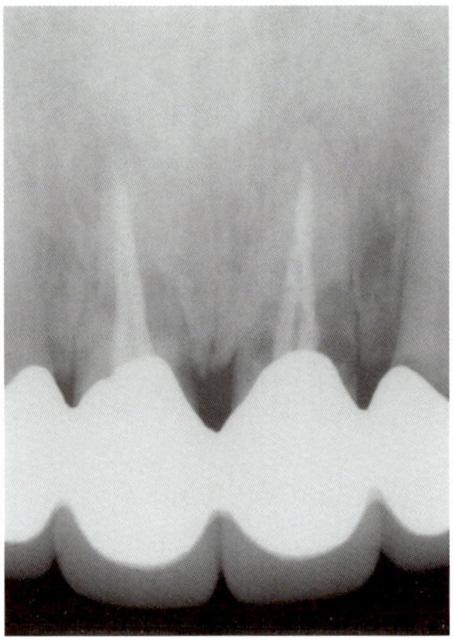

그림 5-1 초진 방사선사진으로 좌우 중절치에는 치근의 내흡수와 외흡수가 보이고 #22는 심한 치근 우식이 관찰된다.

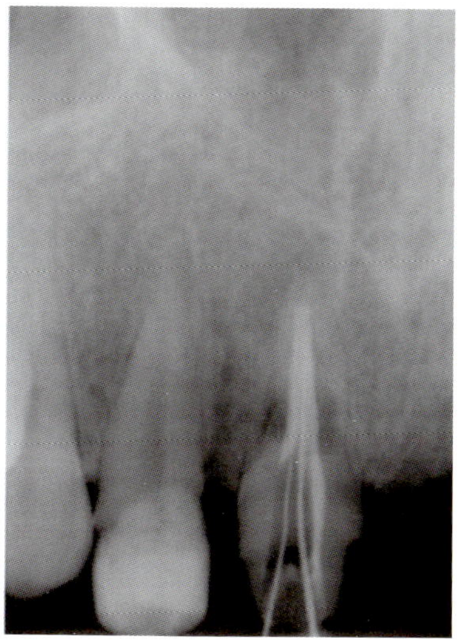

그림 5-2  #21과 #22는 발치를 하였고 환자의 간곡한 부탁으로 인하여 #11은 최대한으로 치료를 시도해 보고 발치여부를 결정하기로 하였다. 먼저 GP를 제거하려고 시도하였다.

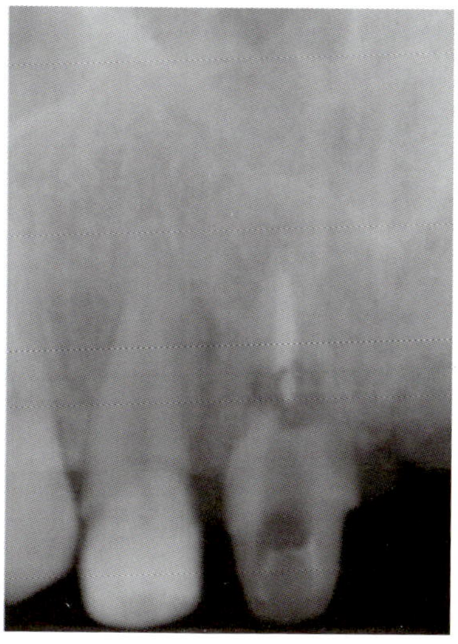

그림 5-3  심한 외흡수와 내흡수로 인하여 근관벽이 개통되어 있어서 약제 사용시 주변 골조직으로 흘러들어가기 때문에 우선 흡수된 부위의 상부만 GP를 제거하였다.

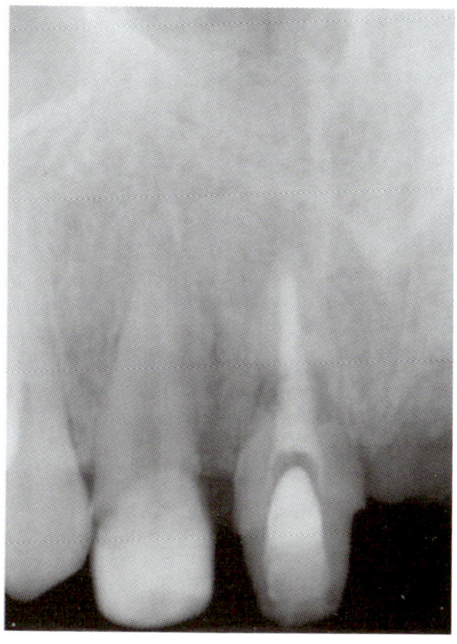

그림 5-4  Antibacterial effect를 얻기 위해, 제거된 부위에 수산화칼슘재제로 충전하고 약 1주일 기다리기로 했다. 내흡수가 있는 부위는 기계적인 세정이 어려우므로 화학적인 세척과 소독에 의존하게 된다. 이때 레이저를 이용한 근관내 소독도 효과적인 방법이라고 할 수 있다. 레이저를 이용하여 충분한 소독을 시행하였다.

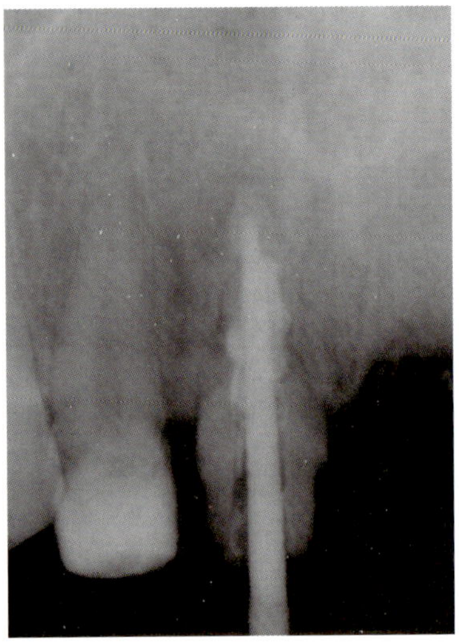

그림 5-5 굵은 master cone을 근관내에 넣어 근관이 막히지 않도록 확보한 후, OrthoMTA로 흡수된 부위를 먼저 충전하였다.

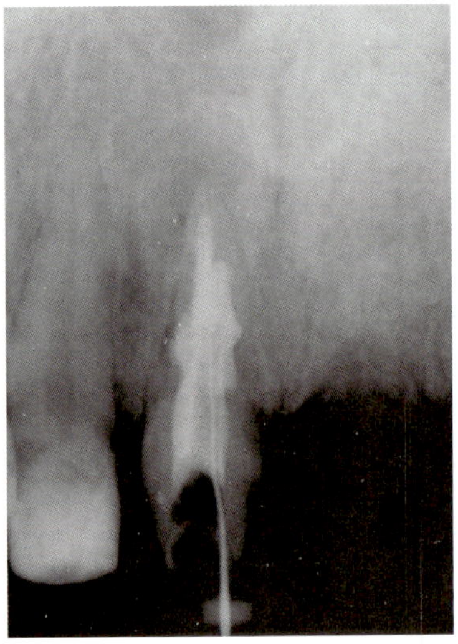

그림 5-6 충전된 OrthoMTA에 의해 치조골내로의 leakage가 봉쇄된 다음 근첨단 부위의 GP를 제거하는 과정.

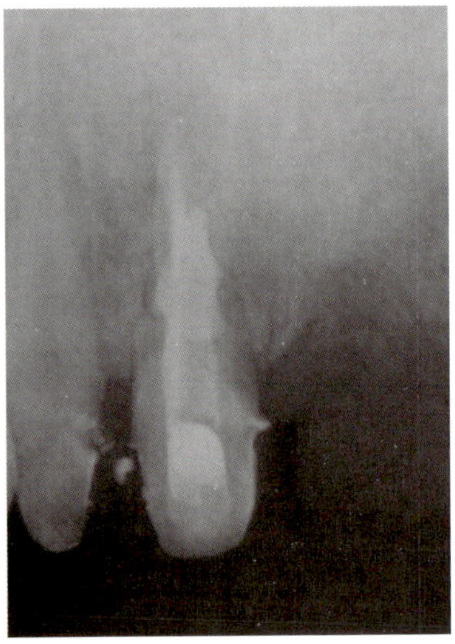

그림 5-7 MTA로 근관충전을 마친 상태. 치료기간이 10주 걸렸다. 치근단 주위에 아직도 초진시에 보였던 radiolucent한 부위가 관찰된다. 만약 지속적으로 문제가 되면 치근단 절제술을 시도할 예정이다. MTA로 충전했기 때문에 치근단 절제술시 역충전을 할 필요가 없다. 이와 같이 치근단 절제술 가능성이 있는 증례에서는 MTA로 근관충전을 하는 것이 유리하다.

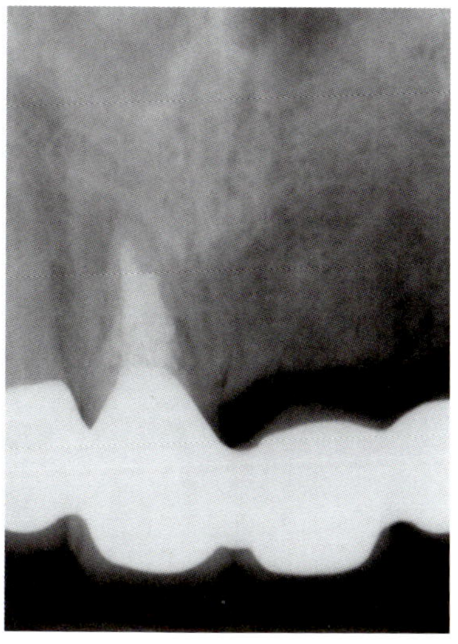

그림 5-8 임시보철물로 약 3개월 관찰 후 증상이 많이 호전되어 최종 보철물을 장착하였다.

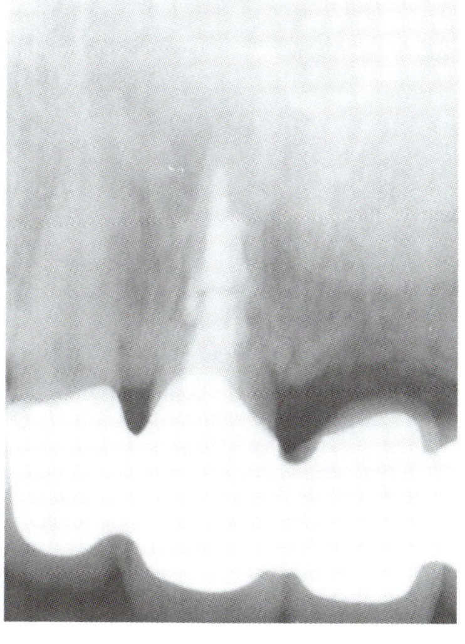

그림 5-9 보철장착 후 1년 2개월이 경과된 상태로서 아직도 치근단 부위에 병소가 관찰되고 환자도 가끔 욱신거린 경험을 호소하였다.

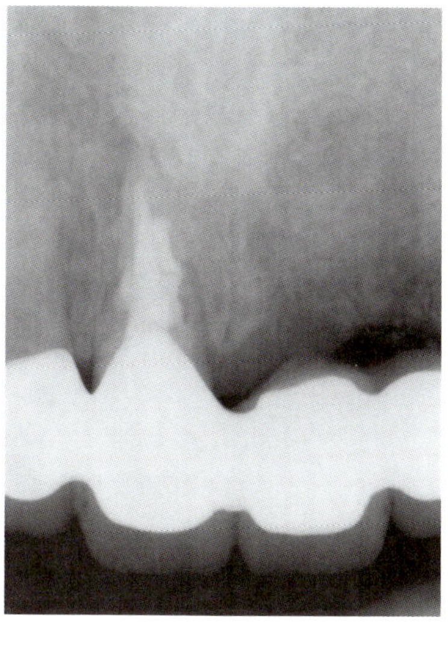

그림 5-10 보철장착 후 약 2년 경과된 상태로서 불편함이 많이 감소되어 계속 관찰하기로 하였다.

## Chapter 2. 레이저를 이용한 치주치료 (Laser-aided periodontics)

비외과적 치주치료시 고려할 사항은 병원성 미생물, 연조직의 상태, 치근면의 상태, 치아의 동요도, 방사선사진에 의한 치조골의 변화 등이 있다. 특히 병원성 미생물의 감소를 위한 구강내 환경을 조성해 주고, 치태, 치석, 내독소 등의 제거로 치근면의 변화와 건강한 백악질을 노출함으로써 치아의 안정성에 관여하는 교원섬유가 부착하도록 유도하는 것이 중요하다.

비외과적으로 치주치료를 시행할 때 레이저의 활용은 많은 장점을 가지고 있다. 치주영역에서의 레이저의 효과는 살균효과, 염증완화, 창상치유, 지혈 및 골재생 촉진효과 등을 들 수 있는데, 특히 깊은 치주낭이나 치근이개부에 있는 혐기성 세균들을 멸균시킬 수 있는 bactericidal effect는 매우 유용하다고 할 수 있다.

Blum 등[7]은 Nd-YAP 레이저가 in vitro 실험에서 bactericidal effect가 있다고 보고 하였고, 최근 국내에서 보고한 논문[8]에 의하면 비외과적 치주치료 후, Nd-YAP 레이저를 1주일 간격으로 4회 반복 조사하였을 때, 통상적인 치주치료와 비교하여, 우수한 살균효과 및 임상적 개선이 관찰되었다고 보고하였다.

저자는 비외과적 치주치료를 위하여 다음과 같은 치료순서로 치료를 시행하였다.

1) 위상차현미경을 이용한 세균검사.
2) 임상 검사수치(치주낭 깊이, 탐침후 출혈, 임상적 부착정도)를 측정하고 치석제거 및 치근활택술 (scaling and root planing ; SRP)을 시행.
3) 3% 과산화수소를 이용한 레이저 치료.
4) 정기적인 관리 등으로 하였다.

치주낭 내의 삼출액을 페이퍼포인트로 채취하여 위상차현미경을 통해 관찰하면 치주질환이 있는 경우 주로 운동성의 혐기성 세균들을 볼 수 있다(그림 1, 2). 이 과정은 환자에게 치료 전후를 시각적으로 보여줌으로써 치주질환 치료와 관리에 대한 강한 동기를 부여할 수 있고, 치료 동의율을 높일 수 있는 장점이 있다. 일반적으로 치주질환 환자들인 경우 자각증상이 없으면 치료를 중단하는 경우가 많기 때문에 질병의 이해와 협조가 무엇보다도 중요하기 때문에 가시적인 방법은 많은 경우 효과가 크다.

레이저 치료는 치주낭 내에 3% 과산화수소를 주입하고 200 mJ/pulse, 10Hz의 에너지 모드를 선택하여 320㎛의 광섬유를 치주낭 내에 조사하였다. 이때 발생된 활성산소는 기계적인 debridement와 항생제 투약으로 제거하기 어려운 부위에 있는 치주낭 내의 혐기성 세균들을 멸균시키는 disinfection 효과를 가지고 있다. 이와 같이 뛰어난 bactericidal effect는 항생제 투약에 대한 의존도를 많이 감소시켜준다[9,10]. 이러한 면은 수술적 접근과 투약이 조심스런 전신질환 환자나 고령자 환자를 위한 치주치료시 많은 장점을 줄 수 있다.

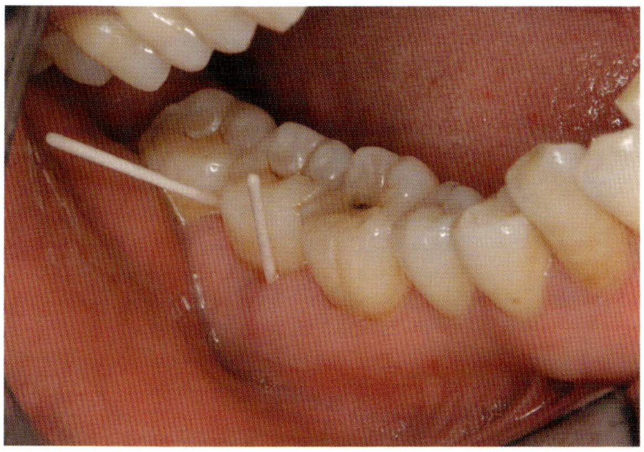

그림 1 치주낭내의 삼출액 채취과정

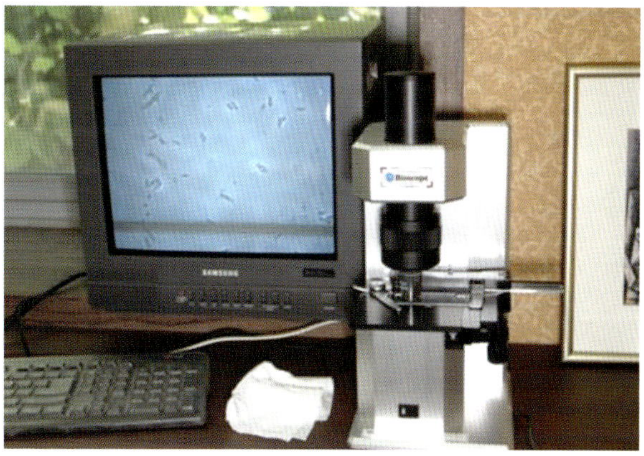

그림 2 위상차 현미경으로 운동성세균 관찰

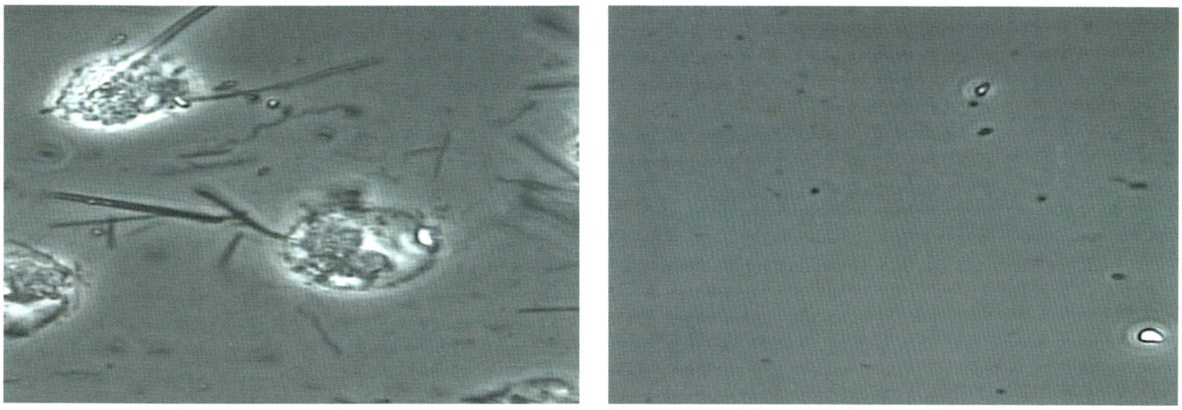

치주치료 전 위상차 현미경 모습

치주치료 후 위상차 현미경 모습

그림 3 관찰대상 균은 주로 스피로헤타나 소형 간균 등 운동성세균이다. 치주치료 후 특정세균의 비율에 따라 치주병의 관리를 확인할 수가 있다. 현미경을 이용한 치료 접근은 치료 계획의 가시화된 치주질환의 관리가 가능하다는 장점이 있다.

치주낭 내에 레이저 조사시 치근면에 접촉하지 않고 연조직의 벽면에 조사하게 되는데 이를 'laser curettage' 라고 한다. 이때 레이저는 치주낭 상피를 제거하고 새로운 상피세포들이 치근을 향하여 이주하는 것을 지연시켜 결체조직의 부착을 촉진할 수 있다. 결국 긴 접합상피로 부착되는 대신 collagen fiber에 의한 재부착을 가져올 수 있는 환경을 조성하게 된다[11].

치주인대의 기능에는 지지, 영양, 감각, 항상성 유지, 및 재생의 다섯 가지가 있다[12]. 특히 치주인대의 재생기능은 치조골의 변화에 가장 중요한 역할을 한다. 임상에서 자가치아이식의 성공, 치주질환이 있는 치근이개부의 골재생, 외상성 교합치아의 치료, 치근단 수술 후의 재생 등 많은 영역에서 치주인대의 중요성이 강조되고 있다[13].

치과영역에서 레이저의 활용이 증가되는 반면 많은 연구가 요구된다. 치주질환 치료에 적절한 레이저파장에 따른 에너지와 조사량의 결정, 치근 백악질에 미치는 영향, 치주낭 상피의 제거와 interleukin-1$\beta$(골흡수 촉진인자)감소에 미치는 효과 그리고 치주인대 세포나 골세포에 미치는 영향 등 임상적인 활용을 뒷받침할 연구가 필요하다고 사료된다.

# I 치주인대와 골재생

Case 1

## 골흡수가 심한 하악 전치부의 chronic periodontal abscess의 치료(56세, 여)

주소: 아래 앞니가 붓고 흔들려요.

Key words: 치아동요, splint, 레이저치료

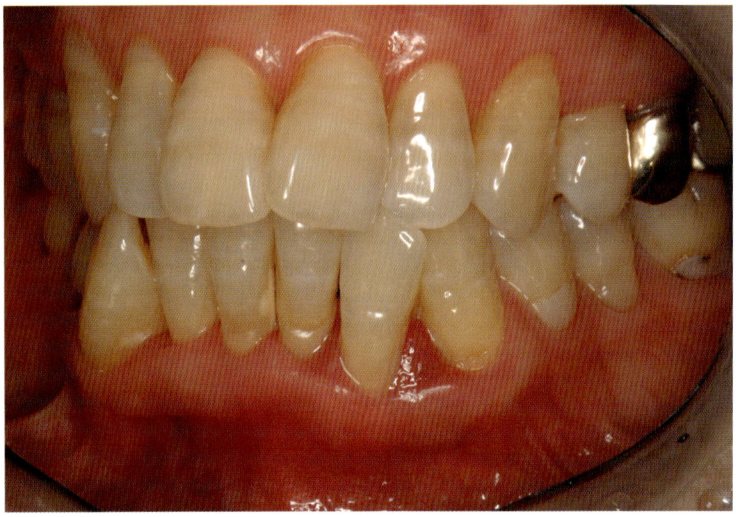

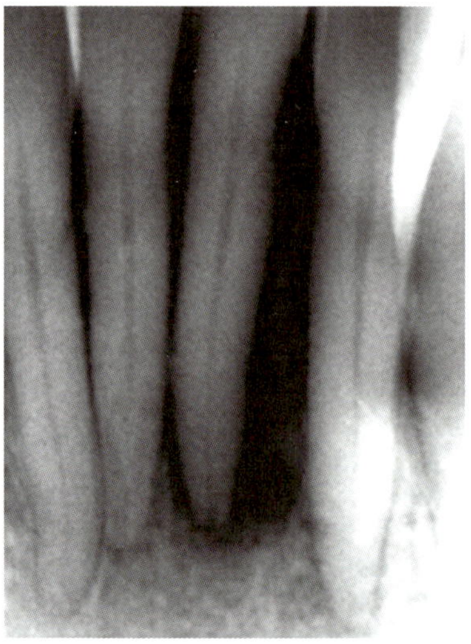

그림 1-1 초진의 구강 사진으로 #31 치아의 심한 동요(3도 이상)를 확인하였고, 방사선사진에서 심한 골소실을 관찰하였다. 하악 전치부의 crowding으로 인해 다량의 치석과 염증 소견을 볼 수 있었다. 위상차현미경을 이용하여 세균검사를 실시하고 치주치료에 대한 상담을 시행하였다.

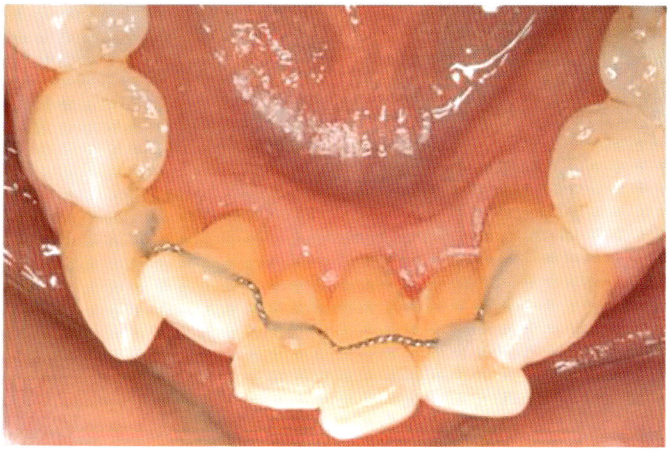

그림 1-2 치아 동요가 심하여 splint를 하지 않고서는 어떤 치료도 불가능한 상태이므로 먼저 splint를 하고, scaling과 root planning(SRP)을 시행하였다. 이때 치근단까지 골흡수가 일어난 상태이므로 깊은 치주낭에 접근이 우수한 Sub-O 큐렛(Hu-Friedy, USA)를 사용하였다. TFO의 요인이 되는 부분은 교합조절을 시행하였다. 레이저 치료는 치주낭 내에 3% 과산화수소를 주입하고 200 mJ/pulse, 10Hz의 에너지 모드를 선택하여 320um의 광섬유를 치주낭 내에 조사하였다.

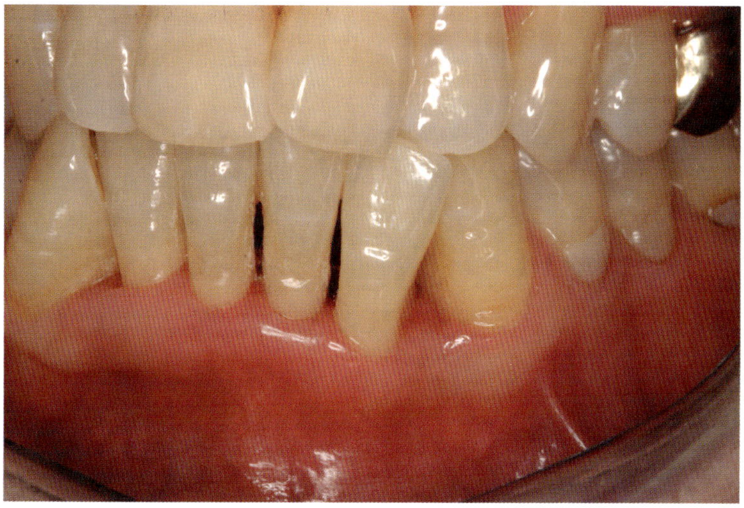

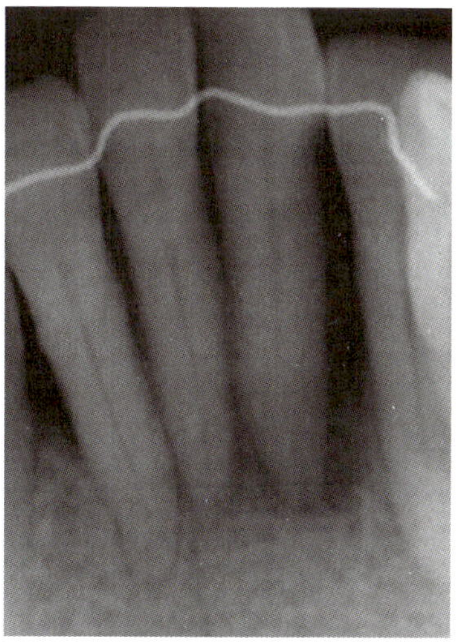

그림 1-3 SRP와 레이저 치료 1개월 후 결과로서 환자는 칫솔질 교육을 철저히 수행하였고 한 달 동안 일주일마다 내원하여 치태 관리를 하였다.

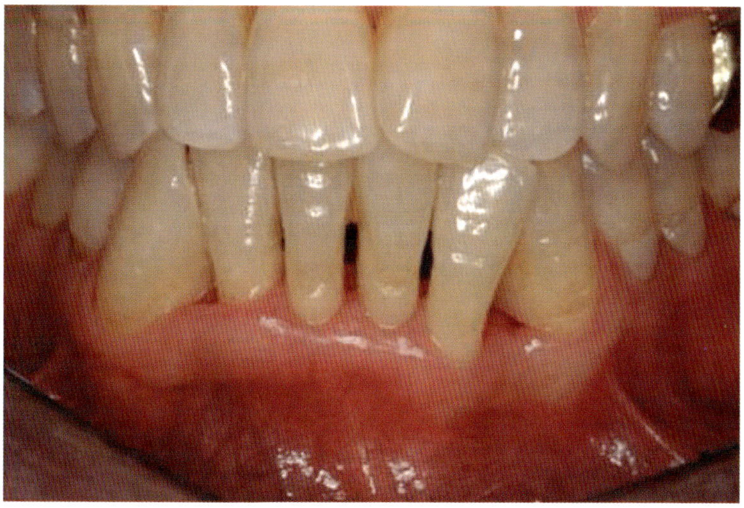

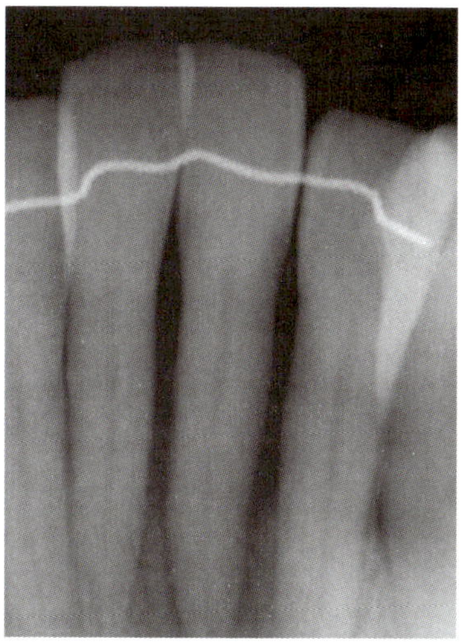

그림 1-4 레이저 치료 후 3개월 경과된 결과로서 건강한 잇몸 색깔의 각화치은으로 변화하였다. 방사선사진에서 #31 치근 주위에 골의 remodeling이 관찰되었다.

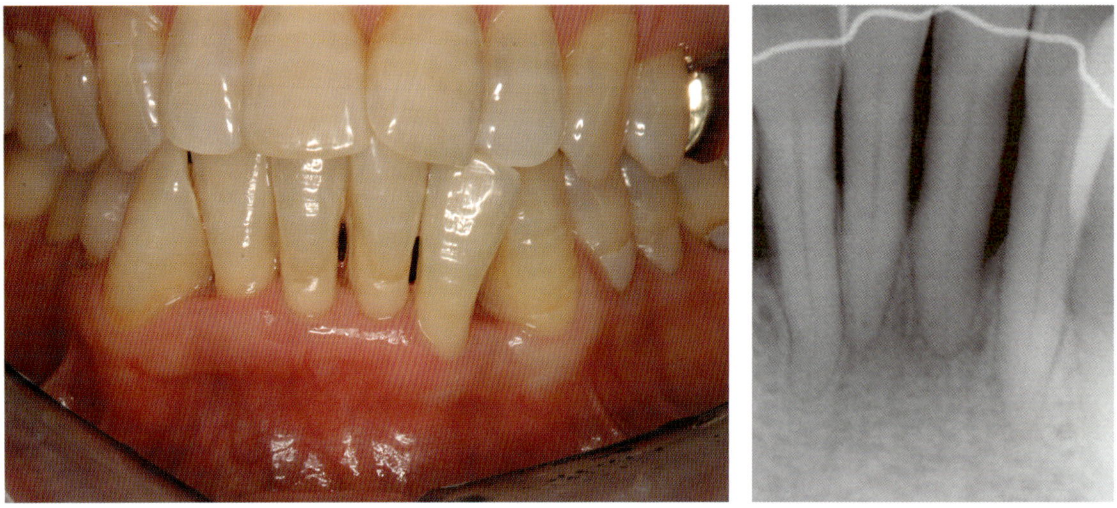

**그림 1-5** 레이저 치료 후 8개월 경과된 결과로서 치태관리가 잘 되고 있었고, 방사선사진에서 골형성이 뚜렷하게 관찰되었다. 이와 같이 골형성이 이루어진 것은 splinting, 교합조절, 적절한 SRP, 레이저치료 및 지속적인 치태관리 등 종합적인 치료의 결과가 아닌가 사료된다.

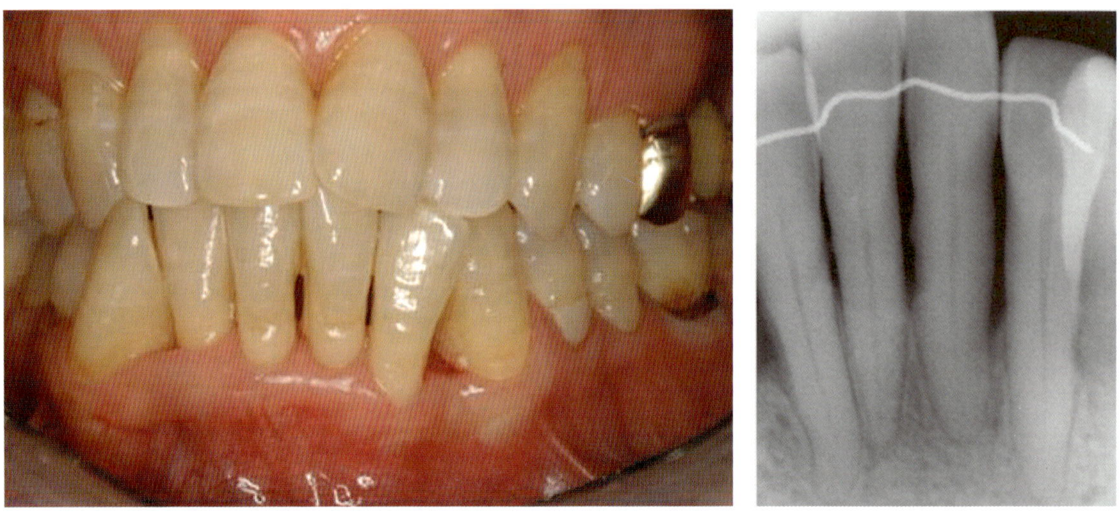

**그림 1-6** 레이저 치료 후 12개월 경과된 결과로서 구강 치태관리는 좋은 상태이고 방사선사진에서 골형성이 주변치아의 골 높이까지 이루어졌다.

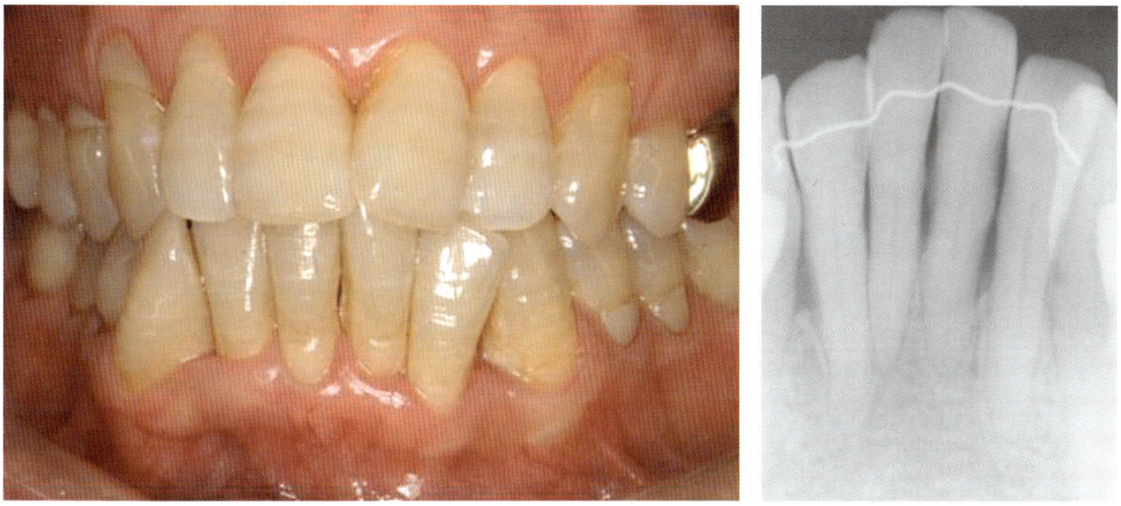

**그림 1-7** 레이저 치료 후 3년이 경과된 결과로서 임상적으로 건강한 상태를 유지하고 있다. SRP와 레이저 치료 그리고 치태 관리와 칫솔질 교육을 실시하였다.

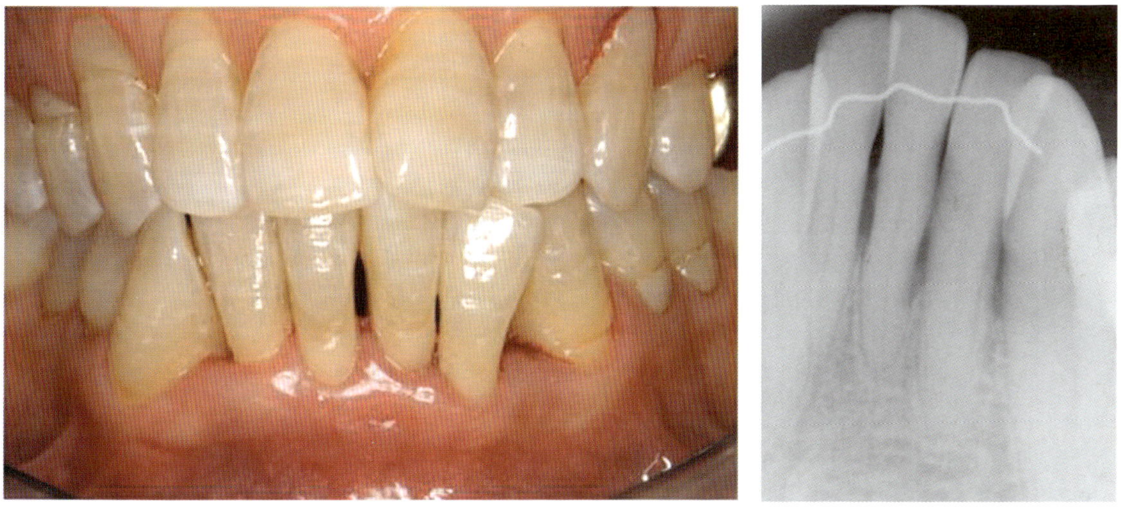

**그림 1-8** 레이저 치료 후 4년 경과된 결과로서 약간 치태관리가 소홀한 상태가 관찰되었지만 임상적으로 건강한 상태를 보여주고 있다. 방사선사진에서는 remodeling후 골석회화가 이루어져 주변의 골조직과 유사한 상태를 보이고 있다. 이 환자는 6개월마다 내원하여 치태관리와 방사선사진 촬영을 통하여 지금의 상태를 유지하고 있다. 이러한 치주질환 환자는 치주병 원인과 치료방법에 대한 정확한 이해를 통해 계속적인 치태관리를 해야만 치료 결과를 지속적으로 유지할 수 있다.

Case 2

## 골흡수와 동요도가 심한 상악 중절치의 골재생(52세, 여)

주소: 이가 많이 흔들리고 불편합니다. 빼지 않고 치료할 수 있나요?
Key words: 심한 동요도, 치아정출, 치주염, 레이저치료

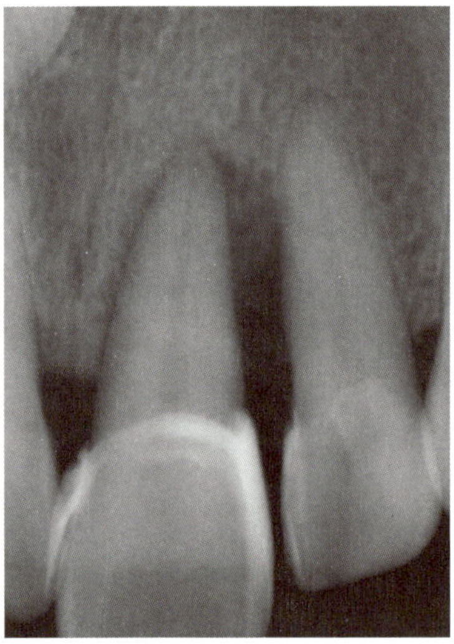

그림 1-9 #21 치아의 초진 방사선사진으로 심한 골 파괴의 양상을 보이고, #11 치아에 비해 치아정출이 많이 되고 치아가 벌어진 것을 알 수 있다. 치주낭 깊이를 측정한 결과 #21과 #22의 인접면 사이에서 골파괴가 심하게 관찰되었는데, 협측은 12mm, 설측은 10mm를 보였고 중절치는 설측 근심면에서도 8mm를 나타내었다. Diastema의 심미적 회복을 위해 복합레진으로 치료한 부분이 보이는데, SRP와 레이저 치료를 한 후 복합레진으로 #11 치아부터 #22 치아까지 레진 스프린팅을 하여 치아고정을 시행하였다.

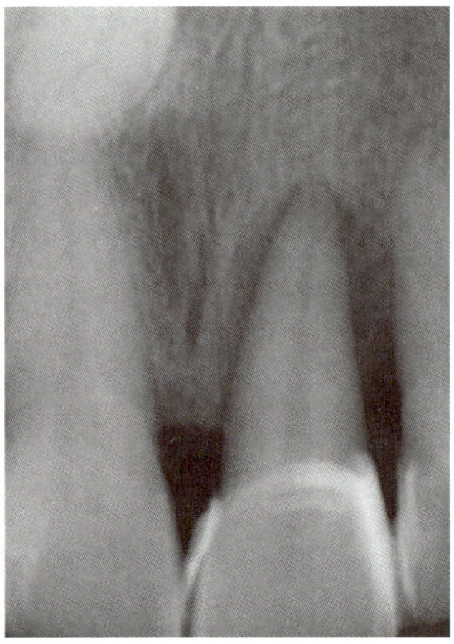

그림 1-10 통상적인 SRP와 레이저를 이용한 비수술적 치주 치료를 실시한 후 약 한 달이 경과된 사진으로 초진사진과 비교하여 유의성 있는 변화를 관찰할 수 없다. #11 치아부터 #22 치아까지 레진 스프린팅을 하여 치아고정을 한 것을 관찰할 수 있다. 계속적인 잇솔질 교육을 시행하였다. 환자는 그 후 1개월 후에 내원하기로 약속하였다.

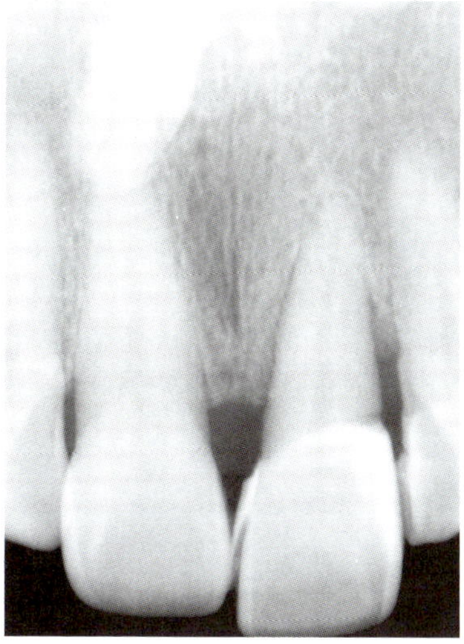

그림 1-11 환자는 #21 치아의 심미적인 이유로 약 4년 10개월이 지나 오랜만에 내원하였는데, 방사선 촬영 결과 놀라운 결과를 확인하였다. 그동안 학교일이 바쁜 관계로 내원하지 못했다고 하면서 불편한 것도 없었다고 하였다. 치주낭 깊이는 #21 치아의 원심면에서만 5mm 정도 나타내었고 #21 치아의 근심면을 포함한 모두에서 정상 상태를 나타내었다.

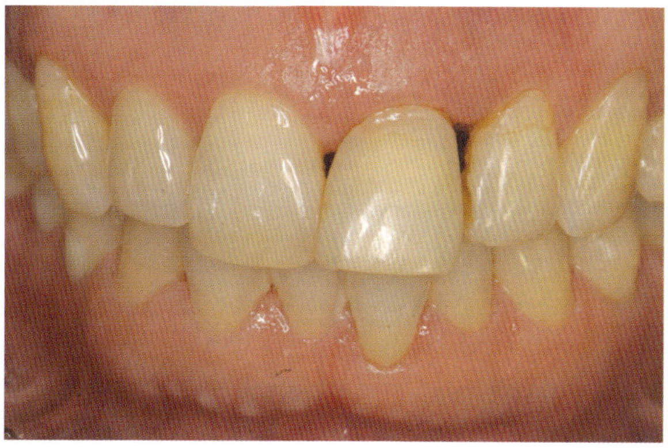

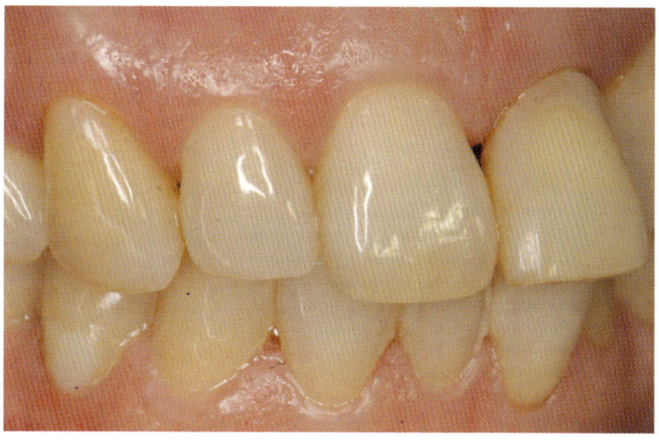

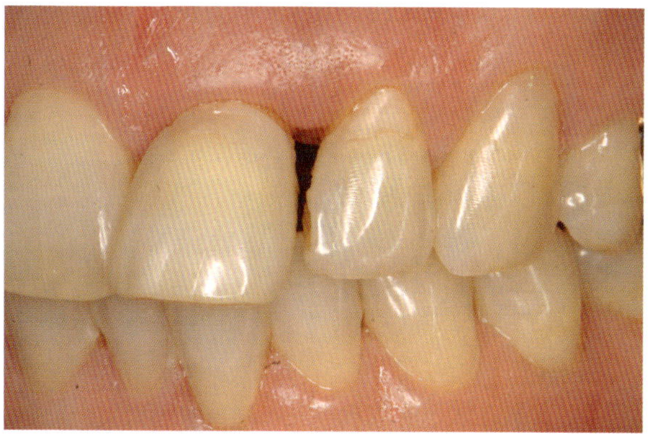

그림 1-12 4년 10개월이 지난 구강내 사진으로 심한 치주질환의 소견은 보이지 않고 심미적인 문제가 두드러져 보인다. #21 치아가 많이 정출되고 #31 치아의 순측 이동으로 인한 돌출된 모양을 해결하기 위해 #21 치아의 근관치료와 심미보철치료를 하기로 결정하였다. #21 치아를 근관치료하기 전에 정출된 부분을 약간 삭제하여 길이를 어느 정도 수정한 상태이다.

Case 3

## 치근이개부의 치료와 골재생(32세, 남)

주소: 이가 흔들리고 씹을 때 불편해요.
Key words: 치근이개부, 골재생, 레이저

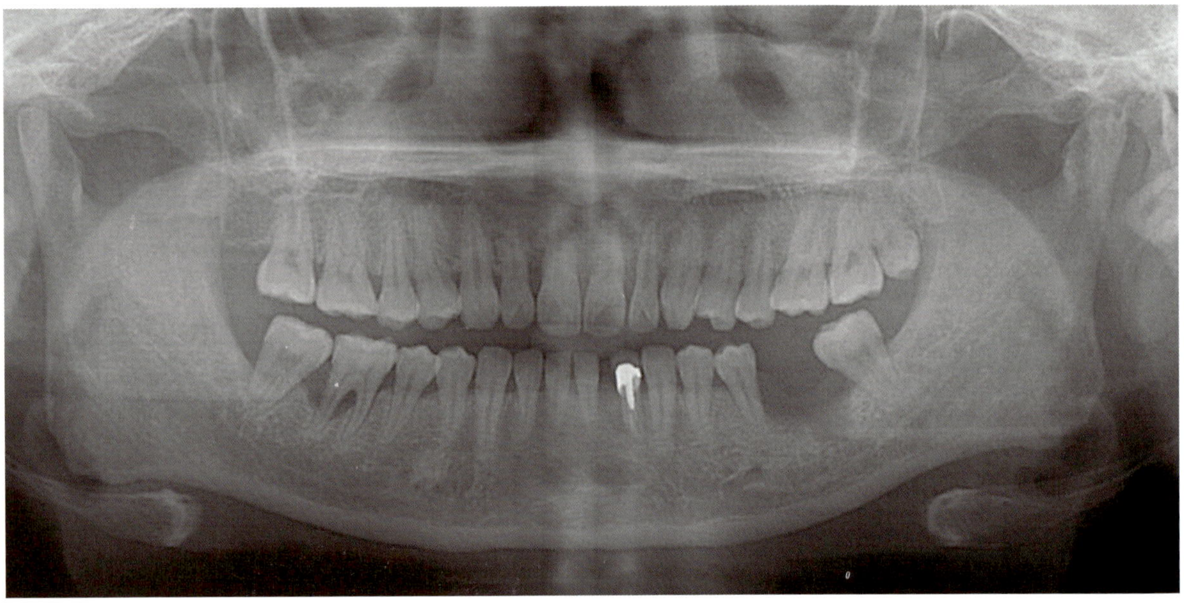

그림 1-13 상기환자의 초진 파노라마사진으로 #36 치아의 소실과 #46 치아의 심한 골흡수가 관찰되었다. 환자는 #36의 임플란트 치료를 원하였고, #46 치아가 흔들이고 식사하기기 불편함을 호소하며 좌측의 치아와 같이 소실될 것을 걱정하였다. 위상차현미경을 이용하여 세균검사를 실시하고 치주치료 후 임플란트 치료에 대한 상담을 시행하였다. #46 치아는 #36의 임플란트 치료가 끝날 때까지 유지하는 것을 목적으로 치료하고 실패하면 발치할 가능성을 고지하였다.

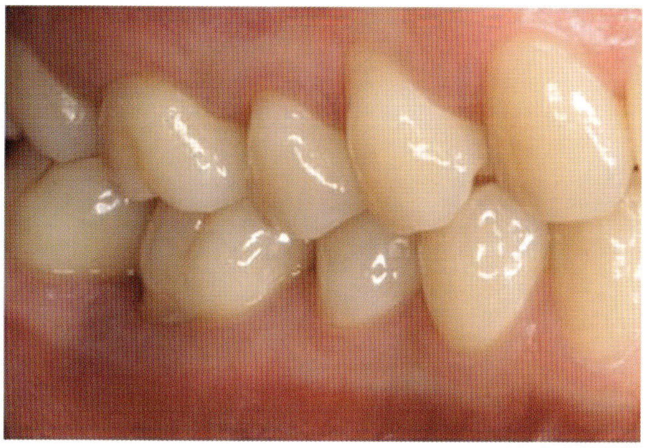

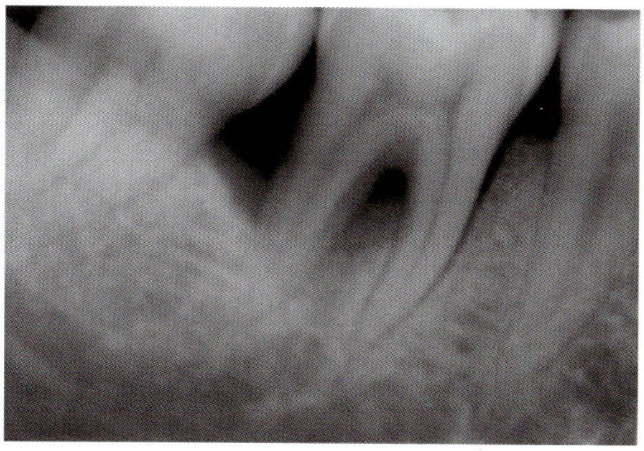

그림 1-14 #46치아의 초진 임상사진으로 원심치근이 노출되는 정도의 치은퇴축과 #46, 47 치아 사이의 치간유두가 소실된 것이 관찰되었다. 치은의 색깔은 암적색으로 변하였고 치주낭 깊이가 7mm 정도를 나타내었다. Enamel projection이 관찰되었고 협측골이 파괴된 것으로 나타났다. 전반적인 구강건강 관리상태는 양호한 상태였다. 방사선사진에서는 근심치근의 lamina dura가 넓어져 보이고 치근이개부와 원심치근 주변의 골파괴를 보였다. 교합조절과 적절한 SRP 그리고 레이저치료를 시행하였다.

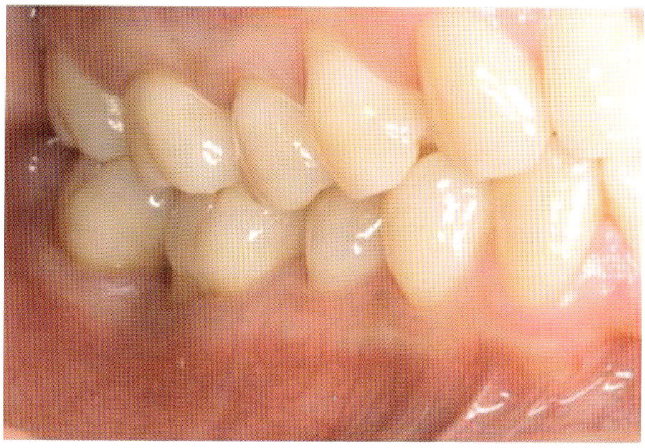

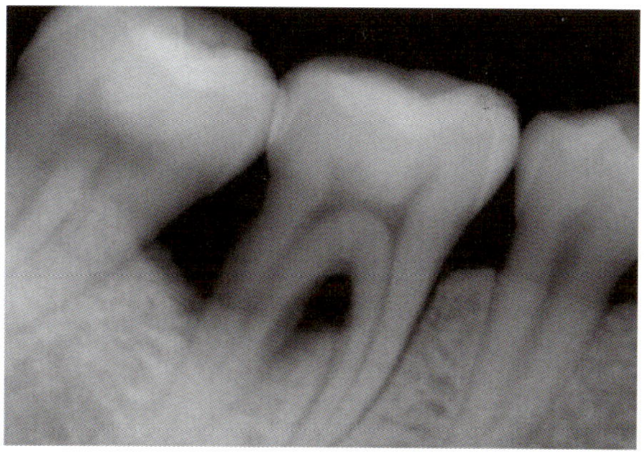

그림 1-15 레이저 치주치료 후 4개월 경과된 상태. 임상사진에서 초진에 비해 치은 퇴축이 증가한 것이 관찰되었지만 염증 증상이 사라지고 치은의 색깔도 많이 회복되었다. 방사선사진에서 초진 상태에 비해 약간의 변화는 관찰되지만 뚜렷한 골형성의 변화는 관찰되지 않았다. #36 임플란트 치료를 위해 내원할 때마다 치태관리와 칫솔질교육을 지속적으로 강조하였다.

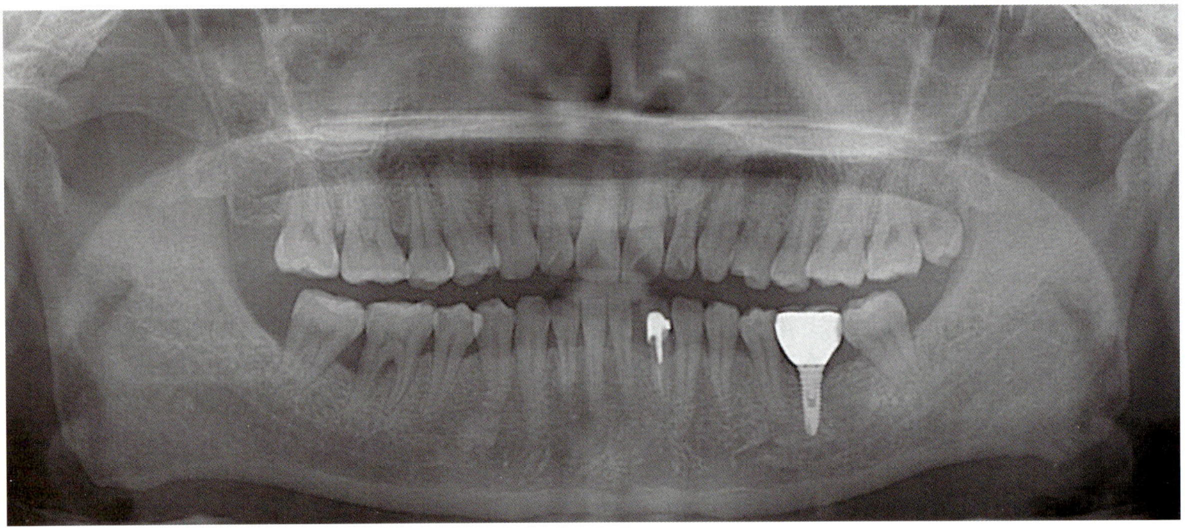

**그림 1-16** 레이저 치주치료 후 1년 3개월 경과된 파노라마사진으로 #46치아 치근이개부의 골형성이 관찰되었다. 환자는 치아의 동요와 불편함이 사라졌다고 하였고 저작도 잘하고 있었다. 임플란트 치료에 의해 양쪽으로 저작기능을 하고 있었고 정상적인 교합상태를 보였다.

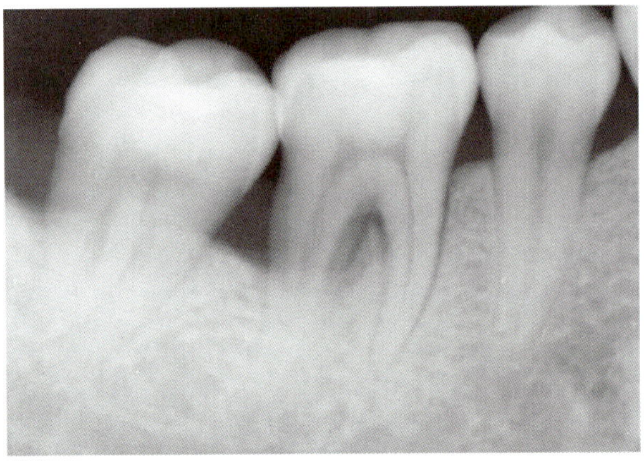

**그림 1-17** 레이저 치주치료 후 1년 3개월 경과된 방사선사진으로 치근이개부와 근원심 치근 주위에 뚜렷한 골형성이 관찰되었다. 이와 같은 수직적인 골증대는 매우 고무적인 결과이다. 이러한 현상은 치주인대가 치근이개부와 치근주위에 존재함을 말해주는 것으로 레이저가 치주인대의 활성도를 높여 치조골이 형성되었는가는 더 많은 연구가 필요하다. 근심치근 주위의 lamina dura는 아직 넓어져 보이지만 근심치근의 골높이는 #45의 그것과 동일하였고, 원심치근의 골높이는 #47보다는 낮았지만 많이 증대되었다. #47의 골높이를 참고할 때 더 이상의 골증대를 기대할 수는 없고 #47이 근심측으로 기울어져 생긴 치간공간으로 말미암은 치태 정체를 관리하지 못하면 다시 염증이 생길 수 있음을 환자에게 고지하고 계속적인 관리의 필요성을 강조하였다.

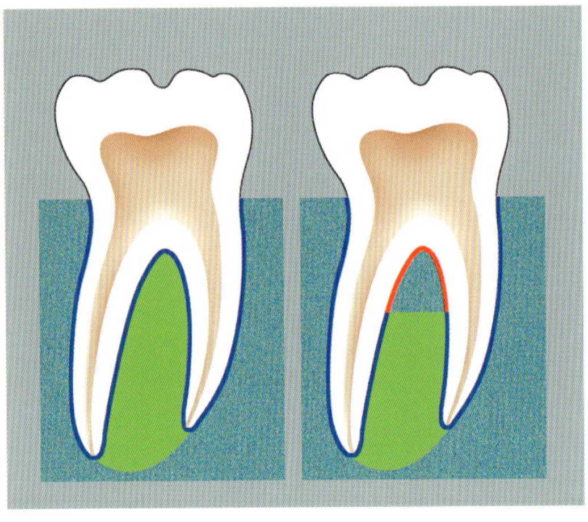

**그림 1-18** 치주인대의 재생능력의 중요성을 나타내는 모식도. 치주인대가 존재하는 경우에는 치조골이 회복될 수 있지만(좌측 파란색부위), 치주인대가 존재하지 않는 경우에는 어떤 경우에도 회복되지 않는다(우측 빨간색부위)[13]

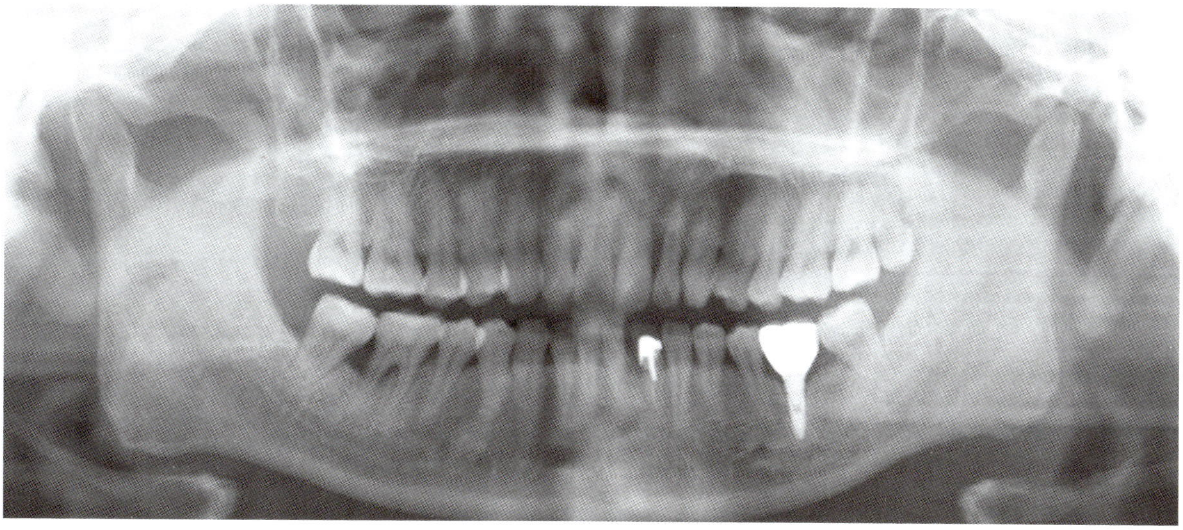

그림 1-19 레이저 치주치료 후 2년 10개월 경과된 파노라마사진으로 1년 3개월에 관찰된 상태를 유지하고 있었다.

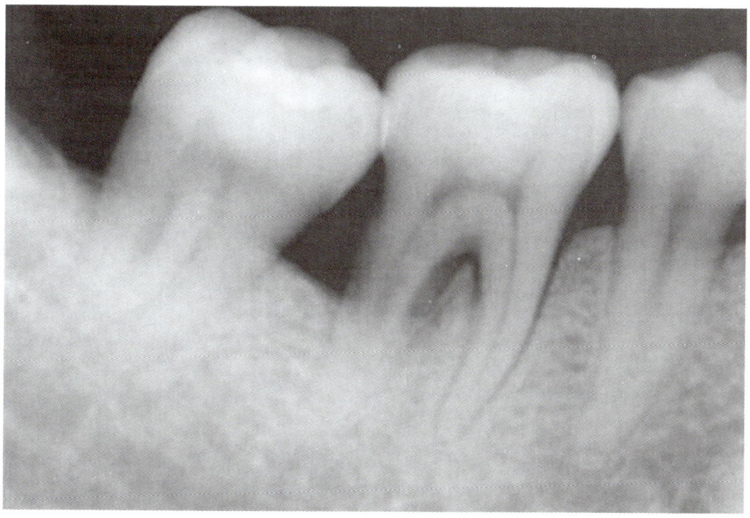

그림 1-20 레이저 치주치료 후 2년 10개월 경과된 방사선사진으로 수직증대된 골의 높이는 유지되고 있지만 전반적으로 넓어진 lamina dura는 더 이상 진전이 없다.

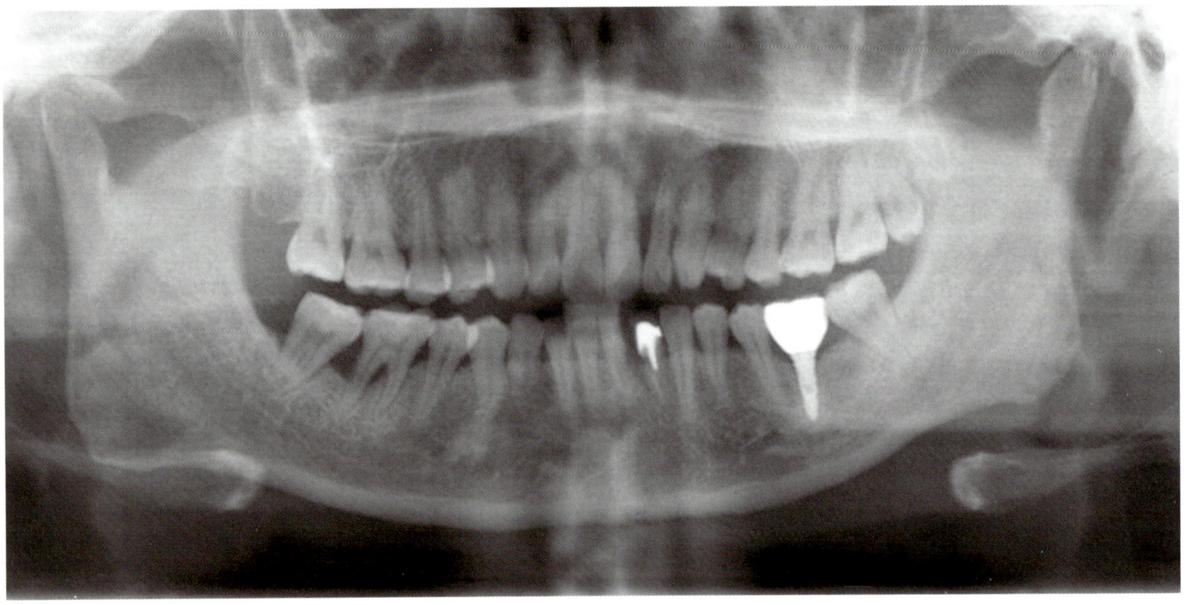

그림 1-21 레이저 치주치료 후 4년 4개월 경과된 파노라마사진으로 계속적으로 잘 유지되고 있다.

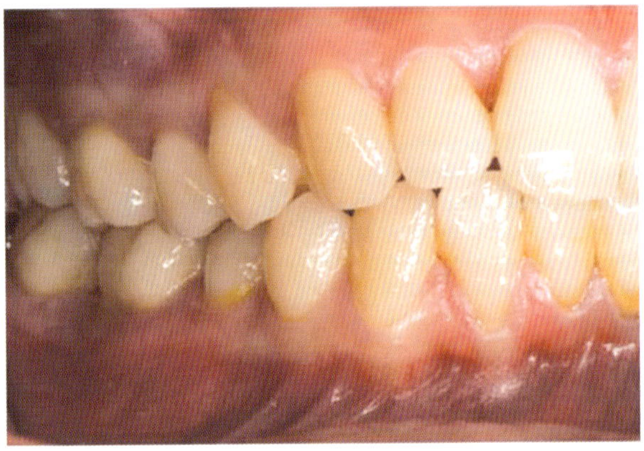

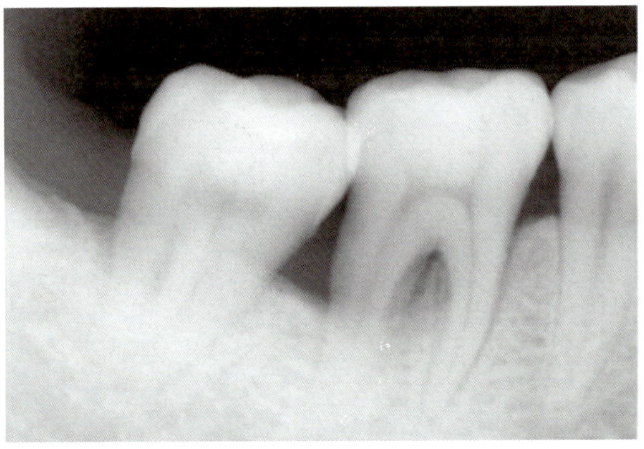

그림 1-22 레이저 치주치료 후 4년 4개월 경과된 상태. 좌측 임상사진에서 전체적인 구강건강상태가 양호하게 보이지만 치석제거가 요구 되었다. 바쁜 직장인인 관계로 6개월 마다의 정기적 내원은 힘든 상태이고 1년마다 내원하려고 노력하고 있다. 이 환자는 #47이 근심으로 기울어진 생긴 치간공간으로 말미암은 치태 정체를 관리하지 못하면 언제든지 #46의 원심치근의 골파괴가 가능한 상태이다. 계속적인 정기 내원으로 치석제거 및 치태관리가 절대적으로 요구되는 증례이다.

Case 4

## 교합성 외상이 있는 성인 치주염의 치료(52세, 여)

주소: 이가 심하게 흔들리고 아파서 다니던 치과에서 빼야한다고 합니다.
Key words: 치아동요, 교합조절, 레이저, 골형성

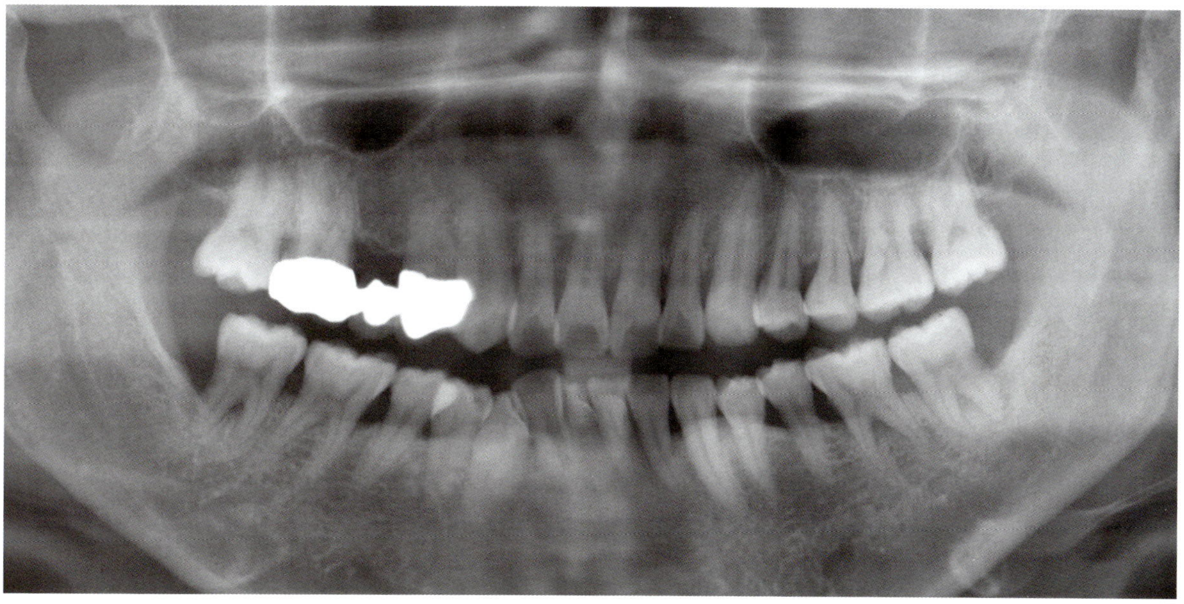

그림 1-23 초진 파노라마사진으로 하악 좌우측 구치부에 심한 골파괴를 동반한 만성 치주염의 상태를 보여주고 있다. 다니던 치과에서 하악 좌우측 제2 대구치를 발치하고 임플란트 치료를 해야 한다는 진단을 받은 상태로 본원에 내원하게 되었다.

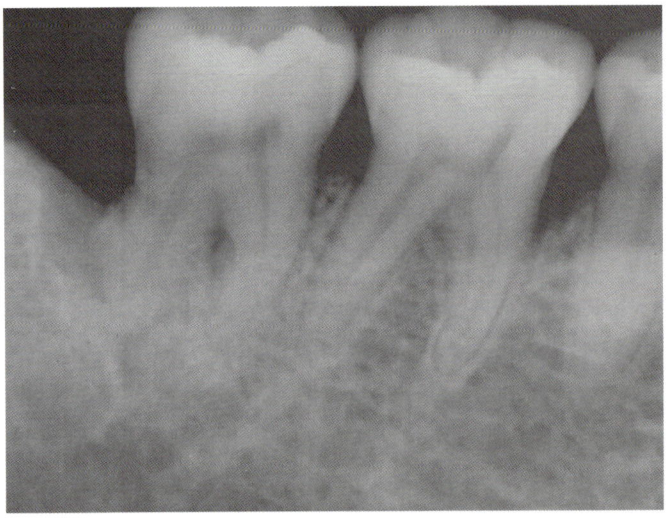

그림 1-24 # 47 치아의 초진 방사선사진으로 치근 이개부를 포함한 원심치근의 심한 골파괴를 볼 수 있다. 수직 동요를 포함한 4도 이상의 치아 동요도를 보이며, 치주낭 깊이는 원심치근의 협측은 8mm, 설측은 10mm를 나타내었다. 환자는 오래전에 사랑니를 발치했다고 했는데 종종 지치주위염에 의한 제2 대구치 원심치근의 골파괴가 발생하게 되며 예후가 좋지 않은 경우가 많다.

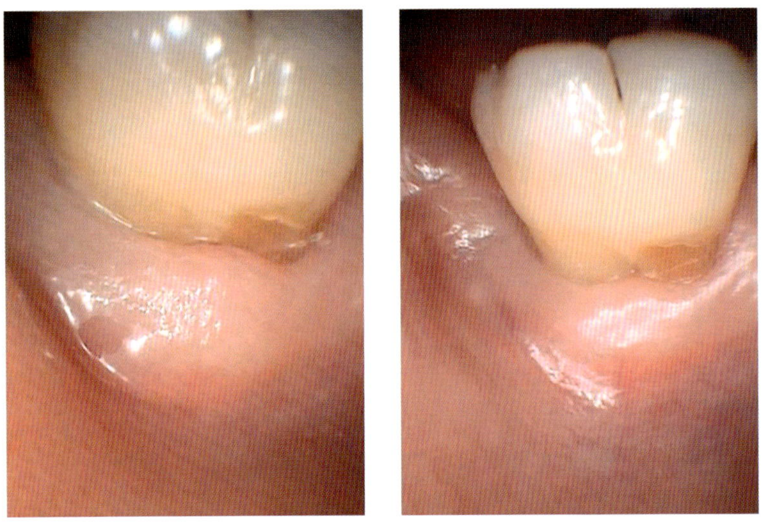

그림 1-25 세균검사와 SRP, 교합조절, 그리고 레이저 치료 순으로 전반적인 치주 치료를 시행하였다. 좌측 사진은 초진사진으로 심한 부종이 관찰되었고, 우측 사진은 치료 후 3주가 경과된 상태로 부종이 많이 가라앉은 것을 볼 수 있다.

**＊ 교합성 외상의 방사선학적 징후**[14]

1) 치근단부위와 치근이개부에서의 치주인대강의 증가, 가끔 치조백선의 비후를 동반하기도 한다.
2) 치간 중격의 수직적 파괴
3) 치조골의 방사선 투과상이나 치밀화
4) 치근의 흡수 등이 있다.

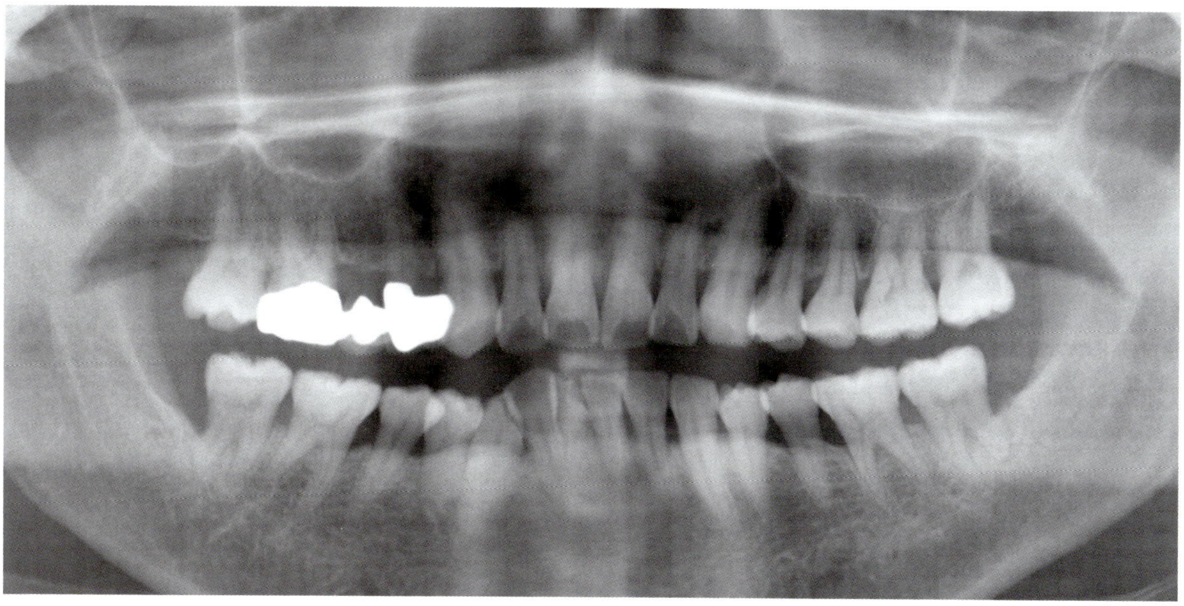

그림 1-26 레이저 치료 후 11개월 경과된 파노라마사진으로 하악 양측 구치부가 많이 호전 된 것을 볼 수 있다.

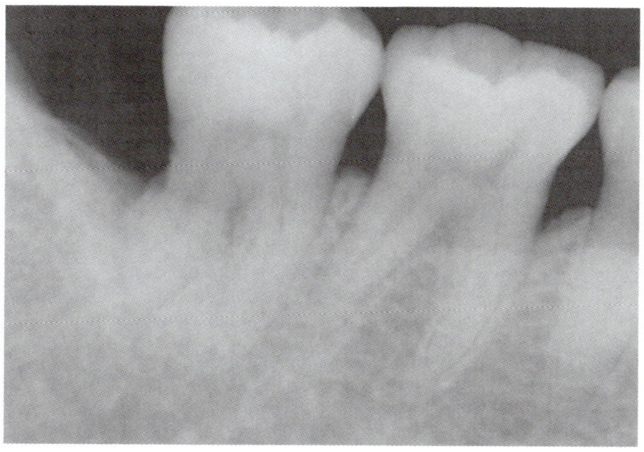

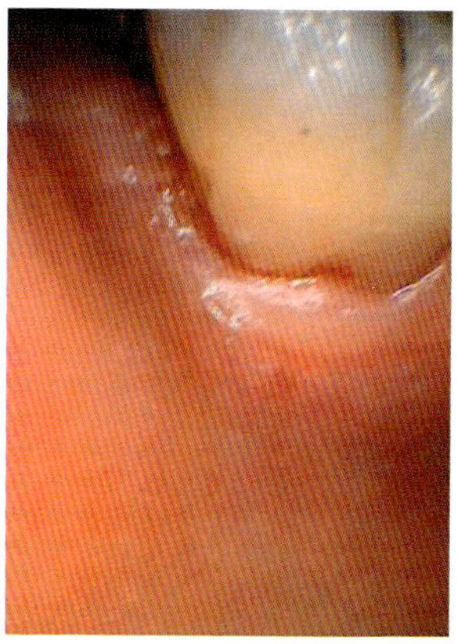

그림 1-27 레이저 치료 후 11개월 경과된 방사선사진으로 치근이개부를 포함하여 원심치근 주위에 뚜렷한 골형성의 상태를 관찰할 수 있었다. 치아 동요는 거의 없어진 상태이고, 치주낭 깊이는 원심치근의 협측은 5mm, 설측은 9mm를 나타내었다. 우측 사진은 SRP와 레이저 치료를 한 후의 상태를 나타내고 있다. 치주환자의 recall은 보통 초기에는 3개월, 칫솔질 교육이 잘 되는 경우는 6개월 마다 시행하고 있는데, 이 환자는 바쁘다는 이유로 11개월만에 내원하였는데, 다행히 개인적으로 칫솔질을 열심히 하여 비교적 좋은 상태를 유지하고 있었다.

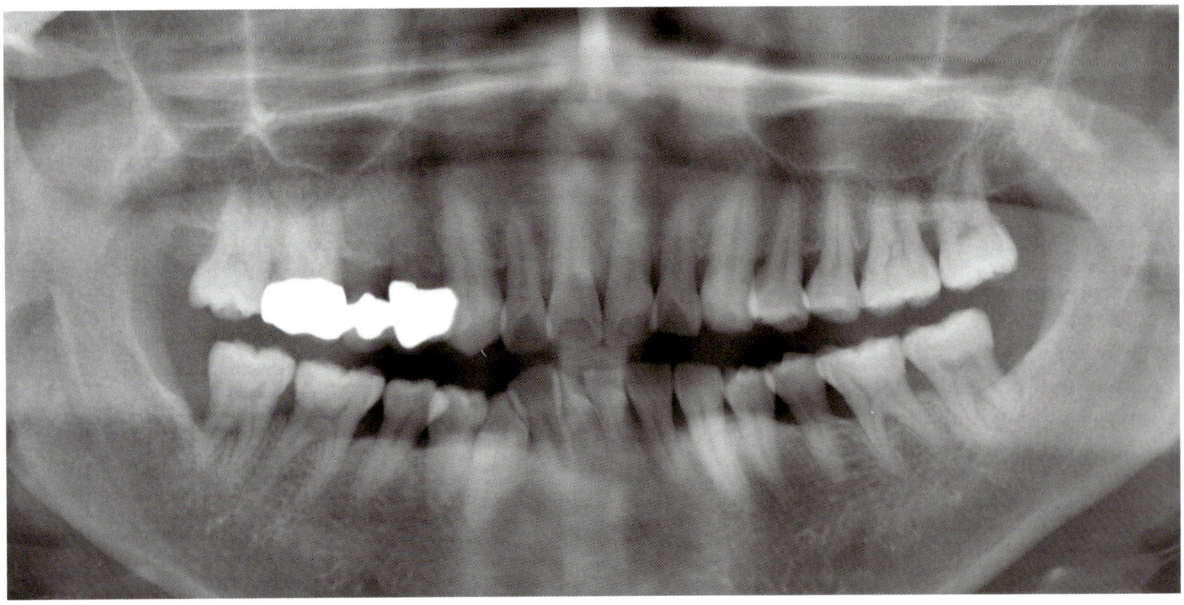

**그림 1-28** 레이저 치료 후 1년 10개월 경과된 파노라마사진으로 하악 양측 구치부가 거의 정상적인 골높이를 나타낼 정도로 좋은 결과를 보이고 있다.

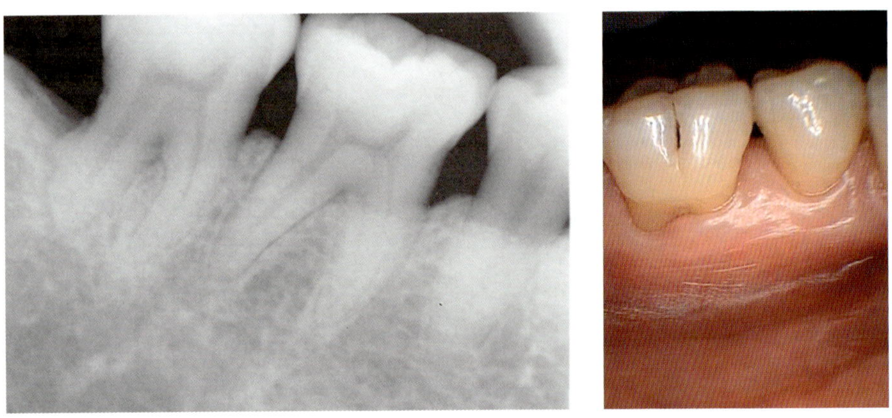

**그림 1-29** 레이저 치료 후 1년 10개월 경과된 방사선사진과 임상사진으로 비교적 안정된 상태를 보이고 있다. 치아동요는 없고 치주낭 깊이는 모두 2mm를 나타내었다.

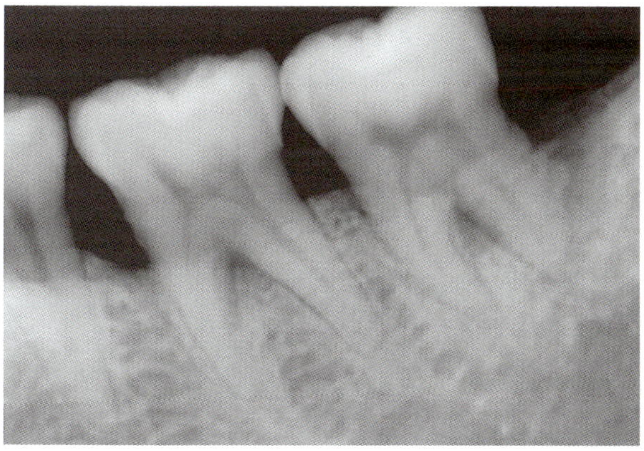
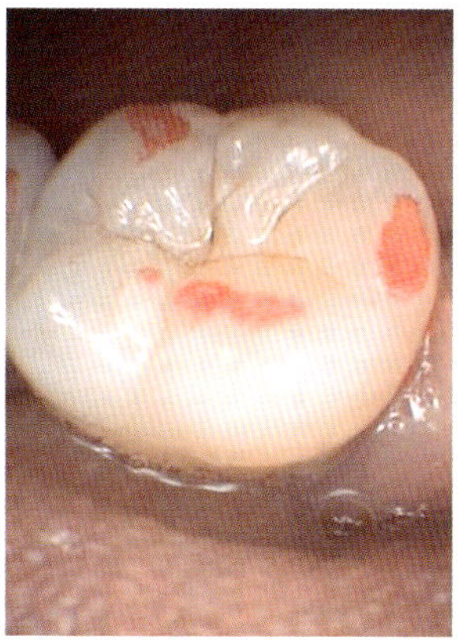

그림 1-30 #37 치아의 초진 방사선사진으로 치근이개부를 포함한 원심치근의 심한 골파괴를 볼 수 있다. 수직 동요를 포함한 4도 이상의 치아 동요도를 보이며, 치주낭 깊이는 원심치근의 협측은 6mm, 설측은 7mm를 나타내었다. 우측 사진에서 보이는 바와 같이 원심부의 marginal ridge에 심한 교합 간섭을 보이고 있고 방사선사진에서 특징적으로 치주인대강 확장을 관찰할 수 있다.

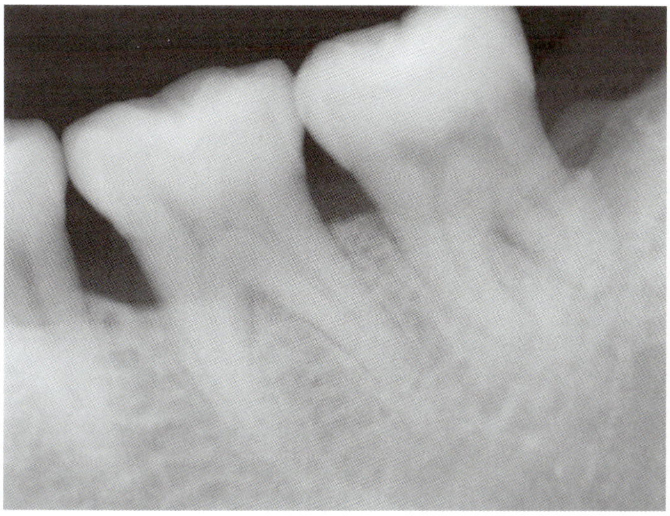

그림 1-31 레이저 치료 후 11개월 경과된 방사선사진으로 치근이개부를 포함하여 원심치근 주위에 뚜렷한 골형성의 상태를 관찰 할 수 있었다. 치아 동요는 거의 없어진 상태이고, 치주낭 깊이는 원심치근의 협측은 3mm, 설측은 6mm를 나타내었다. 다시 SRP와 레이저 치료를 시행하였다.

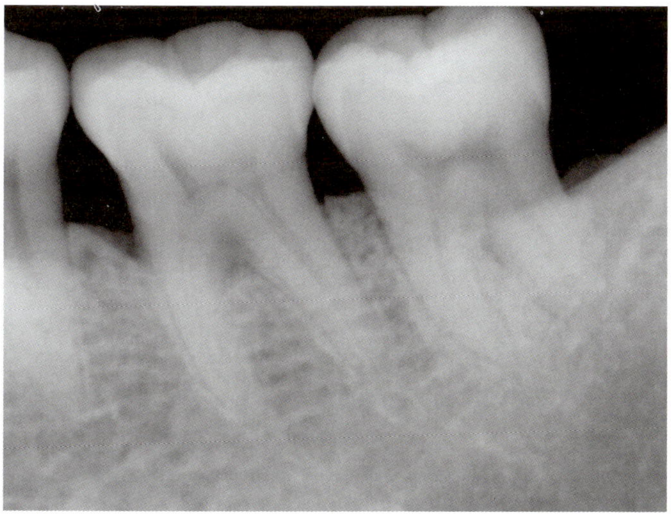

그림 1-32 레이저 치료 후 1년 10개월 경과된 방사선사진으로 뚜렷한 골재생의 상태를 보이고 있다. 치아동요는 없고 치주낭 깊이는 모두 2mm를 나타내었다. 환자는 기능적으로 정상 상태를 보였다. 환자에게 계속적으로 6개월 마다 recall을 강조하고 있지만 일년 마다 오고 있는 형편이다. 지속적인 관리가 요구된다.

# II 3단계 비수술적 치주치료

Case 1

## 만성 성인 치주염의 비수술적 치료 I (52세, 여)

주소: 상악 전치를 예쁘게 하고 싶어요.

Key words: 만성치주염, 세균검사, SRP, 레이저치료, 교정치료

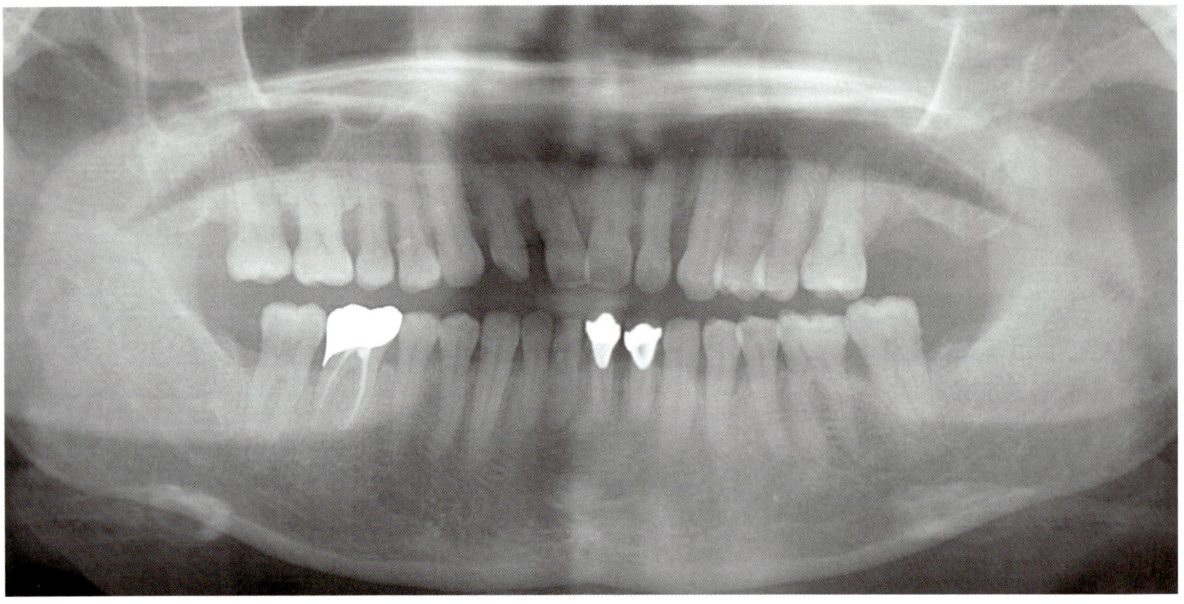

그림 2-1 초진시 파노라마사진으로 전반적인 치조골흡수를 보이고 있지만 하악은 비교적 양호한 치조골 상태를 보이고 있다. 상악의 #11, 15, 26 그리고 하악의 #34 치아에서 심한 골흡수를 보이고 #27 치아는 치주염에 의한 발치로 예상되며 #37의 정출이 보인다.

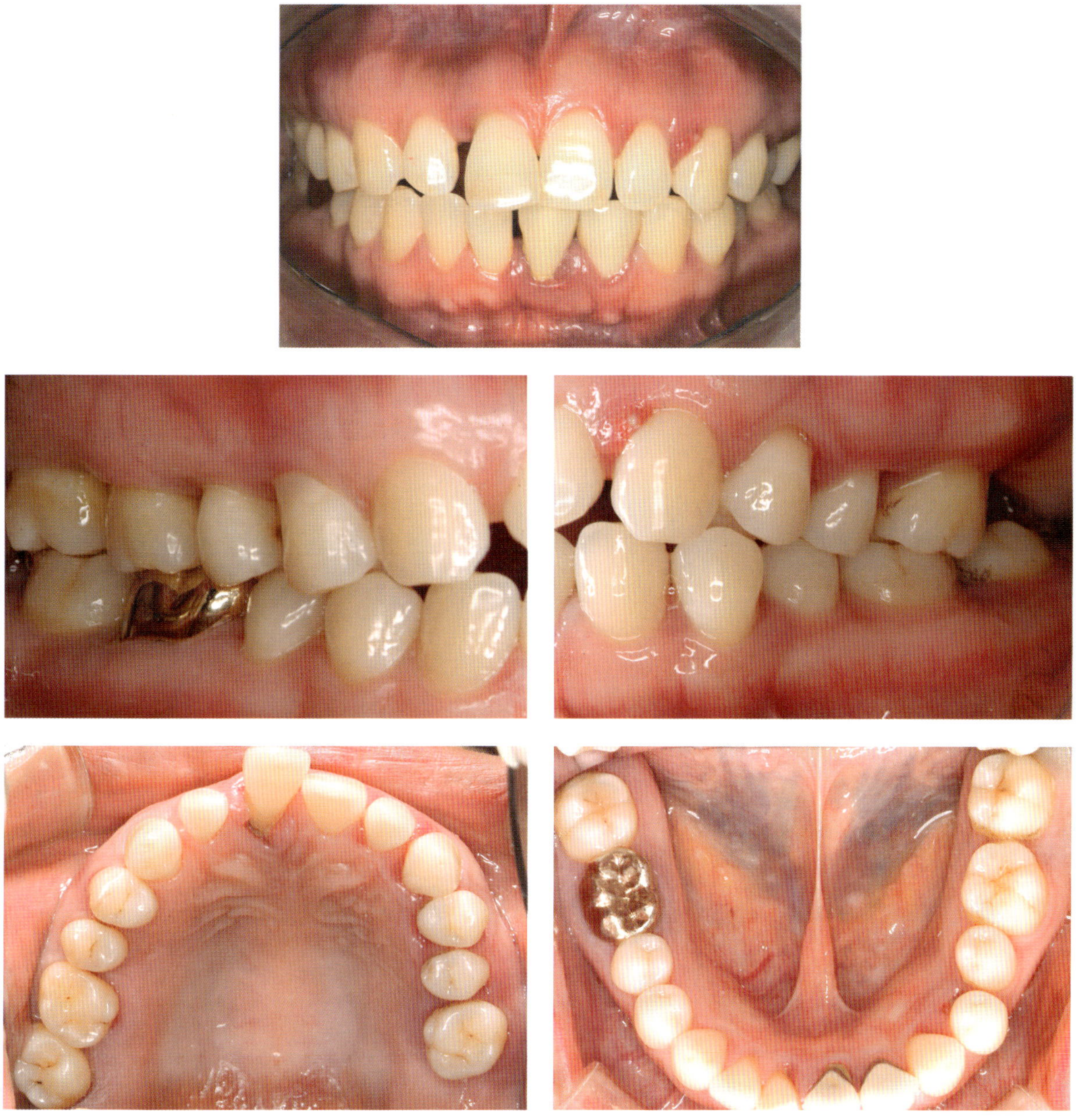

그림 2-2 상기 환자의 구강내 초진 사진으로 심한 치주염의 상태를 보여주고 있다. 치은의 색깔은 암적색을 나타내고 치은 퇴축과 치아이동을 보여준다. 특히 #11 치아의 심한 치아이동과 하악 좌측 구치부에서의 치아이동이 특징적이다. 환자는 다니던 치과에서 가끔 치주치료를 받았지만 정상적인 치료가 어렵다고 들었고 치주치료는 거의 포기한 상태였다. 환자는 단지 전치부의 심미적인 회복의 가능성에 관심을 가질 뿐이었다. 환자에게 심미치료보다 중요한 것은 치주치료라고 설득하고 치주치료에 먼저 집중하기로 하였다. 먼저 방사선 검사와 임상적 검사를 시행하였다. 임상적 검사는 치주낭 깊이, 치은 지수, 탐침 후 출혈, 임상적 부착수준 및 동요도 등을 측정하는 것을 포함한다.

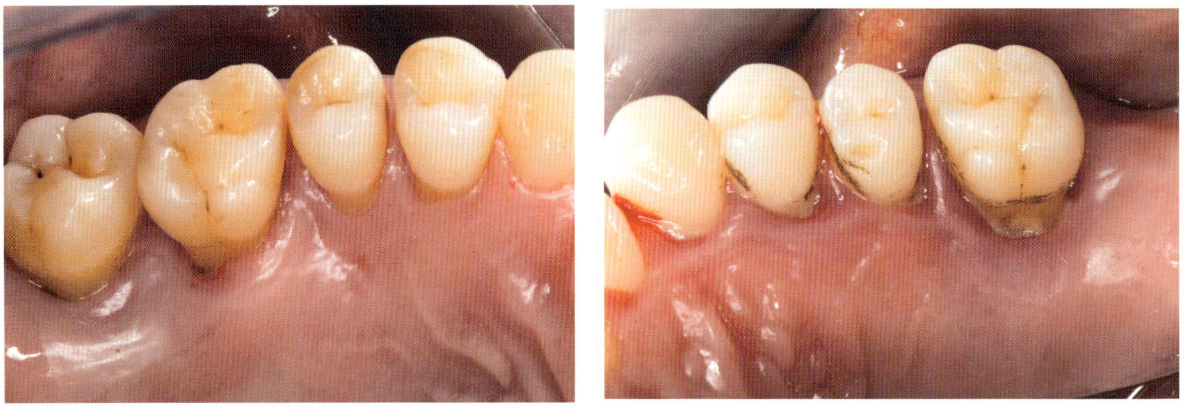

그림 2-3 상악 좌우측 구치부의 구개측의 사진으로 심한 치주염의 상태를 보여주고 있다 치은퇴축, 치석, 출혈, 부종, 치아이동 등을 보이며 저작시 불편함을 나타내었다.

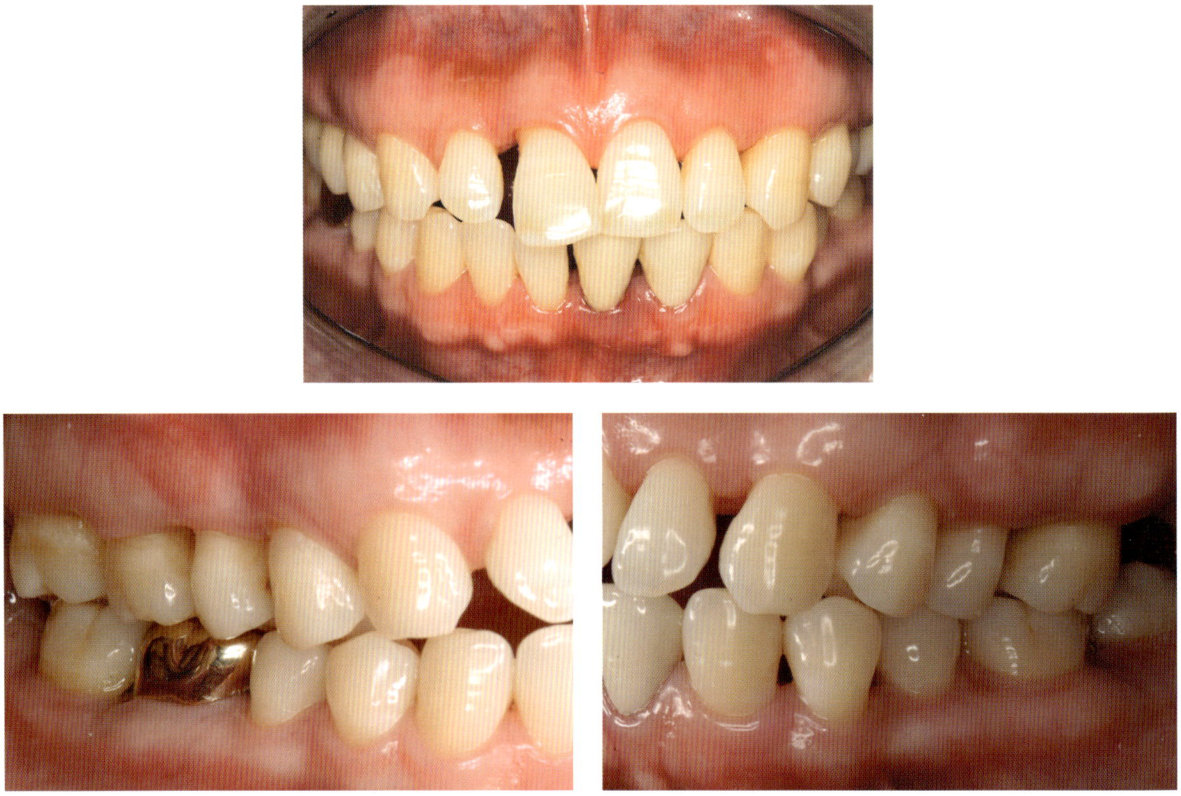

그림 2-4 치주치료 후 1개월이 경과된 임상사진으로 잇몸상태가 많이 호전된 것을 관찰할 수 있다. 레이저를 이용한 3단계 비수술적 치료법을 시행하였다. 1단계는 위상차현미경을 이용한 세균검사와 상담을 시행하였다. 환자는 시각적인 설명으로 치료에 대한 강한 동기부여를 받았다. 2단계는 철저한 SRP를 시행하였다. 3단계는 3% 과산화수소를 이용하여 레이저치료를 시행하였다. 치은의 색깔도 건강한 분홍색으로 돌아왔고 염증상태가 많이 호전되었다. 환자는 잇솔질 교육에 적극적이 되었고 저작기능도 많이 좋아졌다.

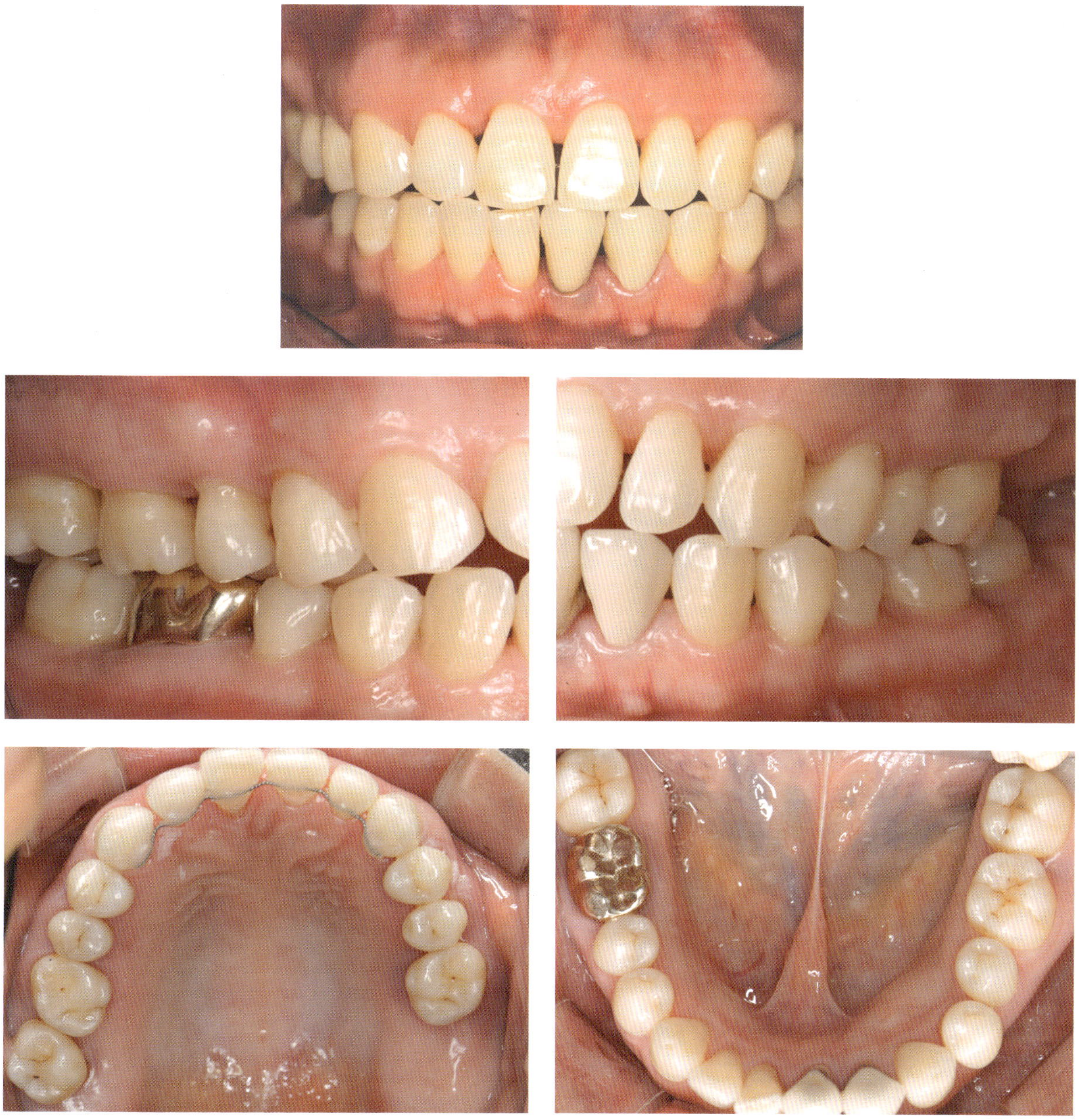

그림 2-5 레이저를 이용한 3단계 비수술적 치료법을 시행하고 6개월이 경과된 사진을 보여주고 있다. 전치부의 심미적 회복은 보철치료보다는 교정치료로 해결하기로 하였다. 상악만 시행하였으며 환자는 매우 만족하였다. 하악은 교정치료를 하지 않았으나 상악의 치열이 좋아지면서 함께 생리적인 치아이동을 통해 contact space가 tight하게 되었다.

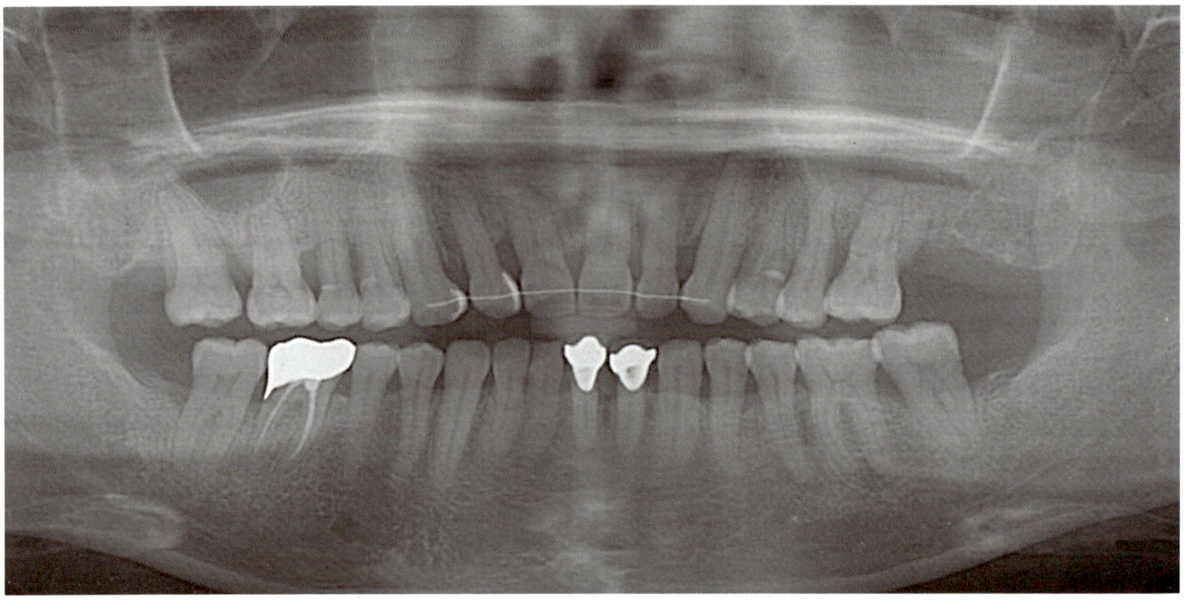

그림 2-6 치주치료 후 6개월 경과된 파노라마사진으로 상악의 #11, 15, 26 그리고 하악의 #34 치아에서 치조골의 회복을 보여주고 있다.

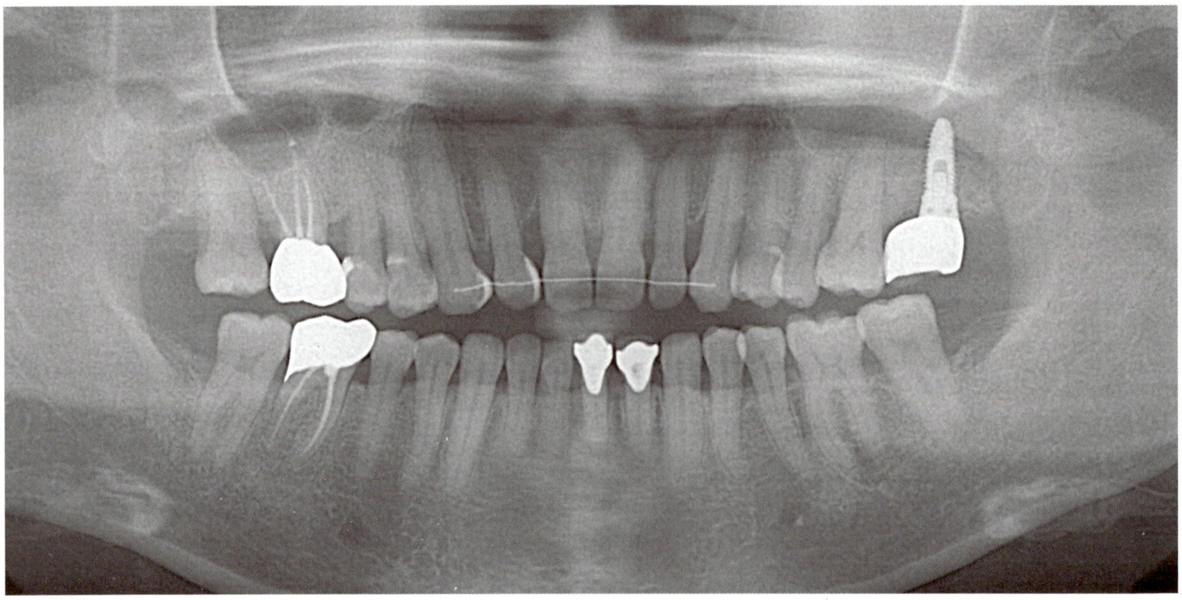

그림 2-7 치주치료 후 1년 6개월이 경과된 파노라마사진으로 비교적 안정적으로 유지되고 있다. #27 부위에 임플란트 치료를 시행하여 교합이 많이 안정되었다. #26 치아의 원심협측치근을 피하여 식립을 하다 보니 너무 원심쪽에 식립되어 임플란트 보철의 형태가 제대로 이루어지지 않았다. 환자는 계속적인 내원과 치태관리로 구강 건강을 유지하고 있다.

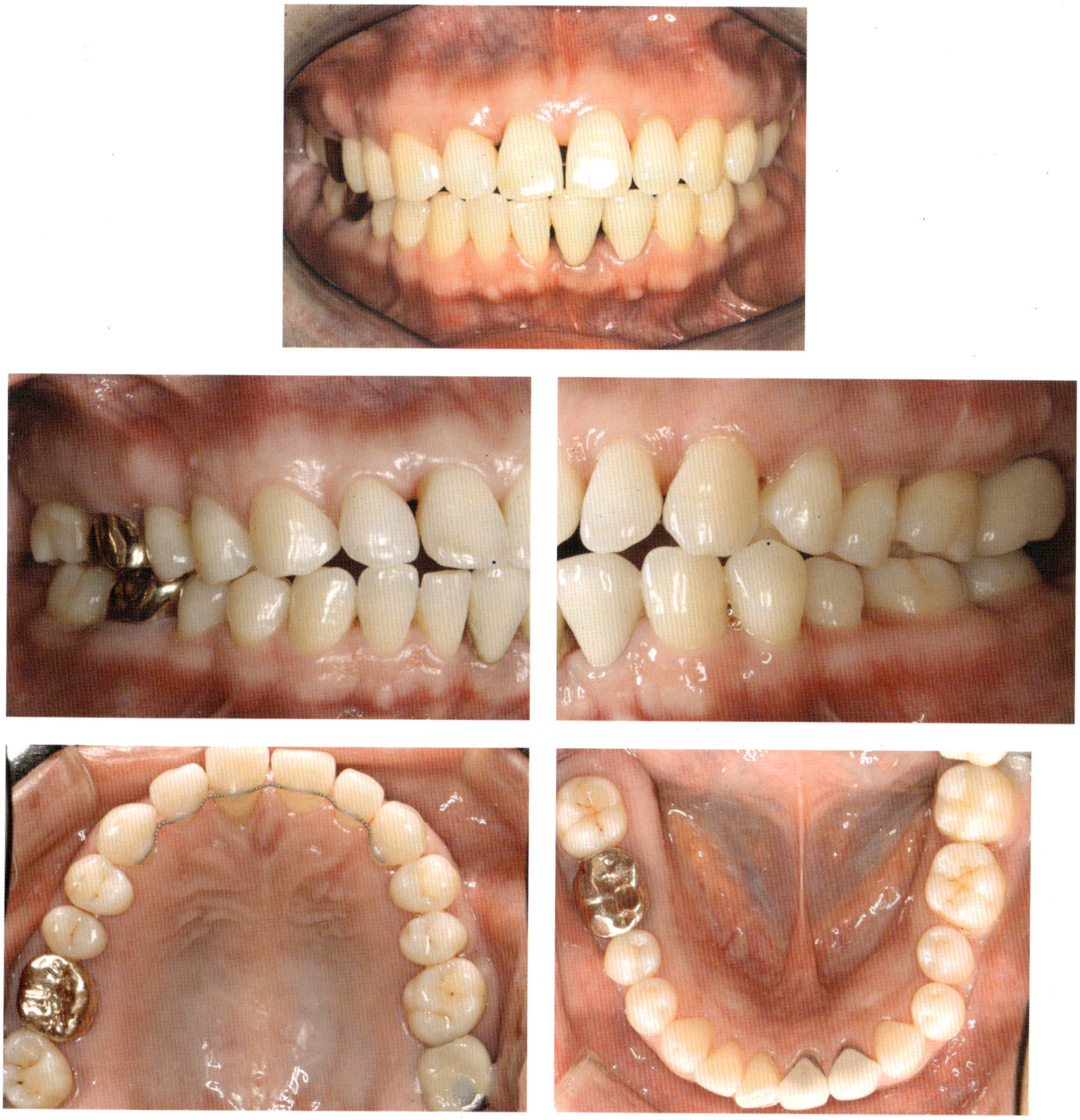

그림 2-8 레이저를 이용한 3단계 비수술적 치료법을 시행하고 1년 6개월이 경과된 임상사진으로 전반적으로 양호한 상태를 보여주고 있다. 하악 전치부에서 약간의 치석과 염증 소견을 보이지만 환자 스스로 잇솔질과 치태관리가 되고 있음을 알 수 있다. 치주질환 환자는 시각을 통한 교육과 정기적인 내원을 통해 지속적인 관리를 하는 것이 무엇보다 중요하다고 하겠다.

Case 2

## 만성 성인 치주염의 비수술적 치료Ⅱ(54세, 여)

주소: 잇몸이 붓고 피가 나요. 그리고 치아가 벌어졌어요.
Key words: 만성치주염, 세균검사, SRP, 레이저 치료

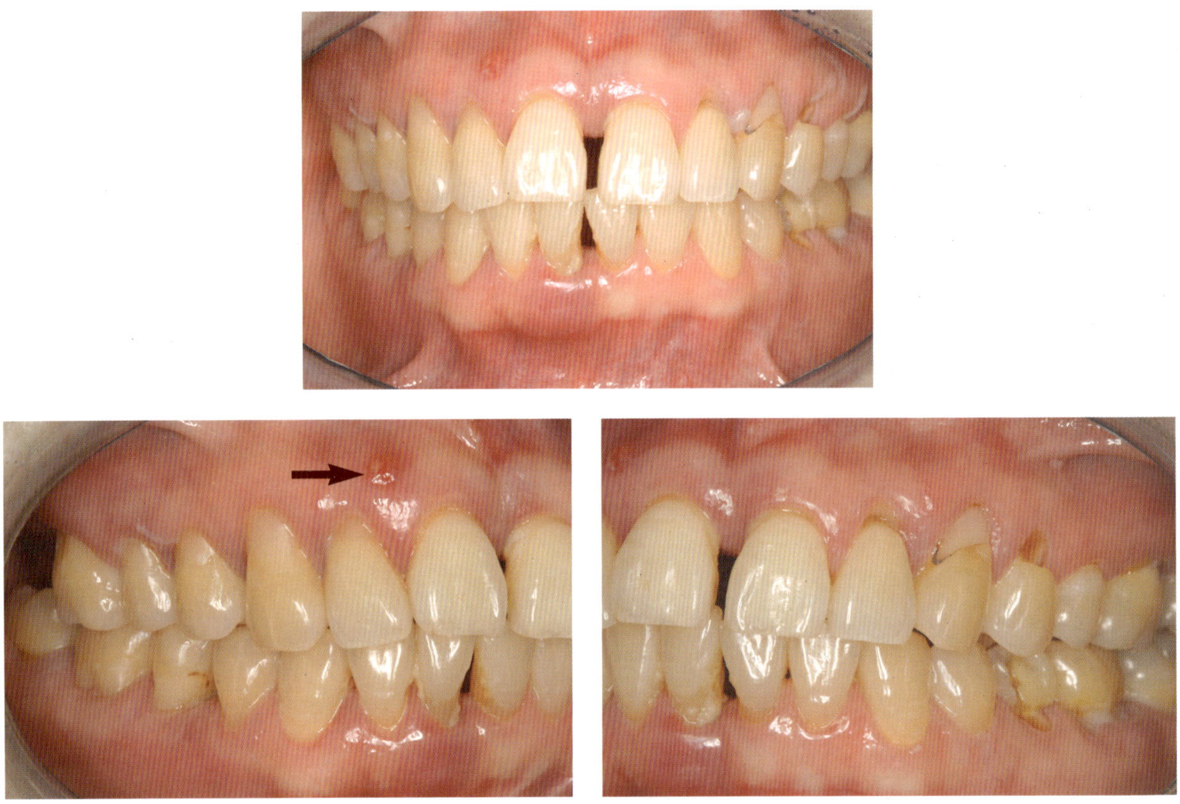

그림 2-9 초진 임상사진으로 구강위생 상태가 매우 나쁜 것을 볼 수 있다. 환자의 주소는 저작시 불편하고, 칫솔질시 피가 나며, 입에서 냄새가 난다는 점이다. #11, 12 치아사이에 fistula가 관찰된다(화살표). 방사선 검사와 임상적 검사를 시행하였다. 치주치료는 세균검사, SRP, 그리고 레이저 치료 순으로 시행하였다.

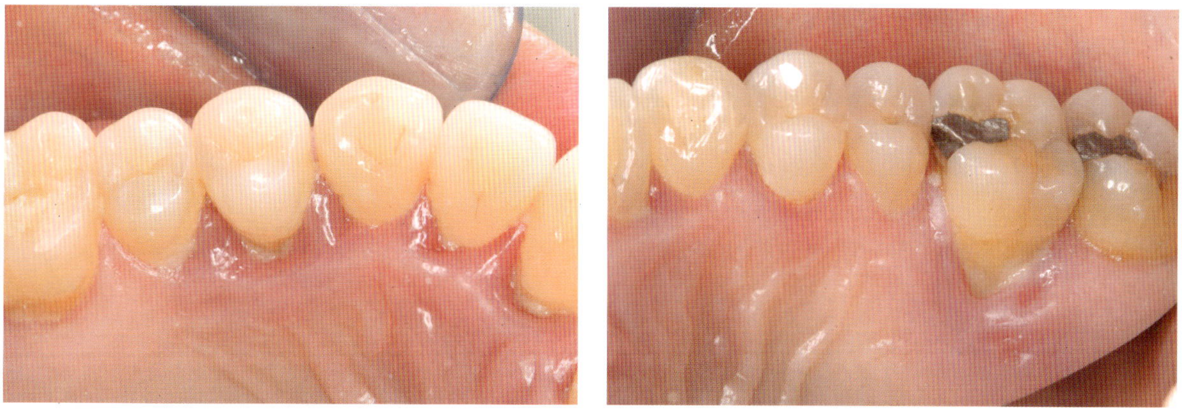

그림 2-10 구개측 치은 상태로서 치은 연하 치석이 보이고, 특히 #26 치은에서 고름이 보이고 골파괴에 의한 심한 치은퇴축을 볼 수 있다.

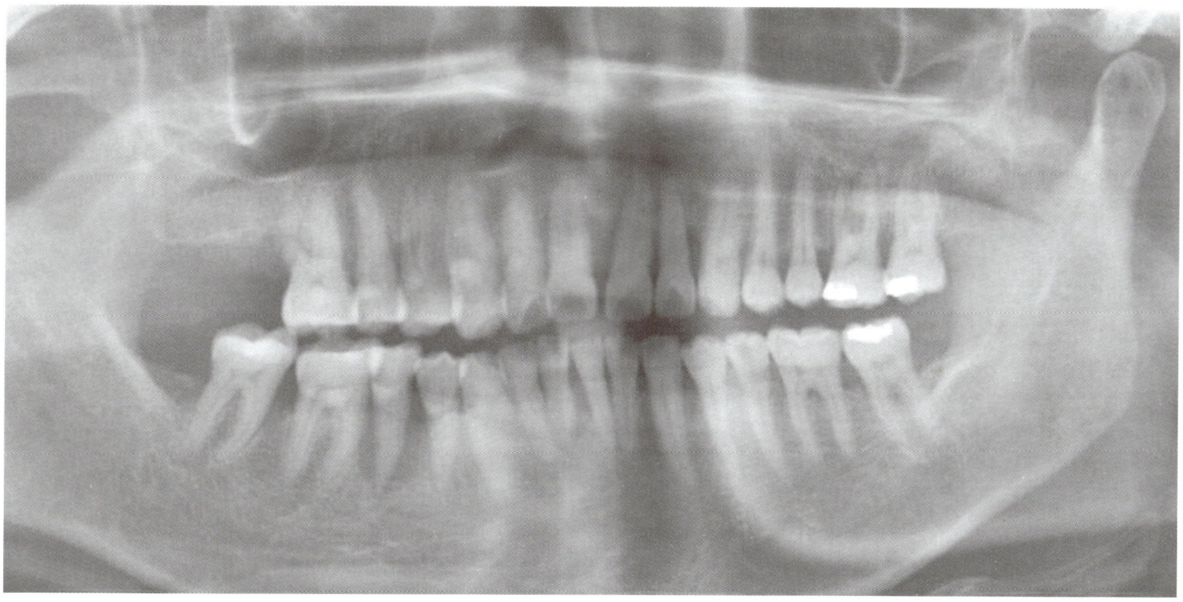

그림 2-11 초진 파노라마사진으로 전체적인 치조골 파괴를 보이며, 특히 #45 치아는 아주 심한 골파괴로 인하여 발치할 수 밖에 없었다. #41 치아도 심한 골파괴와 동요도를 보이고 있다.

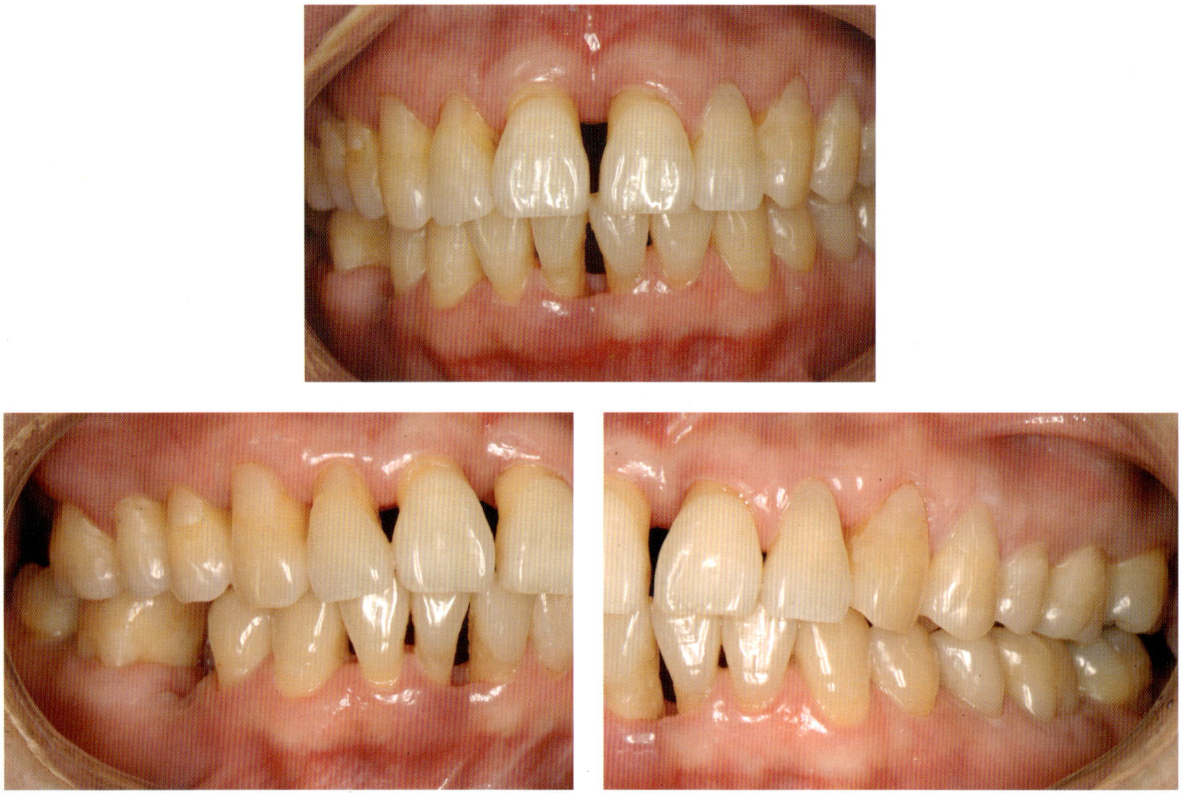

그림 2-12 치주치료 후 1개월 경과 상태로서 치은의 색깔과 잇몸상태가 많이 호전 되었다. 출혈이나 불편함이 사라졌고 칫솔질 교육의 효과가 나타났다.

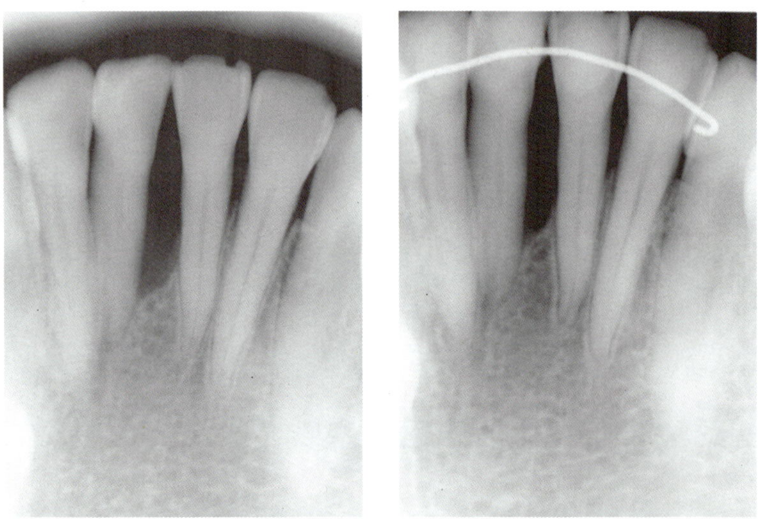

그림 2-13 #41 치아는 심한 동요도를 보이므로 설측에 splinting을 실시한 후 치주치료를 시행하였다.

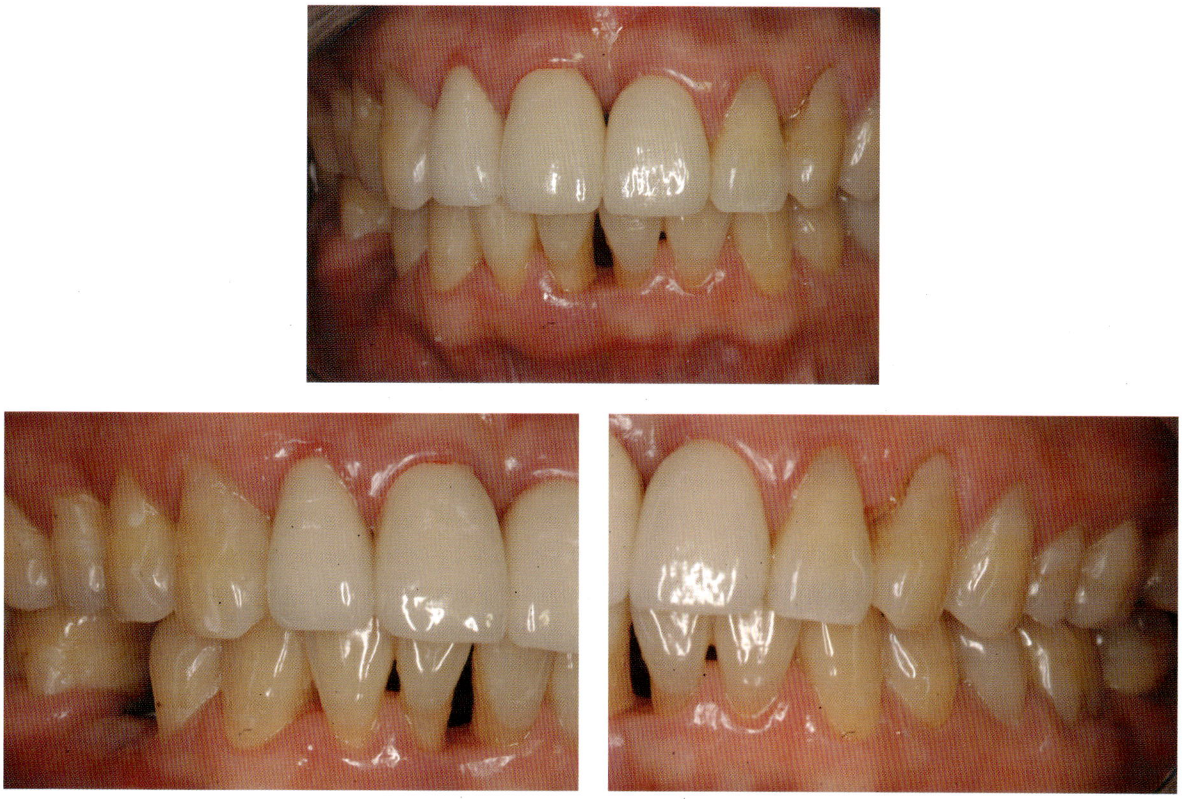

그림 2-14 치주치료 후 6개월 경과된 상태로서 치주적으로 안정되어 가고 있다. 상악 전치부의 심미적 치료를 위해 근관치료 후 지르코니아 보철을 시행하였다.

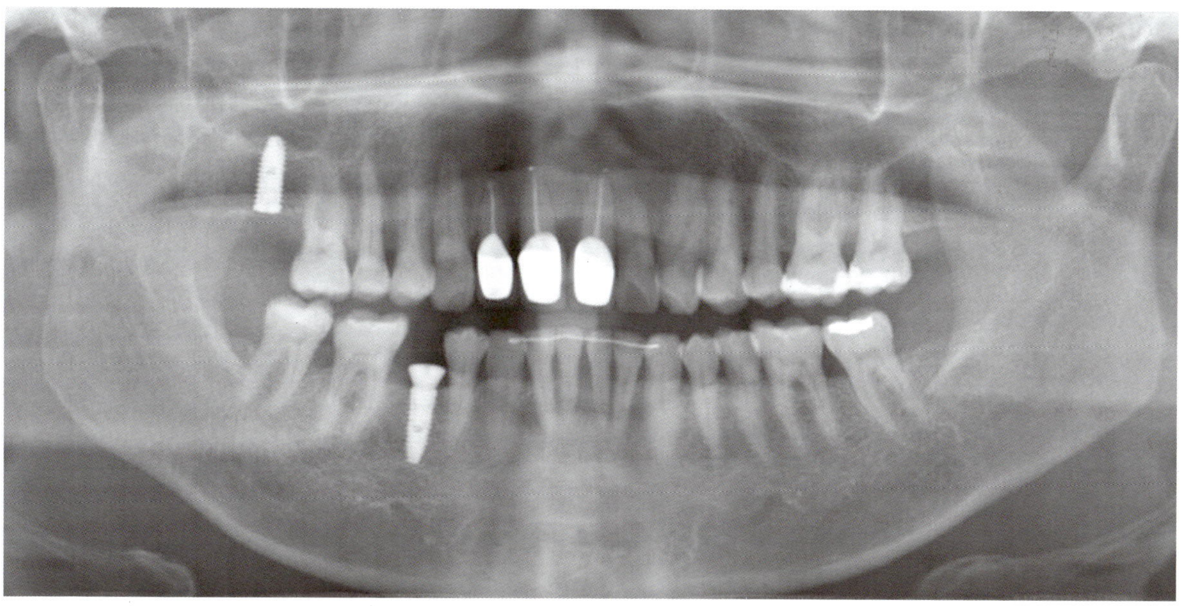

그림 2-15 치주치료 후 6개월 경과된 파노라마사진으로 발치된 부위에 임플란트를 식립하였다.

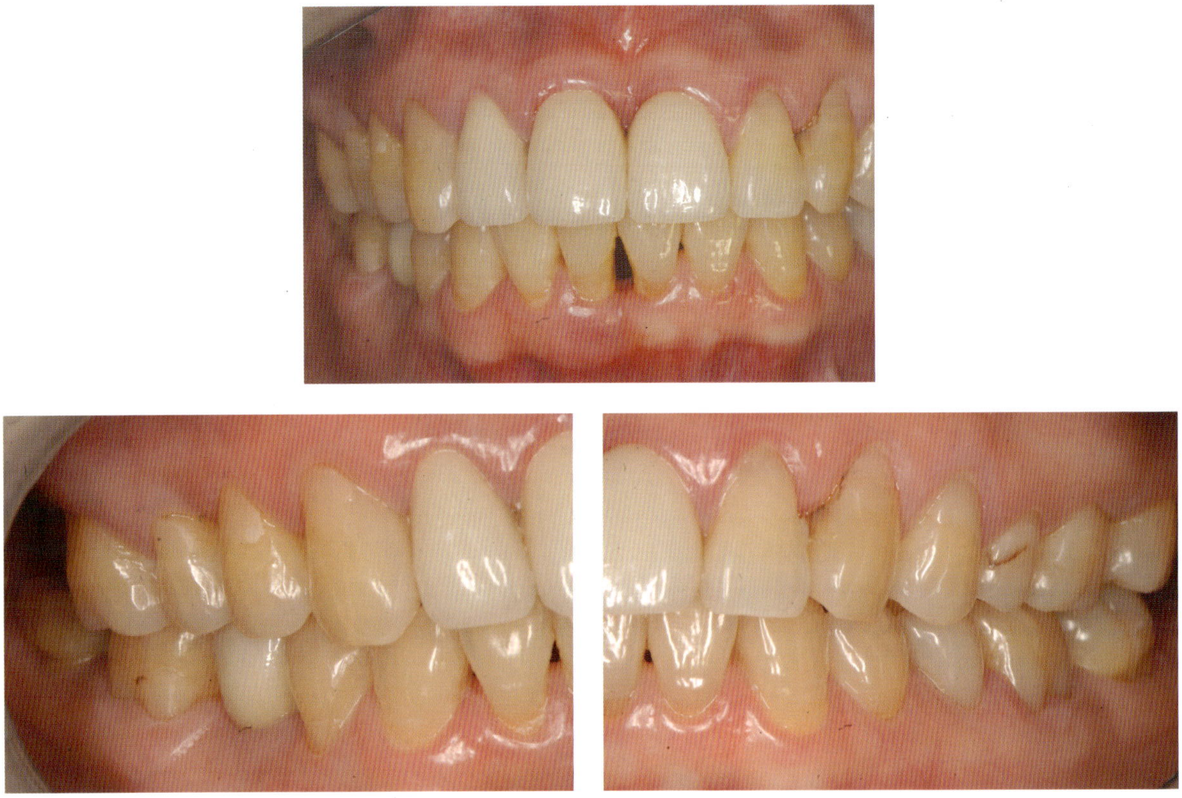

그림 2-16 치주치료 후 1년 경과된 임상사진으로 구치부는 어느 정도 칫솔질이 잘 되는 편이지만 전치부에서 다시 치은염이 관찰되고 있다. 재치료와 교육을 실시하였다. 이와같이 치주염 환자는 지속적인 관리와 교육이 되지 않으면 재발할 가능성 있으므로 항상 관심을 가지고 지속적이고 정기적인 recall을 시행하여야 한다.

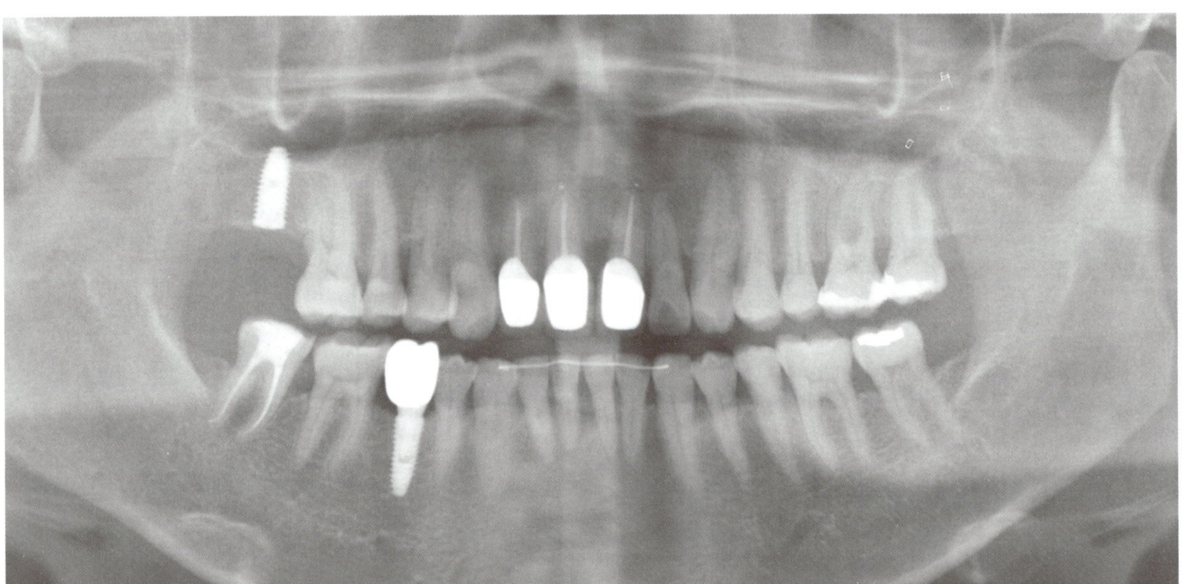

그림 2-17 치주치료 후 1년 경과된 파노라마사진으로 치조골의 상태가 많이 안정되어 있다.

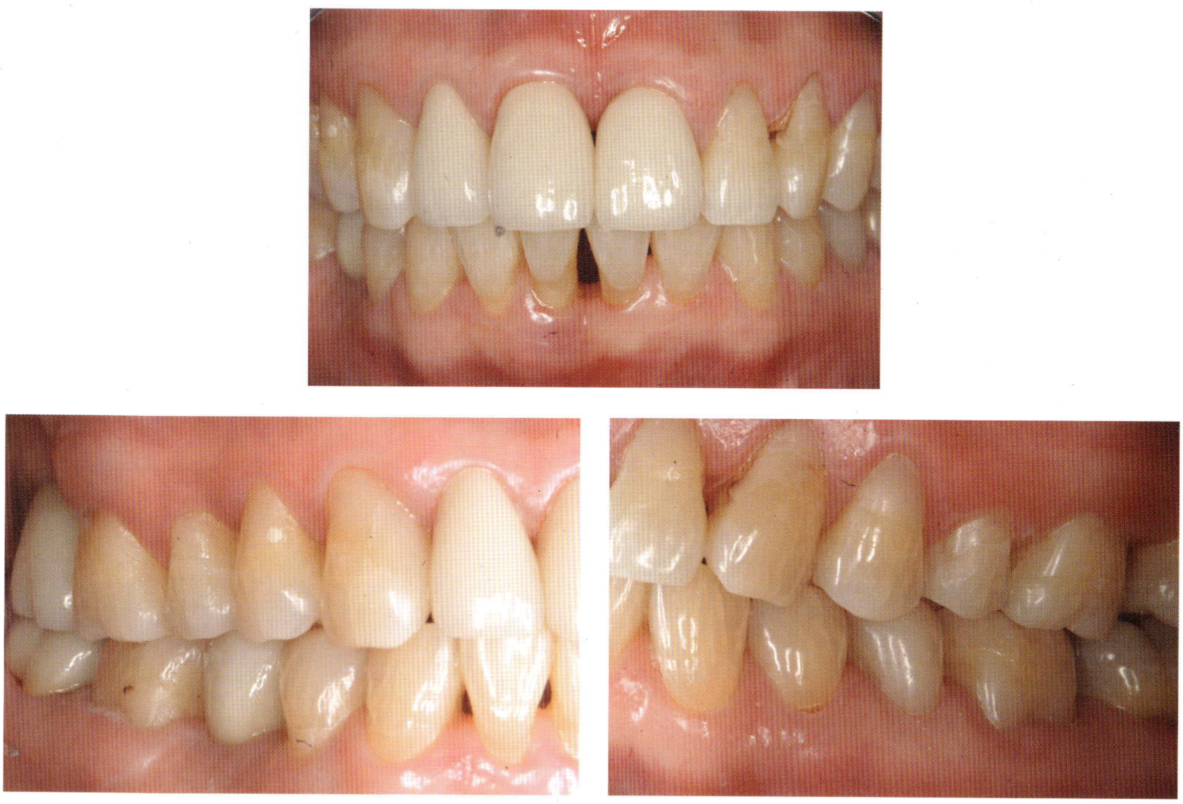

그림 2-18 치주치료 후 1년 2개월 경과된 임상사진으로 치주치료, 보철치료, 및 임플란트치료가 종료되었다. 초진 시에 비해 구강건강관리에 대한 이해와 관심이 많이 증진되었다. 계속적인 관리가 필요한 증례이다.

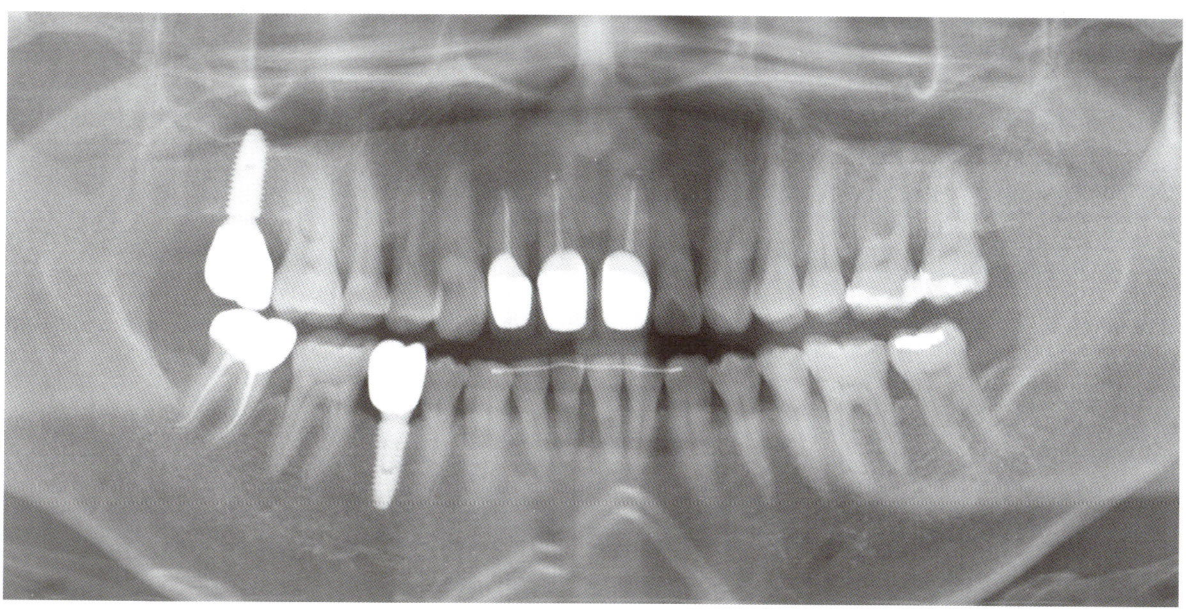

그림 2-19 치주치료 후 1년 2개월 경과된 파노라마사진으로 치료가 종료되었고, 교합과 치조골의 상태가 많이 안정되어 보인다.

## 참고문헌


1. Jean-Yves Blums, Marc J.M. Abadie. Study of the Nd:YAP Laser. Effect on Canal Cleanliness. J. Endod. 1997; 23(11); 669-675
2. Donald J. Coluzzi. An overview of lasers in dentistry. Laser Dentistry. 2008:1-18.
3. 이철규, 이대경. Nd-YAP 레이저의 특성과 다양한 임상활용. 퀸테센스 2011, 16(1): 25-34
4. A. Moriz. 임상 치의학 레이저(Oral Laser Application). 권경환외 역. 한국퀸테센스출판, 서울, 2006
5. Odor T M, Watson T F, Pitt Ford T R, McDonald F: Pattern of transmission of laser light in teeth. IntEndod J 1996;29(4):228-234
6. Ando N, Hoshino E: Predominant obligate anaerobes invading the deep layers of root canal dentin. Int Endod J 1990;23(1):20-27
7. Blum JY, Michalesco P, Abadie. An evaluation of the bactericidal effect of the Nd:YAP laser. J Endod. 1997;23(9), 583-585
8. 강혜경: Nd:YAP laser 동반한 치주치료가 임상지표, 치주 병원균 분포 및 IL-1$\beta$와 MMP-13의 발현에 미치는 영향. 서울대학교 대학원 구강미생물 박사논문. 2010
9. Rochd T, Calas P, Roques C. Evaluation of the Bactericidal Activity on Oral Organisms of the Nd-YAP Laser in Vitro. Laser Med Sci. 1998;13, 288-292
10. Gerard Rey. Laser and periodontal pocket treatment. Implantodontie 2000;38, 27-34.
11. Rossmann JA, Mequade MJ, Turnnen DE. Retardation of epithelial migration in monkeys using a carbon dioxide laser: An animal study. J Peridontol 1992;63. 902-907
12. Melcher AH. Periodontal ligament (Bhaskar SN : Orban's oral histology and embryology. 10th ed.) Mosby, St Loius, 1986, 198-231
13. 시모지 이사오. 치주인대에 의한 재생치료. 김여갑외 역. 군자출판사, 2010
14. Fermin A. Carranza. 임상치주학. 손성희 역. 지성출판사, 1990

# INDEX

## ㄱ



## ㄴ



## ㄷ



## ㄹ



## ㅁ



## ㅂ



## ㅅ

ㅇ



ㅈ



ㅊ



ㅋ



ㅌ



ㅍ



ㅎ

## A



## B



## C



## D



## E



## F



## G



## H



## I



## L



## M

## N



## O



## P



## R



## S



## T



## V



## W



## Z

## ■ 저자 약력

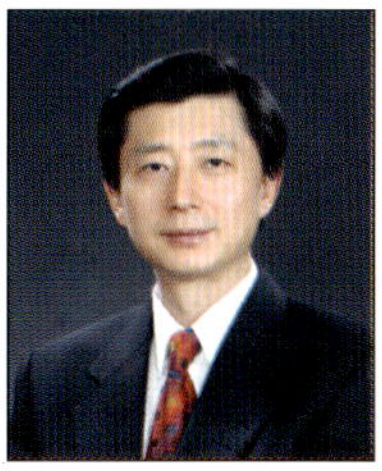

### 조 종 만 원장

· 경희대학교 치과대학 졸업
· 서울대학교 치과대학 구강생리학교실 조교
· 서울대학교 대학원 치의학 석사
· 경희대학교 치과대학 구강생리학교실 조교
· 경희대학교 의과대학 생화학교실 조교
· 미국 뉴욕주립대학(SUNY at Buffalo), Department of Oral Biology, 경희대학교 대학원 박사과정 장학생 유학
· 경희대학교 대학원 치의학 박사
· 미국 UCLA 치과대학, Advanced Implantology and Periodontics Preceptorship Program
· 대한 치과보철학회 인정의
· 대한 심미치과학회 부회장 역임
· 아시아 심미치과학회 편집인 역임
· 현) 베스필치과의원 원장

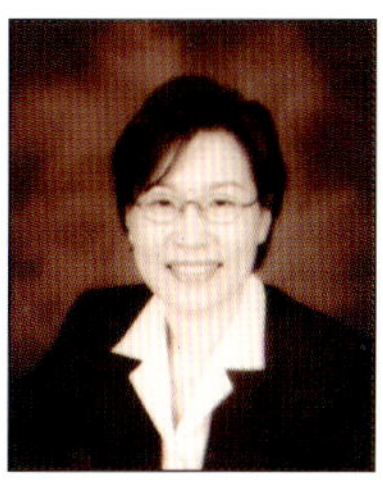

### 박 선 희 원장

· 경희대학교 치과대학 졸업
· 경희대학교 치과대학 보존과 수련
· 경희대학교 대학원 치의학 박사
· 경희대학교 치과대학 외래교수 역임
· 대한 근관치료학회 인정의
· 대한 근관치료학회 정회원
· 대한 치과보존학회 정회원
· 현) 베스필치과의원 원장

## Guide for saving tooth



Myung Mun Publishing. Co.
90, Dapsimni-ro 63-gil, Dongdaemun-gu, Seoul, Korea
TEL. +82-2-2248-7586 FAX. +82-2-2248-0598
e-mail. mmayt@hanmail.net Website. www.teethbook.co.kr

ISBN. 978-89-6808-105-7
First Edition by Cho, Jong-Mahn, Park, Sun-Hee

Printed in Korea

## YES! 자연치아살리기

인 쇄 2014년 2월 05일
발 행 2014년 2월 15일
지은이 조 종 만 · 박 선 희
감 수 박 준 봉 · 최 기 운
발행인 안 영 택
발행처 명문출판사
등 록 제 6-0212호
서울시 동대문구 답십리로 63길 90번지
전 화 (02) 2248-7586, 2246-7804 팩 스 (02) 2248-0598
http://www.teethbook.co.kr



ISBN 978-89-6808-105-7

정가 : 80,000원